U0397427

医院药事管理制度

马雅斌　李语玲　主编

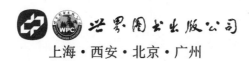

世界图书出版公司

上海·西安·北京·广州

图书在版编目(CIP)数据

医院药事管理制度 / 马雅斌,李语玲主编. —上海:
上海世界图书出版公司,2022.1(2023.5 重印)
ISBN 978-7-5192-8903-4

Ⅰ.①医… Ⅱ.①马… ②李… Ⅲ.①医院—药政管
理—制度 Ⅳ.①R197.32

中国版本图书馆 CIP 数据核字(2021)第 179730 号

书　　名	医院药事管理制度	
	Yiyuan Yaoshi Guanli Zhidu	
主　　编	马雅斌　李语玲	
责任编辑	李　晶	
装帧设计	南京展望文化发展有限公司	
出版发行	上海世界图书出版公司	
地　　址	上海市广中路 88 号 9－10 楼	
邮　　编	200083	
网　　址	http://www.wpcsh.com	
经　　销	新华书店	
印　　刷	江阴金马印刷有限公司	
开　　本	787mm×1092mm　1/16	
印　　张	27.25	
字　　数	350 千字	
版　　次	2022 年 1 月第 1 版　2023 年 5 月第 2 次印刷	
书　　号	ISBN 978-7-5192-8903-4/ R・611	
定　　价	200.00 元	

编委会名单

主　编　马雅斌　（上海市东方医院）
　　　　　李语玲　（上海市东方医院）

副主编　白　荣　（上海市东方医院）
　　　　　王云峰　（上海市浦东新区周浦医院）

编　者　鲍思蔚　（上海市东方医院）
　　　　　范秀丛　（上海市东方医院）
　　　　　董晓慧　（上海市东方医院）
　　　　　方　芳　（上海市东方医院）
　　　　　秦　媛　（上海市东方医院）
　　　　　周慧灵　（上海市东方医院）
　　　　　汤伟军　（上海市东方医院）

序　言

　　医院药学是医院工作的重要组成部分。医院的药学部除负责保障临床所需药品的采购、质量管理、调剂、静脉用药集中调配、医院制剂配制等药品管理工作外,还要开展治疗药物监测、用药咨询、新药研发、临床药学应用与基础研究等技术工作。医院药学的工作目标是建立以患者为中心的药学管理工作模式,以合理用药为核心,为临床提供多元化的药学专业技术服务为己任。

　　本书依据政府法律及相关制度,同时,结合三级综合医院评审标准制订了完整的管理体系和操作规范,详细介绍了医院药事管理组织机构和职责、院级管理制度和规程、药学人员岗位职责、药学部管理制度和规程、调剂部门基本工作操作常规、静脉用药调配中心(PIVAS)基本工作操作常规、临床药学工作制度和操作规程、药学应急管理体系等多个方面。

　　本书体系清晰,内容实用,针对性强,涵盖了医院药学工作的各个方面,可促使科室管理工作更加规范化、系统化、标准化、科学化。本书适合医院管理人员和药学工作人员参考学习,也是药学人员进行药学工作应遵循的基本原则和工作指南。但是,由于国内各地医院资源、条件与实际工作情况差异较大,规范与制度的制定并不完全一致,因此,各医疗机构可根据实际情况,做个性化的修订。

　　由于编写时间仓促,编者水平有限,书中不妥和疏漏在所难免,敬请广大读者批评指正。

马雅斌　李语玲

2021 年 3 月 22 日

目　录

院级药事管理

医院药事管理与药物治疗学委员会组织机构和职责 …………………… 003

药事管理与药物治疗学委员会工作职责 ………………………………… 003

抗菌药物临床应用管理工作小组工作职责 ……………………………… 004

麻醉药品管理小组工作职责 ……………………………………………… 007

药品不良反应监测管理小组工作职责 …………………………………… 008

药品质量管理小组职责 …………………………………………………… 009

处方管理工作小组工作职责 ……………………………………………… 010

肠道外营养药品治疗管理小组工作职责 ………………………………… 011

糖皮质激素类药物治疗管理小组工作职责 ……………………………… 012

肿瘤化学药物治疗管理小组工作职责 …………………………………… 013

院级管理制度和规程 ……………………………………………………… 014

药事管理与药物治疗学委员会制度 ……………………………………… 014

药事管理与药物治疗学委员会工作制度 ………………………………… 017

药品遴选与采购供应管理制度和流程 …………………………………… 019

麻醉药品、精神药品使用管理制度 ……………………………………… 022

第二类精神药品使用管理制度 …………………………………………… 026

高警示药品管理制度 ……………………………………………………… 028

急诊科、病区抢救车、手术室、各诊疗科室急救备用药品管理及检查

制度 ………………………………………………………………………… 030

备用药品领用与补充流程 ………………………………………………… 032

住院患者使用自带药品的管理规定 ……………………………………… 033

外购药品管理制度 ………………………………………………………… 035

药品质量管理制度 ··· 036

药品有效期管理制度和处理流程 ································· 039

药品存储管理 ··· 042

退药管理制度 ··· 044

病房不需要使用的药品定期办理退药的管理规定 ··········· 047

药品临床使用管理总则 ·· 048

《处方管理办法》实施细则 ··· 050

处方权管理制度 ·· 057

处方点评和公示制度 ·· 059

重点监控药物使用管理制度 ·· 062

优先使用基本药物管理规定 ·· 065

超说明书用药管理规定与程序 ·· 066

药品召回管理制度和流程 ·· 070

用药错误监测报告制度 ·· 073

合理用药管理办法 ··· 075

药品不良反应监测报告制度和程序 ······································ 077

输液质量问题和输液严重不良反应报告制度 ····················· 083

抗菌药物临床应用和管理实施细则 ······································ 084

抗菌药物分级管理制度 ·· 101

围术期抗菌药物预防应用管理制度 ······································ 103

抗菌药物遴选和定期评估制度 ·· 109

Ⅰ类切口手术预防性抗菌药物临床应用管理制度和使用流程 ··· 110

特殊使用级抗菌药物使用制度和流程 ·································· 112

抗菌药物临时采购制度和程序 ·· 114

抗菌药物临床应用监测、评价、干预及整改管理制度 ········· 116

抗菌药物用量动态监测及超常预警制度 ······························ 119

抗菌药物临床应用情况诫勉谈话制度 ·································· 120

常见手术预防用抗菌药物管理规定 ······································ 122

抗肿瘤药物临床应用管理规定 ·· 124

肿瘤化学治疗药物的分级管理 ·· 126

血液制剂临床应用管理规定 ·· 128

生物制品临床应用管理规定 ·· 129

临床药师制 ·· 131

临床药师工作规范 …………………………………………… 133

临床药师培养制度 …………………………………………… 134

临床药师培训基地管理办法 ………………………………… 138

新药审批制度 ………………………………………………… 139

药品退出淘汰制度 …………………………………………… 142

医师处方权信息开通、转换的有关规定 …………………… 143

医疗用毒性药品管理制度 …………………………………… 144

放射性药品使用管理制度 …………………………………… 145

贵重药品使用、监测与预警管理规定 ……………………… 147

肠外营养疗法分级管理制度 ………………………………… 149

糖皮质激素类药物使用规范 ………………………………… 150

药品临时采购审批标准操作规程 …………………………… 158

药品目录修订标准操作规程 ………………………………… 160

药害事件监测管理办法和处理程序 ………………………… 162

召回管理药品不良事件应急处置预案 ……………………… 164

输液反应应急预案 …………………………………………… 168

特殊管理药品应急预案和流程 ……………………………… 171

药品安全预警和应急处置机制 ……………………………… 174

医务部与药学部工作协调机制 ……………………………… 176

药学部药事管理

药学部岗位职责 ……………………………………………… 179

主任（副主任）岗位职责 …………………………………… 179

药库组长岗位职责 …………………………………………… 181

药库采购人员岗位职责 ……………………………………… 182

药库保管员岗位职责 ………………………………………… 183

药库账务管理员岗位职责 …………………………………… 184

药库工勤人员岗位职责 ……………………………………… 185

调剂部门组长岗位职责 ……………………………………… 186

西药调剂人员配方岗位职责 ………………………………… 188

西药调剂人员发药岗位职责 ………………………………… 189

西药调剂室工勤人员岗位职责 ･･････････････････････････ 190

中草药配方岗位职责 191

中草药发药岗位职责 ･･･････････････････････････････････ 192

中药调剂室工勤人员岗位职责 ････････････････････････ 193

病区药房组长岗位职责 194

病区药房摆药岗位职责 196

病区药房针剂发药岗位职责 ･･･････････････････････････ 197

临床药学室的岗位职责 ･････････････････････････････････ 198

静脉用药调配中心组长岗位职责 ･･････････････････････ 199

静脉用药调配中心护士长岗位职责 ･･･････････････････ 200

静脉用药调配中心审方药师岗位职责 ･･････････････････ 201

静脉用药调配中心贴签、摆药、核对人员岗位职责 ･････ 203

静脉用药调配中心拆药人员岗位职责 ･･････････････････ 204

静脉用药调配中心加药混合调配人员岗位职责 ･･･････ 205

静脉用药调配中心核对、包装人员岗位职责 ････････････ 206

静脉用药调配中心工勤人员岗位职责 ･･････････････････ 207

公药室岗位职责 ･･･････････････････････････････････････ 208

公药室业务人员岗位职责 ･･････････････････････････････ 209

公药室工勤员岗位职责 210

主任(副主任)药师职责 ･･････････････････････････････ 211

主管药师职责 ･･･････････････････････････････････････ 213

药师职责 ･･･ 215

药士职责 ･･･ 216

危险品管理人员岗位职责 ･･････････････････････････････ 217

管理制度和操作规程 ････････････････････････････････ 218

药库 ･･･ 218

药库流程及要求识别 ･･･････････････････････････････････ 218

西药库工作制度 ･･････････････････････････････････････ 221

西药库操作规程 ･･････････････････････････････････････ 222

中药库工作制度 ･･････････････････････････････････････ 224

中药库操作规程 ･･････････････････････････････････････ 225

首营企业和首营品种审核制度 ･････････････････････････ 226

政府采购目录外药品采购管理制度 ････････････････････ 227

中药饮片采购工作制度 ···························· 228

药品入库验收制度 ······························· 229

药品出库复核制度 ······························· 230

药品贮存养护制度 ······························· 231

饮片入库验收制度 ······························· 232

饮片贮存养护制度 ······························· 233

药品价格管理制度 ······························· 234

调剂部门 ···································· 235

门急诊药房调配药品流程及要求识别 ·············· 235

西药调剂室工作制度 ····························· 236

西药调剂室操作规程 ····························· 238

急诊值班制度 ·································· 240

中药调剂室工作制度 ····························· 241

中草药岗位操作规程 ····························· 242

中药煎药委托加工管理制度 ······················ 244

中药饮片处方点评工作制度 ······················ 246

中药饮片配送管理制度 ·························· 248

急煎中药制度 ·································· 249

病区药房调配药品流程及要求识别 ················ 250

病区药房工作制度 ······························· 251

病区药房操作规程 ······························· 253

审方、调配和用药交代的制度和程序 ·············· 255

药品查对制度 ·································· 256

药品分装管理制度 ······························· 257

调剂室交班制度 ································ 258

调剂差错事故管理制度 ·························· 259

药品调剂差错分析及预防规范 ···················· 262

药房借药制度 ·································· 264

药品统计报告制度 ······························· 266

手术室药房 ·································· 267

手术室药房管理制度 ····························· 267

手术室药品使用操作规程 ························ 270

输液中心 ·· 272

　静脉用药调配中心质量管理规程 ························· 272

　静脉用药调配中心工作流程 ···························· 277

　静脉用药调配中心调配工作规程 ························· 279

　静脉用药调配中心人员岗位培训及考核规程 ············· 284

　静脉用药调配中心审方岗位操作规程 ····················· 287

　静脉用药调配中心打印标签与标签管理操作规程 ·········· 288

　静脉用药调配中心贴签、摆药、核对岗位操作规程 ········ 289

　静脉用药调配中心加药混合调配岗位操作规程 ············ 291

　静脉用药调配中心成品输液核对、包装、发放岗位操作规程 ··· 293

　静脉用药调配中心药品领用与管理规程 ·················· 294

　病区一般静脉用药分散调配管理制度 ···················· 296

　静脉用药调配中心物料领用与管理制度 ·················· 299

　电子信息系统调配静脉用药规程 ························· 300

　静脉用药调配中心更衣操作规程 ························· 301

　静脉用药调配中心(室)清洁、消毒操作规程 ·············· 302

　静脉用药调配中心设备维护管理制度 ···················· 305

　静脉用药调配中心危害药物冲配规程 ···················· 307

　静脉用药调配中心全静脉营养液调配操作规程 ············ 309

　静脉用药调配中心安全管理规程 ························· 311

　空气微粒监测 ··· 313

　空气浮游微生物监测 ··································· 315

　静脉用药调配中心废弃物管理规程 ······················ 317

　静脉用药调配中心清场管理规程 ························· 318

　静脉用药调配中心应急预案管理规程 ···················· 319

　模糊医嘱和有疑问的处方澄清制度与流程 ················ 325

临床药学室 ·· 327

　临床药学室工作制度 ··································· 327

　临床药学室操作规程 ··································· 328

质量管理 ·· 333

　药品质量检查操作规程 ································· 333

　药品质量报告途径与流程 ······························ 335

　药品质量和安全控制指标 ······························ 336

药品质量管理制度执行记录和凭证管理制度·················· 337

药品质量管理员工作独立性制度······················ 340

急救药品管理制度····························· 341

药品废弃包装处置制度和流程······················ 342

不合格药品管理制度··························· 344

医用氧气管理制度···························· 346

药品报损销毁制度···························· 349

卫生管理制度····························· 351

设备管理制度····························· 352

安全管理制度····························· 353

标识和文宣品制作管理规定······················ 355

药品储存和标识的规定························· 356

特殊药品管理······························ 357

麻醉药品和第一类精神药品人员管理制度················· 357

麻醉药品和第一类精神药品购用印鉴卡管理制度············· 359

麻醉药品和第一类精神药品采购制度·················· 360

麻醉药品和第一类精神药品入库验收制度················ 361

麻醉药品和第一类精神药品储存管理制度················ 362

麻醉药品和第一类精神药品领发与调配制度··············· 363

麻醉药品和第一类精神药品使用管理制度················ 364

麻醉药品和第一类精神药品患者病历管理制度·············· 366

麻醉药品和第一类精神药品处方管理制度················ 367

麻醉药品和第一类精神药品回收、破损与销毁制度············ 368

麻醉药品和第一类精神药品安全管理和值班巡查制度··········· 369

麻醉药品和第一类精神药品病区基数管理制度·············· 370

麻醉药品、精神药品批号管理制度和流程················ 372

麻醉药品、第一类精神药品"五专"管理制度·············· 374

麻醉药品、第一类精神药品三级管理制度················ 377

麻醉药品、精神药品、毒性药品专项质量检查制度············ 379

麻醉药品、第一类精神药品使用残余量管理规定············· 380

危险化学品安全管理制度······················ 381

抗菌药物管理····························· 382

抗菌药物储备与使用流程······················ 382

    特殊管理的抗菌药物临床应用评价标准 ……………………………… 383

合理用药 …………………………………………………………… 385

    药品咨询制度 ………………………………………………………… 385

    滥用药物的监测、预警和报告制度 ………………………………… 387

    药物信息服务制度 …………………………………………………… 388

    临床用药监督指导评价制度 ………………………………………… 389

    药物皮肤过敏试验相关规定 ………………………………………… 390

    辅助用药管理制度 …………………………………………………… 394

应急管理体系 ……………………………………………………… 396

    突发药事应急管理制度 ……………………………………………… 396

    突发事件药事管理应急预案 ………………………………………… 397

    药物严重不良反应的应急预案及处理程序 ………………………… 401

    重大突发事件大规模调集应急药品保障方案 ……………………… 404

    药品供应保障紧急预案 ……………………………………………… 406

    调剂差错应急预案 …………………………………………………… 412

    门急诊药房信息系统故障应急预案 ………………………………… 413

    自动发药机故障应急预案 …………………………………………… 415

    住院药房信息系统应急预案 ………………………………………… 417

    假、劣药品，调剂错误药品导致患者人身伤害的处置预案和流程 …… 418

    危险品安全事件处理预案 …………………………………………… 420

    人员紧急替代程序与替代方案 ……………………………………… 422

院级药事管理

药事管理与药物治疗学
委员会工作职责

为加强医院药事管理工作,促进药物合理应用,保障公众身体健康,特制订本工作条例。

一、药事管理与药物治疗学委员会设主任委员1名,副主任委员3～5名。医疗机构负责人任药事管理与药物治疗学委员会(组)主任委员,医院分管院长、药学和医务部门负责人任药事管理与药物治疗学委员会副主任委员。医院药事管理与药物治疗学委员会委员由具有高级技术职务任职资格的药学、临床医学、护理和医院感染管理、医疗行政管理等人员组成。

二、药事管理与药物治疗学委员会的职责

(一)贯彻执行医疗卫生及药事管理等有关法律、法规、规章。审核制定本机构药事管理和药学工作规章制度,并监督实施;

(二)制定本机构药品处方集和基本用药供应目录;

(三)推动药物治疗相关临床诊疗指南和药物临床应用指导原则的制定与实施,监测、评估本机构药物使用情况,提出干预和改进措施,指导临床合理用药;

(四)分析、评估用药风险和药品不良反应、药品损害事件,提供咨询与指导;

(五)建立药品遴选制度,审核本机构临床科室申请的新购入药品、调整药品品种或者供应企业和申报医院制剂等事宜;

(六)监督、指导麻醉药品、精神药品、医疗用毒性药品及放射性药品的临床使用与规范化管理;

(七)对医务人员进行有关药事管理法律法规、规章制度和合理用药知识教育培训;向公众宣传安全用药知识。

三、药事管理与药物治疗学委员会(组)应当建立健全相应工作制度,日常工作由药学部负责。

抗菌药物临床应用管理工作小组工作职责

为加强抗菌药物临床应用管理,促进临床合理使用抗菌药物,控制细菌耐药,抗菌药物临床应用管理工作小组结合医院抗菌药物临床应用管理实际情况,完善工作制度、健全工作机制、强化教育培训、加大治理力度等综合手段,努力提高医院抗菌药物临床应用能力和管理水平。

一、抗菌药物临床应用基本情况的调查。对院、科两级抗菌药物临床应用情况开展调查,调查包括抗菌药物的品种、剂型、规格、使用量、金额及使用量排名前 10 位的抗菌药物品种、住院患者抗菌药物使用率、使用强度、Ⅰ类切口手术和介入治疗抗菌药物预防使用率、门急诊抗菌药物处方比例。

二、建立完善抗菌药物临床应用技术支撑体系,对抗菌药物的应用进行技术指导。医院设置感染性疾病科和临床微生物室,配备感染专业医师、微生物检验专业技术人员和临床药师,为医师提供抗菌药物临床应用的相关专业培训,对临床科室抗菌药物临床应用进行技术指导,参与抗菌药物临床应用管理工作。

三、加强抗菌药物购用管理。对抗菌药物目录进行全面梳理,严格控制抗菌药物购用品规定数量,抗菌药物品种不超过 50 种,抗菌药物采购目录(包括采购抗菌药物的品种、剂型和规格)及时向核发《医疗机构执业许可证》的卫生行政部门备案。

四、组织落实抗菌药物应用过程及效果的评价和分析。定期进行抗菌药物临床应用监测,利用信息化手段加强抗菌药物临床应用监测;分析医院临床各专业科室抗菌药物使用情况,评估抗菌药物使用适宜性;对抗菌药物使用趋势进行分析,出现使用量异常增长、半年以上使用量排名居于前列且频繁超适应证超剂量使用、发生药物严重不良反应等情况,及时采取有效干预措施。

五、对临床微生物标本检测和细菌耐药进行监测。根据临床微生物标本检测结果合理选用抗菌药物,开展细菌耐药监测工作,建立细菌耐药预警机制,并采取下列相应措施:

1. 抗菌药物治疗住院患者微生物检验样本送检率大于 50%;
2. 对细菌耐药率超过 30% 的抗菌药物,及时将预警信息通报医务人员;
3. 对细菌耐药率超过 40% 的抗菌药物,通报医务人员慎重经验用药;
4. 对细菌耐药率超过 50% 的抗菌药物,通报医务人员参照药敏试验结果选用；

5. 对细菌耐药率超过 75% 的抗菌药物，通报医务人员暂停针对此目标细菌的临床应用，根据细菌耐药监测的追踪结果，再决定是否恢复临床应用；

6. 按照要求上报全国抗菌药物临床应用监测网。

六、抗菌药物使用率和使用强度控制在合理范围内。住院患者抗菌药物使用率不超过 60%，门诊患者抗菌药物处方比例不超过 20%，急诊患者抗菌药物处方比例不超过 40%，抗菌药物使用强度力争控制在 40 DDD 以下；Ⅰ类切口手术患者预防使用抗菌药物比例不超过 30%；住院患者外科手术预防使用抗菌药物时间控制在术前 30 分钟至 2 小时，Ⅰ类切口手术患者预防使用抗菌药物时间不超过 24 小时。

七、严格医师和药师资质管理。对执业医师和药师进行抗菌药物相关专业知识和规范化管理培训；经过培训并考核合格后，授予相应的抗菌药物处方权或调剂资格。

八、落实抗菌药物处方点评制度。组织感染、药学等相关专业技术人员对抗菌药物处方、医嘱实施专项点评。每个月组织对 25% 的具有抗菌药物处方权医师所开具的处方、医嘱进行点评，每名医师不少于 50 份处方、医嘱，重点抽查感染科、外科、呼吸科、重症医学科等临床科室以及Ⅰ类切口手术和介入治疗病例。根据点评结果，对合理使用抗菌药物前 10 名的医师，向全院公示；对不合理使用抗菌药物前 10 名的医师，在全院范围内进行通报。点评结果作为科室和医务人员绩效考核重要依据。对出现抗菌药物超常处方 3 次以上且无正当理由的医师提出警告，限制其特殊使用级和限制使用级抗菌药物处方权；限制处方权后，仍连续出现 2 次以上超常处方且无正当理由的，取消其抗菌药物处方权。

九、组织落实相关医务人员抗菌药物合理应用的培训及宣教。定期开展多层次多形式的宣传和教育，强化合理使用抗菌药的意识，坚持抗菌药专项整治工作。包括以下形式和内容：

1. 药学部组织抗菌药有关制度和文件培训；

2. 药学部、门诊办公室对处方进行点评；

3. 护理部、检验科组织微生物送检有关知识培训；

4. 感控科组织"围术期抗生素预防性使用"培训；

5. 临床科室专家讲解如何合理使用抗菌药；

6. 邀请院外专家讲解抗菌药合理使用案例分析。

十、建立抗菌药物临床应用情况通报和诚勉谈话制度。根据监测情况对医院抗菌药物使用量、使用率和使用强度进行排序,违规使用者和相关科室进行自评,专家点评。对于未达到相关目标要求并存在严重问题的,对科主任诫勉谈话,并通报有关结果。

十一、严肃查处抗菌药物不合理使用情况。按照《执业医师法》《药品管理法》《医疗机构管理条例》等法律法规,对抗菌药物不合理使用的个人,视情形依法依规予以警告、限期整改、暂停处方权、取消处方权、降级使用、吊销《医师执业证书》等处理;对于存在抗菌药物临床不合理应用问题的科室,视情形给予警告、限期整改,问题严重的,予撤销科室主任行政职务等处理。

麻醉药品管理小组工作职责

一、麻醉药品管理小组成员必须认真学习和执行《中华人民共和国药品管理法》《中华人民共和国药品管理法实施条例》《麻醉药品和精神药品管理条例》《医疗机构麻醉药品、第一类精神药品管理规定》《麻醉药品、精神药品处方管理规定》等有关规定。

二、负责评估、监督、指导、管理麻醉药品的工作。定期研究解决麻醉药品管理中存在的问题。日常工作由药学部组织实施。

三、负责制订院内麻醉药品使用和管理的制度。

四、监督和检查临床、药学部和麻醉科的药品管理和使用情况。

五、定期对医院麻醉药品使用和管理中存在的问题进行分析,并将结果在全院公布。

六、组织全院的医务人员学习相关的麻醉药品管理的法律法规和相关制度。通过集中学习、考试的方式,提高医务人员对麻醉药品的使用和管理的法律意识。

药品不良反应监测管理小组工作职责

一、贯彻落实国家药品不良反应监测有关法律法规。

二、贯彻落实药事委员会有关药品不良反应监测的各项决议。

三、负责建立医院药品不良反应的监测网络，明确药品不良反应的监测、上报、处理流程。

四、组织院内培训，保证药品不良反应的监测工作网络所有人员对相关法律法规、院内规章及上报流程的通晓。

五、协调解决药学部、临床科室以及护理部之间药品不良反应监测等的相关问题。

六、定期评估全院各科室、部门药品不良反应监测上报情况，提交药事委员会，促进医院药品不良反应监测工作的全面展开。

药品质量管理小组职责

一、负责评估、监督、指导、管理药品的质量工作。定期研究解决药品质量问题，特别是重大药品质量事件（与药学工作有关的差错、医疗事故、药品质量不合格事故、严重 ADR）。日常工作由药学部组织实施。

二、负责建立院内供应药品的质量档案。

三、负责确定供方评定准则和供方评定资料的归档工作。

四、负责制订药品质量管理的技术性、规范性文件（包括药品的采购、入库验收、储存养护、出库复核、库存控制、药品效期管理、处方调配、不良反应报告、药品信息服务等），并组织、督促执行。

五、参与质量管理文件的年度评审，坚持质量监督不放松。

六、组织人员检查药品质量，并做好记录，对执行情况进行评价，对不足情况提出改进措施。

七、负责仓储设施、设备的年检、使用和维修管理。

八、负责药品质量的查询，质量事故和质量投诉的调查、处理和报告。

九、负责质量不合格药品的审核，对不合格药品的处理过程实施监督。

十、负责收集和分析药品质量信息。

十一、负责药品不良反应的收集、整理、报告和评估工作。

十二、协助职工完成职业培训、考核和健康体检工作。

十三、负责临床科室备用药品质量的检查工作。

处方管理工作小组工作职责

一、贯彻落实国家处方管理有关法律法规。

二、贯彻落实药事管理与药物治疗学委员会处方管理有关的各项决议。

三、组织院内培训，保证全院所有医务人员通晓国家处方管理办法、院内有关规章和流程，保证医院处方正确性，保障患者用药。

四、协调临床科室、护理部、药学部、医务部以及门急诊办公室之间的处方管理工作。

五、定期组织全院处方管理工作检查，包括处方权限、处方调配权限、处方书写规则、处方时效和处方量、处方用药合理性、处方调剂正确性、处方保存和销毁等的检查，向药事管理和药物治疗学委员会提交检查报告，提高医院处方管理水平。

肠道外营养药品治疗管理小组工作职责

一、为促进医院合理使用肠道外营养药品，协助临床医师为患者进行营养支持治疗，认真贯彻和落实《中华人民共和国药品管理法》《中华人民共和国药品管理法实施条例》《肠道外营养疗法指南》等有关规定，成立肠道外营养药品管理小组。

二、负责评估、监督、指导、管理肠道外营养药品的工作。定期研究解决肠道外营养药品管理中存在的问题。日常工作由药学部组织实施。

三、负责制订院内肠道外营养药品使用和管理的制度。制订肠外营养液配置操作规范、组方规范、储存规范，保证肠外营养液的安全性和稳定性。

四、监督和检查临床、药学部和护理部肠道外营养药品的管理和使用情况。

五、肠道外营养药品治疗管理小组同医务部对各临床科室的肠外营养药物使用情况进行专项点评每年不少于 3 次，定期对医院肠道外营养药品使用和管理中存在的问题进行分析讨论，并将结果在全院公示。

六、组织全院医务人员学习肠道外营养药品管理的相关制度和指南，通过集中学习、考试的方式，提高医务人员肠道外营养合理使用和管理的意识。

糖皮质激素类药物治疗管理小组工作职责

一、为更好地加强激素类药物的使用管理,规范激素类药物的临床应用,避免和减少不良反应,保障患者的用药安全,提高疗效及降低费用,认真贯彻和落实《医疗机构药事管理暂行规定》《处方管理办法》《糖皮质激素类药物临床应用指导原则》等有关规定,医院成立激素药物治疗管理小组,负责全院医务人员合理使用激素类药物管理的领导工作。

二、负责评估、监督、指导、管理激素类药品的工作。定期研究解决激素类药品管理中存在的问题。日常工作由药学部组织实施。

三、负责制订院内激素类药品使用和管理的制度。建立健全医院糖皮质激素临床合理应用的管理制度,医院将糖皮质激素合理使用纳入医疗质量和综合目标管理考核体系。

四、按照《医疗机构药事管理暂行规定》和《处方管理办法》规定,激素药物治疗管理小组定期开展合理用药培训与教育,督导临床合理用药;依据《指导原则》,定期与不定期进行监督检查,内容包括:糖皮质激素使用情况调查分析,医师、药师与护理人员糖皮质激素知识考核;对不合理用药情况提出纠正与改进意见。

五、对临床相关科室激素类药物的使用情况进行定期的检查指导,及时将检查结果反馈临床科室并做好相关检查记录。激素药物治疗管理小组会同医务部对各临床科室的激素类药物的使用情况进行专项点评每年不少于 3 次,定期对医院激素类药物使用和管理中存在的问题进行分析讨论,并将结果在全院公示。

六、组织全院医务人员学习激素类药物药品管理的相关制度和指南,通过集中学习、考试的方式,提高医务人员激素类药物合理使用和管理的意识。

肿瘤化学药物治疗管理小组工作职责

一、为合理使用肿瘤化疗药物，根据《抗肿瘤药物应用指导原则》《新型抗肿瘤药物治疗指南》《药物临床试验质量管理规范》，医院成立肿瘤化学药物治疗管理小组，负责对各科医务人员合理使用肿瘤化学类药物的管理工作。

二、负责评估、监督、指导、管理肿瘤化学类药品。定期研究解决肿瘤化学类药品中存在的问题。日常工作由药学部组织实施。

三、负责制订院内肿瘤化学类药品使用和管理的制度。鉴于抗肿瘤药物的特殊性，肿瘤化学药物治疗管理小组应结合医院实际用药情况，在抗肿瘤药物的储存、保管、调配、配置、传送、使用和处置等各个环节建立健全相应的管理制度，包括安全用药制度、安全管理措施、工作流程等，以保证抗肿瘤药物安全有效地管理和使用，同时做好相关人员的防护和环境保护工作。

四、按照《医疗机构药事管理暂行规定》《处方管理办法》规定，肿瘤化学药物治疗管理小组定期开展合理用药培训与教育，督导临床合理用药工作；依据指导原则和指南，定期与不定期进行监督检查，内容包括：肿瘤化学类药品的使用情况调查分析，医师、药师与护理人员肿瘤化学药物知识考核；对不合理用药情况提出纠正与改进意见。

五、对临床相关科室肿瘤化学类药物的使用情况定期进行检查指导，及时将检查结果反馈临床科室并做好相关检查记录。肿瘤化学药物治疗管理小组同医务部对各临床科室的肿瘤化学类药物的使用情况进行专项点评每年不少于3次，定期对医院肿瘤化学类药物使用和管理中存在的问题进行分析讨论，并将结果在全院公示。

六、组织全院医务人员学习肿瘤化学类药物药品管理的相关制度和指南，通过集中学习、考试的方式，提高医务人员肿瘤化学类药物合理使用和管理的意识。

七、协调药学部、临床科室以及护理部，做好药品不良反应的监测工作。增强抗肿瘤药物不良反应的上报意识，防范抗肿瘤药物不良事件的发生。

院级管理制度和规程

药事管理与药物治疗学委员会制度

第一章 总 则

第一条 （目的和依据）

为进一步加强医院药事管理，健全医院药事管理与药物治疗学委员会（以下简称"药事会"）的组织架构和工作制度，规范开展日常工作，健全药品遴选流程，加强药物临床应用管理，保证临床用药合理，根据《医疗机构药事管理规定》《关于加强卫生计生系统行风建设的意见》《上海市医疗机构药事管理与药物治疗学委员会管理规定》等有关文件的规定，结合医院实际，制订本规定。

第二章 组 织 机 构

第二条 （人员组成）

医院药事会委员由具有高级技术职务的药学、临床医学、护理和医院感染管理、医疗行政管理等人员组成，人数一般为单数，不少于 7 人。

根据工作情况，可邀请人大代表、政协委员或社会行风监督员作为列席人员。

原则上每届药事会任期不超过 3 年，期满对委员进行调整，委员调整量不得少于总人数的 1/4。

第三条 （主任委员）

药事会主任委员由医院院长或分管院长轮流担任。担任药事会主任委员的，任期不得超过一届。副主任委员由药学和医务部门负责人担任。

第四条 （机构设置）

药事会下设办公室，设在药学部门，负责日常管理工作和会议组织安排。

药事会设立药品质量管理、麻醉和精神药品管理、临床药品不良反应监测、抗菌药物临床应用管理和处方点评等管理小组，指定专人负责。

第三章 工作职责与制度

第五条 （主要职能）

药事会应当积极发挥自身的职能作用,保障药事管理程序公开透明、临床用药合理安全,主要履行以下职责。

（一）贯彻执行医疗卫生及药事管理等有关法律、法规、规章和技术管理规范;审核制订医院药事管理和药学工作规章制度并监督实施。

（二）制订医院药品处方集和基本用药供应目录。

（三）推动药物治疗相关临床诊疗指南和药物临床应用指导原则的制定与实施,监测、评估医院药物使用情况,提出干预和改进措施,指导临床合理用药;对临床使用异常增量药品及时分析查找原因,制订预警干预措施并监督实施。

（四）分析、评估用药风险和药品不良反应或损害事件,并提供咨询与指导。

（五）建立药品遴选制度,审核医院临床科室药品申请购进、调整或淘汰药品品种和供应企业,申报医院制剂等事宜。

（六）监督、指导麻醉药品、精神药品、医疗用毒性药品、放射性药品、高危药品、抗菌药物、抗肿瘤药物和辅助药品等的临床使用与规范化管理。

（七）每年组织全体医务人员接受有关药事管理法律法规、规章制度和合理用药知识教育等;向公众宣传安全用药知识。

第六条 （工作会议制度）

药事会应当制定完善工作会议制度,除定期组织召开工作会议外,还应定期召开药事会全体成员会议(每年不少于3次),提高医院药事管理和药物治疗水平。

召开药事会全体成员会议,并做好会议记录。每半年至少1次向医院党政领导班子汇报药事事宜。

第七条 （基本用药供应目录管理）

药事会要加强医院基本用药供应目录管理,建立目录遴选、审核、调整制度,以及新药引进、药品增补、品种替换或淘汰的制度和规范。遴选药品应当优先考虑国家基本药物及上海市增补基本药物目录、国家和本市常用低价药、上海市带量采购目录范围内的高性价比药品。

第八条 （药品遴选流程）

药品遴选操作流程应当按以下要求实施。

（一）新申请药品的主要适应证由临床科室技术骨干集体讨论、评估,做好会议记录、备案并留档备查,由科主任在申请单上签字确认后提出。

（二）药学部门负责对新申请药品的合法性、质量可靠性、药剂学、药理学、药动力学、药效学、安全性和经济性等初审，同时对新申请药品和医院现有同类、同种药品做比较分析，提出初步评审意见提交药事会。

（三）药事会会议研究进药时，要进行充分的讨论和分析，根据临床实际用药需求和药品性价比等，以现场无记名投票的方式，慎重做出决定。坚持在满足临床治疗需求的基础上遵循适度从紧的原则。会议实到人数应当达到全体人员数的 4/5 及以上，票数应当达到实到人数 2/3 及以上予以通过。

（四）药事会会议讨论研究进药的结果应当以会议纪要的形式予以确认、备案并留档备查，作为采购、使用的依据。

（五）药品品种替换、调整或淘汰，参照上述程序实施。

第九条 （药品采购供应）

药事会应当根据医院基本用药供应目录，编制采购计划，明确药品的品种、规格、数量和采购周期。临床使用药品（含自费药品）应当由药学部门统一按规定通过"上海市医药采购服务与监管信息系统"（即"阳光平台"）采购供应。其他部门或个人均不得自行采购或使用药事会遴选范围之外的药品，医务人员不得介绍或要求患者到特定药店购药。

第十条 （临时采购）

因临床急需外购药品，经药事会主任或者副主任委员批准后，由药学部门临时采购，以供临床短期使用。

药事管理与药物治疗学委员会工作制度

一、药事管理暨药物治疗学委员会设主任委员 1 名,由医院分管院长担任,副主任委员 2 名,由医务科及药学部门负责人担任;委员由具有高级技术职称的药学、临床医学、护理和医院感染管理、医疗行政管理等人员组成。

二、贯彻落实医疗卫生及药事管理等有关法律、法规、规章,监督检查执行情况,并负责其相关宣传教育。审核制订医院药事管理和药学工作规章制度,并监督实施。

三、根据《国家基本药物目录》《处方管理办法》《国家处方集》《药品采购供应质量管理规范》的要求制订本机构《药品处方集》《基本用药供应目录》,建立新药引进审批制度,制订新药遴选原则,组织对新药的评审论证工作。

四、建立由医师、临床药师和护士组成的临床治疗团队,开展临床合理用药工作。对医院临床诊断、预防和治疗疾病用药全过程实施监督管理。遵循安全、有效、经济的合理用药原则,尊重患者对药品使用的知情权和隐私权。

五、遵循临床应用指导原则、临床路径、临床诊疗指南和相关药品说明书等,合理使用药物;建立临床用药监测、评价和超常预警制度,定期组织临床药师对医师处方、用药医嘱的适宜性进行点评与干预。点评结果及时通报反馈,发现问题及时沟通解决。

六、依据国家基本药物制度,抗菌药物临床应用指导原则和中成药临床应用指导原则,制订医院基本药物临床应用管理办法,建立并落实抗菌药物临床应用分级管理制度。定期组织临床药师对抗菌药物的应用情况进行统计分析,及时通报和解决存在的问题。

七、建立药品不良反应、用药错误和药品损害事件的监测报告制度,临床科室出现药品不良反应、用药错误和药品损害事件后,应当积极救治患者,并立即向药学部门报告,做好观察与记录。按照国家有关规定向相关部门报告药品不良反应事件,用药错误和药品损害事件应当立即向所在地县级卫生行政部门报告。

八、结合临床和药物治疗,开展临床药学和药事研究工作,并提供必要的工作条件,制订相应管理制度,加强领导与管理。

九、临床使用的药品应当由药学部门统一采购供应。经药事管理暨药物治疗学委员会审核同意,核医学科可以购用、调剂本专业所需的放射性药品,其他科室或者部门不得从事药品的采购、调剂活动,不得在临床使用非药学部门采购供应的药品。

十、制订药品采购制度和工作流程,编制药品采购计划,按规定购入药品;建立健全药品成本核算和账务管理制度;严格执行药品入库检查、验收制度;不得购入和使用不符合国家规定的药品。

十一、制订和执行药品保管制度,定期对库存药品进行养护与质量检查。药品库的仓储条件和管理应符合药品采购供应质量管理规范的有关规定。化学药品、生物制品、中成药和中药饮片应当分别储存,分类定位存放。

十二、麻醉药品、精神药品、医疗用毒性药品、放射性药品等特殊管理的药品,应当按照有关法律、法规、规章的相关规定进行管理和监督使用、定期对有关人员进行培训和考核,发现问题及时纠正处理。

十三、药学专业技术人员应当严格按照《药品管理法》《处方管理办法》《药品调剂质量管理规范》等有关法律、法规、规章制度和技术操作规程,认真审核处方或者用药医嘱,经适宜性审核后调剂配发药品。发出药品时应当向患者告知用法用量和注意事项,指导患者安全用药。为保障患者用药安全,除药品质量原因外,药品一经发出,不得退换。

十四、建立健全医院药品质量管理体系并设定质量管理目标,按照国家法律、法规,对医院药品的采购、贮存、调剂和临床使用等全过程实施严格的管理与监督;定期检查和解决流程中存在的问题。

十五、门急诊药房实行大窗口发药。病区药房对注射剂按日剂量配发,对口服制剂药品实行单剂量调剂配发。

十六、定期召开工作会议,做好完整的会议记录,对医院药事工作定期做阶段性分析、总结,讨论研究药事工作中的有关问题,并针对存在的问题采取有效措施予以解决。

十七、定期组织业务学习,如学术讲座等。

药品遴选与采购供应管理制度和流程

为规范药品采购供应行为,根据《中华人民共和国药品管理法》《中华人民共和国药品管理法实施条例》《医疗机构药品监督管理办法(试行)》和《关于进一步加强本市医保定点医疗机构自费药品采购和使用管理的通知》等,制订本管理制度流程(见图1和图2)。

一、药学部在医院药事管理与药物治疗委员会与药物治疗学委员会的领导下,负责全院药品采购供应工作,其他科室和医务人员不得自购任何药品。

二、必须向证照齐全的生产、经营批发企业采购药品,选择药品的质量必须可靠。药学部负责对药品供货单位的评估验证工作及供方评定资料的归档工作。

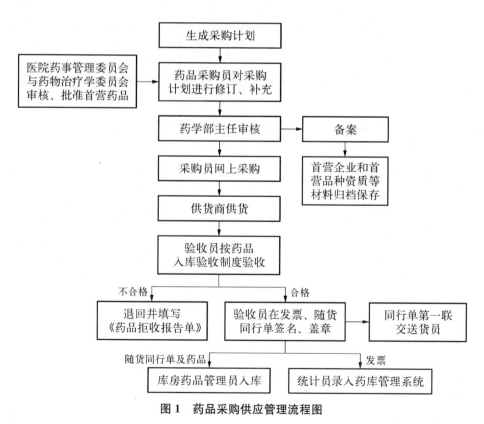

图1　药品采购供应管理流程图

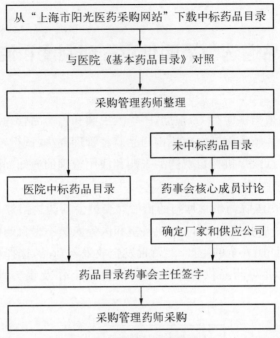

图 2　招标药品采购流程图

三、药品采购员根据医院"基本用药目录"和药品使用情况及库存量,制定每月的药品采购计划,经药学部主任审核,报分管院长批准后进行采购。

四、药品采购通过上海市阳光采购平台购进药品,网上采购率需达100%。

五、采购新药需临床科室提出申请,填好新药申请表,并提供相关书面材料,交药事管理与药物治疗委员会与药物治疗学委员会讨论批准后方可执行。新药申请提交浦东新区卫健委医政处批准后方能采购。

六、首营企业和首营药品按《首营企业和首营品种审核制度》执行,资料齐全后方可进行采购。

七、采购药品必须按照相关药品验收要求进行验收,确保药品质量合格、数量准确。特殊药品的采购按照特殊药品的管理条例采购。

八、药品的临时采购需由临床科室填写《新药临时用药申请单》,经药学部主任批准(必要时需经分管院长批准)后方可进行采购。非目录内抗菌药物的采购按《超出规定品种和非目录内抗菌药物的申报、批准和采购制度》执行。

九、加强自费药品采购管理。医院采购的自费药品均须按照《关于进一步做好本市医药机构药品"阳光采购"有关事项的通知》(沪人社医〔2014〕787号)规定,通过"上海市医药采购服务与监管信息系统"(简称"阳光平台")采购。

十、加强自费药品使用管理。

（一）医师不得诱导或强迫患者使用自费药品。确因临床需要，必须使用自费药品的，应严格履行书面告知制度，经患者或其委托人签字同意后方可使用。

（二）医师不得诱导或强迫患者院外购买自费药品。对临床确实需要的，医疗机构必须予以配备，保证安全合理用药。对患者人数极少、使用量极少的个别自费药品，如需建议患者院外购买，医疗机构应建立完善的审批或备案制度。

（三）医师为患者开具自费药品，不论患者是院内或院外购买，均应根据《病历书写基本规范》《电子病历应用管理规范（试行）》的相关要求，完善门诊、住院病历及电子病历中自费药品使用记录。

（四）医院应将患者就医时使用的自费药品纳入医院内部管理，对患者发生的所有医疗费用均应开具相应的票据，并按相关财务规定管理，自费医药费金额应全部计入现金支付栏目，同时按规定如实上传医保、卫生计生等相关部门。

十一、对不合格、数量短缺或破损药品，应及时与供应商或生产商联系退货或协商处理解决。

十二、定期评估总结药品采购供应执行情况（评价周转率及断货率），85%以上药品库存周转率要求少于 10～15 日。周转率＝出库数/平均结存数＝本月出库数/[（上月结存数＋本月结存数）/2]。

十三、药品采购员，应严格遵守国家、行业、医院制订的相关规定，不允许以任何形式索取、收受贿赂，严禁涉与药物采购相关的违法违纪行为。

麻醉药品、精神药品使用管理制度

为确保临床合理使用麻醉、精神和毒性药品,防止滥用或非法使用,根据《中华人民共和国药品管理法实施条例》《麻醉药品和精神药品管理条例》《医疗用毒性药品管理办法》和《处方管理办法》等有关规章要求,特制订本制度。

第一条 麻醉、精神和毒性药品管理责任制

(一)建立由主管院长负责,医务、药学、护理、麻醉科和保卫科等部门相关人员参加的麻醉、精神药品管理组织。其职责为:

1. 制订和落实医院麻醉、精神和毒性药品的相关管理制度,并及时更新、完善。

2. 编制医院麻醉、精神和毒性药品品种及品规目录,根据临床实际需要提出变更或新增品种及品规,提交药事管理与药物治疗学委员会审批。

3. 定期听取医院具体负责部门对有关麻醉、精神和毒性药品用量的监测、合理应用点评及质量、安全、管理问题的分析报告,必要时提出整改意见并落实到具体部门或人员。

4. 组织麻醉、精神和毒性药品管理及合理应用的培训和宣教。

5. 定期组织小组成员抽查麻醉、精神和毒性药品相关管理制度的落实情况。

6. 及时处理麻醉、精神和毒性药品应用的其他相关事宜。

(二)药学部负责麻醉、精神和毒性药品管理的日常工作。具体工作包括:

1. 制定麻醉、精神和毒性药品的相关管理制度、流程,并及时提出修订建议。

2. 健全三级管理机制,结合实际需求,确认药库、药房、病区或诊室麻醉、精神药品的品规目录和基数,并按需及时调整。

3. 定期逐级检查各部门基数及账目相符情况并及时记录。

4. 定期撰写麻醉、精神和毒性药品用量监测、合理应用点评及质量、安全、管理问题持续改进的分析报告。

5. 负责举办麻醉、精神和毒性药品相关会议及培训工作,并做好记录。

第二条 人员资质和培训管理制度

(一)医师和药师按有关规定参加麻醉药品、精神药品和医疗用毒性药品使用知识和规范化管理的培训,经考核合格后取得合格证书或证明,方可在本机构范围内获取开具麻醉药品、精神药品和医疗用毒性药品的处方权,但不得为自己开具该类药品处方。

（二）医务部、药学部对取得麻醉、精神药品处方权的医师和有调剂权的药师进行双备案，并根据人员变动情况及时更新。

（三）在信息管理系统中进行权限控制设置，对未授权医师和药师限制其处方权或调剂权。

（四）按要求组织人员参加全市或全区的麻醉、精神和毒性药品的相关培训并取得证书或证明。

（五）每年对相关人员组织麻醉、精神和毒性药品相关法规、制度的培训，并留存培训相关的全部资料。

第三条　门（急）诊癌症疼痛患者和中、重度慢性疼痛患者需长期使用麻醉药品和第一类精神药品的，首诊医师应当亲自诊疗患者，建立相应的病历，要求患者签署《知情同意书》和每3个月复诊或随访一次。病历中应当留存下列材料复印件：① 二级以上医院开具的诊断证明；② 患者户籍簿、身份证或者其他相关有效身份证明文件；③ 为患者代办人员身份证明文件。

第四条　开具麻醉药品、第一类精神药品使用专用处方；麻醉药品和第一类精神药品处方为淡红色，处方右上角分别标注"麻、精一"；第二类精神药品处方为白色，处方右上角标注"精二"。专用处方统一编号，计数管理。

第五条　麻醉、精神药品处方用量按《处方制度》执行。

（一）为门（急）诊患者开具的麻醉药品注射剂，每张处方为一次常用量；控缓释制剂，每张处方不得超过7日常用量；其他剂型，每张处方不得超过3日常用量。

（二）第一类精神药品注射剂，每张处方为一次常用量；控缓释制剂，每张处方不得超过7日常用量；其他剂型，每张处方不得超过3日常用量。哌甲酯用于治疗儿童多动症时，每张处方不得超过15日常用量。

（三）第二类精神药品一般每张处方不得超过7日常用量；对于慢性病或某些特殊情况的患者，处方用量可以适当延长，医师应当注明理由。

（四）为门（急）诊癌症疼痛患者和中、重度慢性疼痛患者开具的麻醉药品、第一类精神药品注射剂，每张处方不得超过3日常用量；控缓释制剂，每张处方不得超过15日常用量；其他剂型，每张处方不得超过7日常用量。

（五）为住院患者开具的麻醉药品和第一类精神药品处方应当逐日开具，每张处方为1日常用量。

（六）对于需要特别加强管制的麻醉药品，盐酸二氢埃托啡处方为一次常用量，仅限于医院内使用；盐酸哌替啶处方为一次常用量，仅限于医院内使用。

第六条　除需长期使用麻醉药品和第一类精神药品的门（急）诊癌症疼痛患

者和中、重度慢性疼痛患者外,麻醉药品注射剂仅限于医院内使用。

第七条　药库根据本单位医疗需要制定采购计划,按照有关规定购进麻醉药品、第一类精神药品,保持合理库存。购买药品付款应当采取银行转账方式。

(一)麻醉、第一类精神药品入库验收必须货到即验,双人开箱验收,清点验收到最小包装,验收记录双人签字。入库验收应采用专簿记录。在验收中发现缺少、破损的麻醉、第一类精神药品应双人清点登记,报单位领导批准并加盖公章后向供货单位查询、处理。

(二)麻醉、精神药品存放的温湿度环境应符合药品包装标注的贮存要求。

(三)药库应设麻醉、第一类精神药品保险柜和专库;门诊、急诊、住院药房应设麻醉、第一类精神药品保险柜。麻醉、第一类精神药品保险柜实行双人双锁管理,明确责任,交班有记录。无人值守的部门或区域安装防盗、视频监控设施和自动报警装置。

(四)麻醉、第一类精神药品的购入、储存、发放、调配、使用实行批号管理和追踪。必要时应能及时查找或追回。

(五)麻醉、精神和毒性药品存放柜应张贴专用标志。

(六)对进出专柜的麻醉药品、第一类精神药品建立专用账册,执行专人管理,逐笔记录,每天核对账务。做到账、物、批号相符。专用账册的保存期限应当自药品有效期满之日起不少于5年。

第八条　门诊药房应固定发药窗口,有明显标识,并由专人负责麻醉、第一类精神药品调配。

(一)各调配部门按处方发药,调配与发药时必须严格执行查对制度,对不符合规定的麻醉药品、第一类精神药品处方,拒绝发药。实习人员不得单独调配。

(二)建立空白处方保管、领取、使用、退回、销毁管理制度。空白专用处方统一编号、计数管理。空白处方存放处须有防盗措施。

(三)对使用的麻醉药品、第一类精神药品专用处方按年月日逐日编制序号。麻醉药品和第一类精神药品处方保存期限为3年,第二类精神药品处方保存期限为2年。

(四)各调配部门应当根据麻醉药品和精神药品处方开具情况,按照麻醉药品和精神药品品种、规格对其消耗量进行专册登记,登记内容包括发药日期、患者姓名、用药数量。专册保存期限为3年。

(五)各调配部门应对麻醉、第一类精神药品按日做消耗统计,处方单独存放,周转柜应每天结算,按月汇总。

(六)各调配部门不得为患者办理麻醉、第一类精神药品退药。

（七）麻醉、第一类精神药品注射剂型使用时应遵循双人执行和余液双人处理制度，并作记录。

（八）使用麻醉、第一类精神药品注射剂，再次调配时须将原批号的空安瓿收回，并记录收回的空安瓿数量。收回的麻醉、第一类精神药品注射剂空安瓿由专人负责计数、监督销毁，并填写记录。

（九）建立防止滥用的措施及报告流程。各部门工作人员一旦发现可能存在滥用或非法使用可能的，应及时报告医务和保卫部门，发现有违法行为的，应立即向公安部门报告。

第九条　病区及手术室应设专用抽屉存放，严格加锁，专人保管，并按需要保持一定基数，使用后，由医师开专用处方，到药房领回补充。每日交班时，必须交点清楚。对剩余麻醉药品，应及时办理退药手续，不得保存。

第十条　外出执行临时任务，确需携带毒、麻醉、精神药品时，需经医务部同意，药学部批准，可预领一定基数，严格掌握使用，完成任务后凭处方销账。医务人员为了医疗需要携带少量麻醉药品和精神药品出入境的，应当持有上海市人民政府药品监督管理部门发放的携带麻醉药品和精神药品证明。海关凭携带麻醉药品和精神药品证明放行。

第十一条　麻醉药品、第一类精神药品每年报废1次，应当向所在地卫生行政部门提出申请，在卫生行政部门监督下进行销毁，并对销毁情况进行登记。

第十二条　在储存、保管、使用中发现麻醉药品、第一类精神药品丢失或被盗、冒领等情况应立即向上级领导、卫生行政部门、公安机关、药品监督管理部门报告。

第十三条　对利用工作方便，为他人开具不符合规定的处方，或者为自己开具处方，骗取、滥用麻醉、精神药品的直接责任人员，将给予行政处分，构成犯罪的，由司法机关依法追究其刑事责任。

第十四条　麻醉、第一类精神药品的合理使用

（一）各调剂部门应按《医疗机构处方审核规范》，在处方计费前对麻醉、精神药品处方进行合法性、规范性、适宜性审核，通过审核的方可进入计费环节。

（二）药学部门定期对麻醉、精神和毒性药品开展专项处方点评工作，对不合格处方和医嘱进行汇总登记。根据点评结果撰写处方专项点评分析报告，落实问题处方有效干预措施。

（三）门急诊药房应根据使用数量，定期监测汇总使用麻醉、第一类精神药品的患者情况，发现有异常的，按规定立即上报有关部门。

（四）对含麻醉药品的普通药品进行用量监测和合理性点评，防止不合理使用或滥用。

第二类精神药品使用管理制度

为规范医疗机构第二类精神药品的合理使用,杜绝滥用,防止流弊用做非医疗用途。根据《中华人民共和国药品管理法》《麻醉药品和精神药品管理条例》《处方管理办法》以及《精神药品临床应用指导原则》的相关规定,特制订本医疗机构第二类精神药品使用管理的规定。

一、精神药品是指直接作用于中枢神经系统,使之兴奋或抑制,连续使用能产生依赖性的药品。依据使人体产生的依赖性和危害人体健康的程度,分为第一类精神药品和第二类精神药品。

二、第一类精神药品按麻醉药品相关规定管理。

三、药学部必须按《麻醉药品和精神药品管理条例》进行采购、管理和使用第二类精神药品,保持合理库存。

四、具有精神药品处方权的医务人员必须具有执业医师以上技术职称,经考试合格,由医务处(科)负责批准,并将医师签字式样送药学部备查。

五、第二类精神药品的处方书写要求:第二类精神药品为白色专用处方,处方右上角标注"精二"。处方书写工整,字迹清晰,前记应写明患者姓名、性别、年龄、科别、开具日期、病情及诊断等,正文分列药品名称、规格、数量、用法用量。医师、发药及核对人员均应签全名,并进行处方登记。医务人员不得为自己开处方使用精神药品。

六、第二类精神药品处方开具量一般不得超过 7 日用量;对于某些特殊情况,处方用量可适当延长,但医师应当注明理由。

七、第二类精神药品注射剂仅限于医疗机构内使用,应当逐日开具,每张处方为 1 次用量。空安瓿实行回收。

八、一位患者或家属每天只能配药 1 次。特殊的多患者家庭须提供病历及诊断结果,按患者人数配给。

九、药学部调剂部门对第二类精神药品实行基数管理,每日统计用量,专册登记,专册保存期限为 3 年。手术室对第二类精神药品注射剂实行基数管理。

十、病房小药柜中第二类精神药品的管理:由护士长指派专人管理、单独存放、应做到标签明显、账物相符、注意检查效期;药学部应定期进行检查。

十一、药学部要严格执行有关规定,严格保管,合理应用,杜绝滥用,防止流弊。第二类精神药品应设专柜储存,并建立专用账册,实行专人管理,定期盘点,做到账物相符。专用账册的保存有效期应当自药品有效期期满之日起不少于5年。

十二、对违反规定,滥用第二类精神药品者,药学部有权拒绝发药,并及时向院领导及当地卫生行政部门报告。药剂人员在调配第二类精神药品时,要严格审查处方,对不符合规定的处方,拒绝调配。

十三、精神药品处方保存期限为2年。

高警示药品管理制度

　　为促进高警示药品的安全、合理应用，避免用药损害，保障医疗安全，根据《中华人民共和国药品管理法》《处方管理办法》《医疗机构药事管理规定》《中国高警示药品临床使用与管理专家共识(2017)》等法律法规、专家共识，修订医院高警示药品临床应用管理制度。

　　一、高警示药品是指一旦使用不当发生用药错误，会对患者造成严重伤害，甚至会危及生命的药品。

　　二、高警示药品品种遴选。参照中国药学会医院药学专业委员会用药安全专家组组织、中国医药教育协会高警示药品管理专业委员会发布的《我国高警示药品推荐目录2019版》，同时结合医院临床用药与药品管理实际情况，按以下标准制定高警示药品目录。

　　(一)纳入标准

　　1. 药理作用显著，治疗窗较窄，用药错误易造成严重后果的药品；

　　2. 药品不良反应发生频率高且严重的药品；

　　3. 给药方法复杂或特殊途径给药，需要专门监测的药品；

　　4. 易发生药物相互作用或易与其他药品发生混淆的药品；

　　5. 其他易发生用药错误或发生用药错误后易导致严重不良后果的药品。

　　(二)排除标准

　　1. 未纳入医院药品采购目录的药品；

　　2. 麻醉、放射等特殊药品；

　　3. 由医院静脉药物配置中心配置的药品；

　　4. 经用药后教育患者可自行安全使用的药品；

　　5. 无明确严重用药危害循证依据的药品。

　　(三)高警示药品品种将根据医院用药差错发生的频率和严重程度，作不定期调整。

　　三、高警示药品在药房、病房储存，应设置专用的药架(柜)或区域，药品贮存处有明显的全院统一的高警示药品专用警示标识(见图3)；药房须加强高警示药品的有效期管理，保持先进先出，保证安全有效。

　　四、临床使用高警示药品时应严格掌握适应证，做好患者用药监测，严密观

麻醉药品标识：

精神药品标识：

放射性药品标识：

医疗用毒性药品标识：

药品类易制毒化学品标识：

一品多规药品标识：

看似药品：

听似药品：

高警示药品标识：

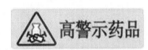

图3 医院高警示药品警示标识

察,确保用药安全。

五、高警示药品在医院信息系统中须有标记。

六、医院药事管理和药物治疗学委员会全面负责高警示药品的管理,建立健全管理制度,促进、指导、监督高警示药品的安全应用。组织开展安全用药知识培训;进行监督检查,对用药安全隐患提出纠正与改进意见。

急诊科、病区抢救车、手术室、各诊疗科室
急救备用药品管理及检查制度

一、目的

为保证患者安全用药、及时用药,必须加强抢救车药品的管理,确保抢救车内的药品数量足够,质量完好,并能应对紧急使用,提高抢救质量,特制订本制度。

二、标准

(一)抢救车备药申请流程

1. 各科室抢救车内的抢救药品按照护理部要求的统一目录配备。

病区护士长填写《抢救车备药申请表》,由护理部主任、药学部主任、医务部主任签字后填写领用单交至住院药房,住院药房组长签字后根据《抢救车备药申请表》与领用单发放药品。住院药房根据《抢救车备药申请表》制订《临床、医技科室备用药品质量检查表》。抢救车药品费用由申领科室承担。

2. 变更抢救车目录中精神麻醉药品需护士长填写《精麻药品备药变更申请表》,由护士长、护理部主任、药学部主任、医务部主任,同意签字后交至住院药房。住院药房根据《精麻药品备药变更申请表》发放或者回收药品,相关记录登记在精麻药品账册中。

3. 普通药品变更经护理部确认后填写申领条交至住院药房,住院药房发放或回收相关药品。

(二)抢救车药品的存放

1. 每个药盒只放一种药品,并有清晰的药品标签,标签格式内容参照药学部统一制定标准。

2. 严格按照药品说明书存放,防止药品变色、沉淀或析出结晶、变质等,如发现药品有异常情况,应及时到病区药房更换处理。

3. 有效期必须在 9 个月以上。针剂按先左后右顺序排放与使用,如有新、旧药品混放现象,应仔细查看每支针剂的有效期。

(三)抢救车药品检查

1. 根据护理部要求,各病区护士每 2 周对抢救车药品自查,检查内容包括:药品的贮存条件是否合适;药品是否过期、变质,标签是否脱落或模糊不清;药品

数量是否与药物清单上所列的相符。

2. 住院药房安排药师每月到各病区检查抢救车备药情况,根据检查结果,填写《临床、医技科室备用药品质量检查表》。对于检查中发现不符合要求的药品,告知责任护士,并要求及时更换,保证抢救车备药符合检查要求。

备用药品领用与补充流程

为加强和规范各科室、病区急救等备用药品的领用管理,确保患者用药安全有效,制订本补充流程制度。

一、急救等备用药品是按照各科室、病区的实际需要储存于科室及病区供临床急救和周转的必备药品,备用药品分为:全院统一配置药品和科室专用药品,并固定品种及数量。

二、统一配置药品品种及数量目录由护理部和药学部制订。科室、病区首次领用统一配置药品,由护理部主任、护士长签字后办理。

三、备用药品品种及数量审批后,原则上不做变动。因临床需要,确需增加品种、数量的,需书面提出详细理由、列出变动药品明细,经护理部审核通过方可变动。

四、备用药品数量,原则上不予补充。因特殊情况确需补充,如三无患者(一般指无身份、无责任机构或人员、无支付能力的患者)用药,须说明理由,并附补充药品明细,经护理部审核通过方予以补充。补充药品不得超出医院统一配置药品和科室专科用药目录。

五、病区备用药品由专人保管,负责领药和保管工作。定期清点、检查药品,防止积压、变质,如发现有沉淀、变色、过期、标签模糊等药品时,停止使用并报药学部处理。

六、麻醉、精神等特殊药品,应按相关管理规定执行,使用后,由医师开专用处方,向药房领回。

七、药学部对病区备用药品管理情况每月检查一次,对存在的问题督促科室及时整改。

住院患者使用自带药品的管理规定

为进一步解决"市场紧缺药品"供给问题,充分尊重患者的用药选择权,保证临床用药治疗合理有效,保障患者用药安全,防止用药意外发生,特制订本管理制度。

一、自带药品是指患者从其他正规的医院或正规的医药公司等地方购买,主要是抗肿瘤、生物制品等具有高风险的、并附有有效购销凭证的药品;患者由于慢性疾病等原因需要长期服用而从家中或随身带入院的药品。

二、原则上不允许住院患者使用自带药品,如因病情需要或其他特殊情况,住院患者确需使用自备药品应获得主治医师、科主任同意。

三、自带药品为非本医院药学部供应,药品来源、质量、储存条件均可能存在不可控因素,可能会对药品质量和疗效产生影响,由此引起的药物不良事件及相关后果、责任由患者本人或家属负责。

四、自带药品应在患者或被授权人签署《患者自备药品使用责任书》、临床医生开具文字处方(医嘱)后才可使用。临床医师在开具处方(医嘱)前应仔细阅读药品说明书、了解是否有禁忌、药品相互作用等相关内容。

五、自带药品由患者按说明书要求自行保管,并做好用药记录。

六、麻醉药品、精神药品、医疗毒性药品等特殊药品一律由医院供给,不使用患者自带药品,此类自带药品由各科室医务人员督促家属带回。

七、使用自带药品时,医护人员应严格执行核对制度,如发现药品有质量问题,应拒绝使用。

八、使用自带药品发生药品不良反应、用药错误和药品损害事件时,医师应按相关规定,及时填报《药品不良反应/用药错误/药品损害事件报告表》。

九、医务部和药学部应不定期对临床科室自备药品的使用情况记录,解释权在医务部和药学部。

十、相关文件和表单

《患者自备药品使用责任书》

患者自带药品使用责任书

姓 名		性 别		年 龄	
科 室		床 号		住院号	
诊 断					

自 备 药 品	药 名	规 格	批 号	数 量	效 期

使 用 理 由	医师签名　　　　　　　　　　　　　　　　　　　年　月　日

患 者 使 用 自 备 药 品 责 任 说 明	本人从自身利益考虑要求使用自备药品。但任何药物均具有风险,在根据病情,切实按用药操作技术规范使用自备药品的情况下,仍有可能发生以下难以避免的用药意外及并发症: 　　1. 患者因个体差异等特殊情况对药物发生过敏、中毒等不良反应,导致休克、心率呼吸骤停、脑死亡、严重多脏器功能损害等。 　　2. 相关的药物不良反应。 　　3. 其他难以预料的意外和并发症。 　　4. 自备药品为假药、劣药等。 　　上述情况医师均已讲明。经慎重考虑,本人对使用自备药品可能出现的风险表示充分的理解,本人相信医护人员将竭尽全力救治,并积极配合医师治疗,按规定缴纳一切费用。因使用自备药品引发的上述情况,本人放弃通过行政、司法等途径来主张权利。本人要求并授权医院使用自备药品,签字为证。 　　患者或被授权人签名:　　　　　　　日期:　　年　月　日

外购药品管理制度

为了进一步规范外购药品使用管理,确保患者用药安全,根据国家和上海市有关法律法规的要求,结合医院实际情况,制订本制度。

一、外购药品定义:因患者病情需要,而医院未列入药品供应目录,需另行购买的药品。

二、各科室执业医师所开具的处方或医嘱,应首选医院供应目录内品种。如遇药品短缺时,应选用功效类同的药品。

三、特殊病情用药所需可申请外购。外购药品由临床科室专业医疗组组长(副高以上)填写外购药品申请单,科室主任签字同意,经药学部主任同意和分管院长批准后,由药学部统一采购。外购药品使用后有剩余的,计入科室成本,药学部不办理退货(死亡病例除外)。

四、严禁为院外药品销售机构开具购药处方单。

五、凡出现下列情形之一,按医院相关规章制度予以处罚:

(一)利用职务之便,诱导患者采购非医院药品。

(二)无特殊病情用药所需,诱导患者到指定地点购药。

(三)诱导患者使用外购药品,引发医患纠纷,给医院造成经济损失者,递交院办公会议讨论后加重处罚。

(四)利用工作之便,向患者销售自带药品,谋取私利,或向院外销售机构索取回扣者,递交院办公会议讨论后加重处罚。

药品质量管理制度

为加强药品质量管理,保证人民用药安全有效,根据《中华人民共和国药品管理法》《中华人民共和国药品管理法实施条例》等有关法律、法规的规定,制订本制度。

一、药品质量管理工作在医院药品质量管理小组的领导下进行,日常工作由药学部组织实施。

二、药学部建立由科主任为组长、部门组长、质控员组成的科药品质量监督管理小组,对查询、投诉、抽查等过程中的药品质量问题,及时根据药品质量监控流程图或流程进行反馈和处理,定期汇总分析,上报医院药品质量管理小组。

三、科药品质量监督管理小组定期召开质量会议,沟通药品质量情况,分析研究药品质量及质量管理工作中存在的问题,提出改进措施。

四、各级药品管理部门下达的有关药品质量的文件和信息,部门负责人应及时传递给有关岗位和人员,布置并落实到日常质量管理工作中。

五、门急诊及病房发生有关药品质量问题应及时向科药品质量监督管理小组报告,并做好登记、送检及反馈记录。

六、药库采购人员负责对首营企业及销售人员的资格进行严格审核,并将审核文件保存备查;每年对供货单位的资质、供货质量和供货能力按《供方评定程序》进行评价。

七、药库保管员负责对购入药品质量进行逐项验收,包括药品外观的性状检查和药品外包装及标识的检查,并做好验收记录。在药品验收中发现假劣药品或质量可疑药品时,应及时报告区药监分局,不得继续销售或自行退货、换货处理。

八、药库养护员按储存要求分类存放药品,各种区域划分明显;定期检查储存药品量。对由于异常原因或在库时间较长而可能出现质量问题的药品,应主动抽样送验。在没有检验结论之前,对有疑问的药品应暂时停发。

九、药品发放应遵循"先产先出""近期先出"和按批号发放的原则。

十、调剂部门负责人定期组织本室人员对药品质量进行检查;严格控制药品在有效期内使用。

十一、调配处方时,应严格执行四查十对,确保发出药品的准确无误。对处方所列药品,不得擅自更改或者代用。对有配伍禁忌、超剂量的处方,药学专业技术人员应拒绝调配。必要时,经处方医师更正或重新签字或电子确认后,方可调配。

十二、中药饮片配方应做到计量准确,中药饮片质量符合炮制规范。中药饮片装斗前应进行质量复核,不得错斗、串斗,不同批号不应混放。

十三、在无法采购到合适包装的情况下,仅对质量稳定的药品进行分装。药品分装使用工具和包装袋应清洁卫生、符合药品包装材料要求,拆零药品的批号做到批批清,不能混批分装。

十四、发现不合格药品应存放在不合格品区;不合格药品的确认、报损、销毁按《不合格药品管理制度》执行。

十五、麻醉、精神药品严格按相关法律法规及《麻醉、精神药品管理制度》执行。

十六、调剂部门负责人定期深入临床,检查药品的质量,做好记录,协助护理人员做好药品管理工作。

十七、药库负责人应定期对临床科室进行访问,以征询使用者和临床医护人员对药品质量的意见,做好记录,上报科药品质量管理小组。若发现药品质量问题应立即停止使用并通知临床,并由药库采购员或负责人立即通知生产商或销售商。

十八、药学部各部门负责人每工作日做好温、湿度的监测和管理,若温、湿度超出规定范围,应及时采取调控措施,并予以记录。每年定期对计量用具、仪器设备进行检查、检定。

十九、临床药学室负责对医院使用的药品所发生的不良反应进行收集、分析、报告、评价,并应采取有效措施减少和防止药品不良反应的重复发生。

二十、药学部工作人员每年进行健康检查并建立档案;患有传染病、精神病等可能污染药品或导致药品发生差错的人员,不得从事直接接触药品内包装的工作。

二十一、相关文件和记录

《各级人员岗位职责》

《药品采购工作制度》

《设备管理制度》

《药品入库验收制度》

《药品出库复核制度》

《人员健康体检制度》

《药品保管养护制度》

《饮片入库验收制度》

《药品召回制度》

《饮片贮存养护制度》

《麻醉药品、精神药品和医疗用毒性药品使用管理制度》

《效期药品管理制度》

《危险化学品安全管理制度》

《首营企业和首营品种审核制度》

《不合格药品管理制度》

《药品质量管理制度执行的记录和凭证管理制度》

附：药品质量信息分类

1. 药品法规质量信息：国家药品政策法规及有关规定的相关文件。

2. 药品监督质量信息：市区药监局及药检所质量监督抽查的情况通报、公告及检验报告书。

3. 药品不良反应信息：国家、市级不良反应检测中心发布的信息。

4. 外部质量信息：供货单位有关质量动态和市场信息。

5. 内部质量信息：药库、门急诊、病房、输液中心等药品管理过程中有关药品质量的信息。

6. 服务质量信息：药品使用者、临床科室等对药品的查询、投诉、建议等记录。

药品有效期管理制度和处理流程

建立药品效期管理制度,规范药品效期管理行为,提高管理水平,降低药品损耗,为患者提供安全有效的药品。

药品的有效期是指药品在规定的储存条件下能保持其质量的期限;距有效期不大于 6 个月的药品为近效期药品,有特殊规定的除外。药品效期管理流程(见图 4)。

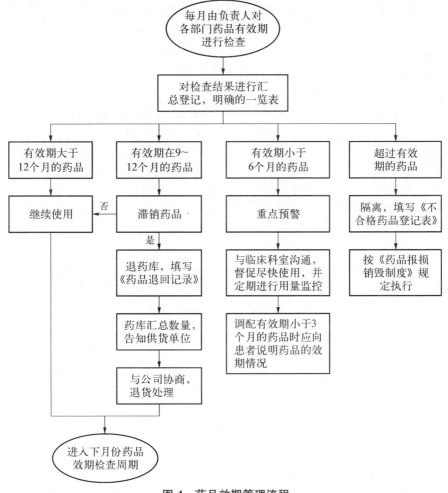

图 4　药品效期管理流程

一、科内效期药品管理

（一）科内各级工作人员必须根据《中华人民共和国药品管理法》第四十九条规定，严格执行已过效期的药品不准再出库、再使用的规定。

（二）药品效期管理纳入计算机系统管理，做好计算机效期预警工作。库内设立效期药品示意牌，并置于明显位置，实施色标管理。

（三）药品采购原则上控制有效期在 6 个月以上，小于 3 个月有效期的药品原则上不进入调剂部门，如有特殊需要应设置"首先使用"的提示牌。

（四）在库储存药品中同品种不同批号的药品，应按效期远近依次存放；药品的发放、使用应严格掌握"先产先出""近期先用"的原则。

（五）各部门负责人每月检查、核对、汇总库存药品效期，对有效期在 1 年内药品应有明确的一览表；凡须退回药库药品有效期应控制在 9 个月以上（特殊情况除外）并填写《药品退回记录》；对近期药品应设置"首先使用"的提示牌，各部门负责人须及时向相关临床科室催销，加快内部调剂使用，避免药品失效。

（六）调剂人员在药品调剂、发放、补充工作中应查看药品的有效期，发现近期药品和已过有效期的药品，应立即向部门负责人报告。调配有效期小于 3 个月的药品时应向患者说明药品的有效期，叮嘱及时服用，不要超效期保存。

（七）药品在有效期内发生变质（如沉淀、变色、潮解）应停止使用查明原因，上报科主任。

（八）发现在库储存的药品超过有效期的，应立即隔离，填写《不合格药品登记表》后，按《药品报损销毁制度》规定执行。

（九）原始记录由各部门负责人负责建档保存，保存期 3 年。

二、各临床科室效期药品管理

（一）各临床科室基数药品由护士长指定专人专柜保管，基数药品的品种和数量与药学部调剂部门负责人商定，清单一式两联，临床科室和药学部分别存档。基数药品如需要更改调整时，需双方负责人同时签字。麻醉药品应根据临床的需要适当存放，需备用麻醉药品的临床科室应填写申请，并由护理部主任、护士长签字后药学部备案。

（二）各临床科室对科内基数药品进行定期检查，发现有效期在 6～8 个月内药品及时填写《药品退回记录表》并交药学部更换。

（三）各临床科室发现失效药品应立即隔离，做好过期药品登记，并将失效药品和《药品报损审批表》交药学部处理，药学部对失效药品按《药品报损销毁制度》执行，药品报损金额由临床科室承担。

（四）药学部每月对临床科室备用药品的管理和使用进行检查，发现失效药品应立即处理,并记录在《临床/医技科室备用药品质量检查表》中。

（五）药学部根据临床反馈信息及检查记录,定期总结各临床药品管理情况。

三、相关文件和表单

《药品退回记录》

《有效期药品催销表》

《药品报损审批表》

《药品报损销毁制度》

《不合格药品登记表》

《临床/医技科室备用药品质量检查表》

药品存储管理

为保证对药品仓库实行科学、规范的管理，正确、合理地储存药品，保证药品储存质量，根据《药品管理法》《药品经营质量管理规范》等法律、法规，特制订本制度。

一、药品库按需配备符合规定要求的底垫、货架等储存设施，按照安全、方便、节约、高效的原则，正确选择仓位，合理使用仓容，药品堆垛距离适当，堆码规范、合理、整齐、牢固。

二、根据药物性质和贮存量配置温、湿度控制系统。设置温湿度条件适宜的恒温库。常温库温度在 0～30℃，阴凉库温度不超过 20℃，冷库温度在 2～10℃，各库房相对湿度应控制在 35%～75%。根据药品储存条件要求，应将药品分别存放于常温库、阴凉库、冷库。对有特殊温湿度储存条件要求的药品，应设定相应的库房温湿度条件，保证药品的储存质量。

三、根据季节、气候变化，做好温湿度调控工作，医院供应链管理（Supply、Processing、Distribution，简称 SPD）应保证每日上下午各 1 次观测并记录"温湿度记录表"，并根据药品的性质及时调节温湿度，确保药品储存安全。

四、库存药品实行药品的效期储存管理，按药品批号及效期远近依序存放，先进先用、近期先用，对近失效期的药品设立有效期表，对过期、不适用药品及时妥善处理，有控制措施和记录。

五、对过期、不适用药品采取控制措施

1. 对于各部门出现的过期药品，及时由药库回收，采购中心联系医药公司，并做退回处理，做好登记；药库监督各部门做好药品合理申领、储存和效期管理，发放药品时，遵循"先进先出""近期先出"的原则，如果两者出现矛盾，应优先遵循"近期先出"的原则。严防出现药品过期现象。

2. 药品采购严格遵照《医院药品采购管理机制》，药品入库严格按照《药品入库验收出库复核管理制度》，及时退回不适用的药品，防止其流入医院。

3. 药品实行分区、分类管理。

（1）药库与药品存放区域远离污染区，温湿度和照明亮度符合有关规定；

（2）中药饮片、"毒、麻、精"药品、易燃易爆、强腐蚀性等危险性药品等按有关规定分别设库，单独贮存；

（3）药品库按规定设置有验收、退药、发药等功能区域；

（4）有高危药品目录，各环节贮存的高危药品设置有统一警示标志；

（5）防腐剂、外用药、消毒剂等药品与内服药、注射剂必须分区储存；

（6）药品名称、外观或外包装相似的药品分开放置，并作明确标示；

（7）实行药品采购、贮存、供应计算机管理，药品库存量及进出量、调剂室库存量及使用量定期盘点、账物相符；

（8）保持库房、货架的清洁卫生，定期进行清理和消毒，有冷藏、避光、通风、防火、防虫、防鼠、防盗设施和措施；

（9）药库管理由药学专业人员负责，科室或病区备用药品应指定专人管理；

（10）SPD应认真、有效、负责地做好相关药品的贮存管理工作，临床药学科工作人员应督促SPD做好相应工作，起到有效监管作用。

六、药品入库验收与出库复核管理制度

1. 根据随货发票或送货单验收，对药品合格证明及其他标示如药品的包装、说明书和外观形状检验合格后再行入库。应索取生产企业的质量检验合格报告书和合格证，或属地药检所的药品检验报告书，进口药品要索取进口药品注册证和口岸检验报告书。验收不合格的，应当拒收入库。发现药品有大的质量问题或是可疑药品的，须及时向上级报告。

2. 在库药品应按"先产先出、近期先出、按批号发货"的原则出库。如"先产先出"与"近期先出"出现矛盾时，应优先遵循"近期先出"的原则。

3. 应对所有进库药品进行查看和核对，若发现有劣质药品或失效药品应及时退货。

4. 根据订货合同，凭随货发票或送货单入库。

5. 进库药品凡无发票或随货同行的送货单，应拒收。

6. 货票同行的进库药品应于验收后1日内，及时入实物账，并打印入库凭证；移仓药品及时移仓入库。

7. 药品验收入库和发放后，凭购药发票和入库凭证，经采购人员、保管人员、药品会计、科主任、采购处处长审签后，交财务部门审核、付款。

8. SPD根据各部门库存情况，定时、及时补充药品。

9. 药品发放时，必须有药学技术人员复核清点，确认无误后在电脑中出库。

10. 药品出库单由各调剂部门核对准确后并审核，由药库打印（一式两份），药库和各调剂部门签字后确认分别保存，作为出库和入库凭据。

11. 药库一般不向其他单位外借药品。抢救患者或其他特殊情况须凭单位介绍信方可借药并及时登记，限期归还，大量药品外借时必须经药学部主任批准后方能借出。

退药管理制度

为了加强医院药品的管理,保证广大患者的用药安全,规范退药行为,根据《中华人民共和国药品管理法》和《医疗机构药事管理暂行规定》及有关法规,特制订本制度。

本制度适用于各调剂部门患者退药、药学部各部门之间的退药和药库将购入药品退回供货单位。

一、患者退药

(一)药品作为一种特殊商品,原则上发出药品,概不退换。

(二)退回药品必须是医院药学部发出药品,批号与医院购入药品相符;药品应包装完整、清洁;封口密闭完好且药品在有效期内。

(三)凡属下列情况概不退换

1. 因费用报销原因的。

2. 自己点名开的药。

3. 无原始凭据的。

4. 药品有特殊保存要求的,如低温、冷藏等。

5. 病区药房摆药发出的药品。

6. 毒、麻、精神药品和易制毒药品(患者死亡的按有关规定办理)。

7. 退回药品不符合第(二)条规定的。

(四)下列情况可以退换

1. 经证实确属因用药引起不良反应的。

2. 经证实确属药品存在质量问题的。

3. 经证实确属工作人员发错药品,无论药品情况如何,相关药房予以退换。

4. 经证实确属医生开错药,如没有问清患者病史、过敏史、用药情况等而错开或重复开药;违反药品禁忌证等。

5. 患者住院治疗后,病房诊断与门诊初诊诊断不一致,医生认为药物治疗方案需要改变的。

6. 患者在治疗中死亡的。

7. 患者病情发生变化,需更改用药方案的,或住院期间因病情变化需转科治疗,经会诊需更改用药方案。

（五）门诊患者因以上原因退药，须经临床处方医师开具《医院退款凭证》，经确认签字后方可到原发药部门进行退药。具体流程见图5。

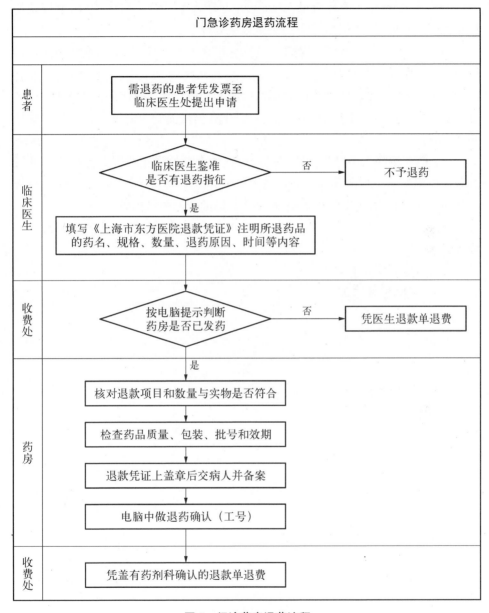

图5 门诊药房退药流程

注：已收费但药房尚未发的药品不属于退药范围，药房不予处理。如患者要求退清全部药费用，经医生同意后患者可直接到收费处办理相关的退费手续；如患者仅要求退清部分药品费用，医生应另开正确处方，收费处先办理相关的退费后再办理收费手续。

（六）药学部各药房设专人办理退药手续,经过相关确认后按退药流程执行。

（七）退回药品能确认质量无问题的,办理入库手续后再应用;不能确认质量状况的,办理入库手续后按有关规定报废处理。

（八）不属于上述各种情况的不能劝阻的退药事宜,由药学部主任和医务科或门诊办公室领导协商处理。

二、药学部各部门之间的退药指各部门从药库请领的药品退回药库,及各部门之间调拨的药品退回原调拨部门;按《不合格药品管理制度》《药品效期管理制度》执行。

三、药库将购入药品退回供货单位包括在库存储滞销或因药品价格等非质量原因退回供货单位的药品以及供货单位通知退回的非假劣药品。采购员负责与药品供货单位协商退换货事宜,质量不合格的药品不得退货。

四、病区多余剩余药品按《病房不需要使用的药品定期办理退药的管理规定》执行。

五、相关文件和表单

《××医院退款凭证》

病房不需要使用的药品定期
办理退药的管理规定

为加强医院病房药品管理,保障临床用药安全,避免药品过期失效和药品不必要的浪费,制订本制度。

一、退药

(一)住院患者如因病情变化、医嘱调整、转科、转院、死亡等特殊情况,不再使用医院药学部供应的某种药品,或患者使用过程中发生相关不良反应,不能继续使用该药品时,科室可到住院药房办理退药手续。

(二)退回的药物要求包装完好、无污染,已拆封或标签脱落、包装破损、变形污染的药品不得退回。

(三)拆零的口服药一律不退。

(四)退回的药物必须与工作站内退药信息相符。住院药房收到符合要求的退药后必须及时确认临床科室的退药申请。

(五)退药工作应做好相关的记录。

二、回收

(一)临床科室每月固定时间对科室备用药品进行自查清理,若有剩余药品应及时交回住院药房进行回收,以防药品过期浪费或流失。

(二)回收的药物要求包装完好、无污染,已拆封或标签脱落、包装破损、变形污染的药品、有效期小于6个月的药品不得回收。

(三)回收工作在住院药房进行,所有退回药品均必须是医院采购的药品,由住院药房工作人员对药品进行双人验收,合格后方可重新入库,并做好交接记录。

(四)验收中发现不合格药品应存放于不合格药品区,明显标识,并及时做好销毁处理记录。

(五)退回记录应完整、准确、规范、签名齐全,妥善保管。

(六)住院药房负责人应及时将病房回收药品情况向药学部主任汇报。

三、相关文件和表单

《病房不需要使用的药品退药登记表》

药品临床使用管理总则

临床用药是使用药物进行预防、诊断和治疗疾病的医疗过程,临床用药管理的最终目的是合理用药。临床医师、药师、护师等专业技术人员应当遵循安全、有效、经济的原则加强协作,知识互补,共同为患者用药的安全性负责。医院根据国家规定的"基本药品目录""国家基本医疗保险药品目录"制订医院"处方集"和"医院药品供应目录"。药学部在"医院药品供应目录"内组织有效的供应。

一、医院制订处方权限制相关的规定

(一)抗菌药物处方权限。

(二)麻醉药处方权限。

(三)"医院药品供应目录"外药品处方权限和审批办法。

二、使用自费药品或乙类药品,以及扩展用药须经患者或家属签字同意。在临床诊疗中医生要制订合理用药方案,超出药品使用说明范围的用药,必须在药事管理委员会备案。

三、医院制订确认处方权的程序与规定。医院药房设有处方权签字留样,药学人员须在核对处方签字后方可发药。

四、医院制订药物治疗医嘱书写规范与查对制度。医师、护士、药师应知晓这些规范与管理流程,并能得到切实地执行。

五、为确保需要时得到急诊用药,加强病区药品的管理,医院应制订病区急救、备用基数药品管理制度,药学部与护理部负责监管。

(一)各病区急救、备用基数药品的种类和数量,由医疗、护理、药学相关人员根据临床需要协商确定。

(二)各病区常备药品表经病区护士长签字确认后,送药学部备案。

(三)病区药品管理人员应定期(每月)查看病区所备有效期药品,在有效期9个月前返回病区药房调换新批号。

(四)药学部应有临床科室在夜间、节假日应急药品供应的途径。

六、用药错误监测报告制度

建立一套程序来确定和报告用药错误。该程序包括定义、用标准格式进行登记、报告和分析。目的是通过了解院内外发生的用药错误类型来预防用药错误,改进用药环节和培训员工有序工作。重要的是要从制度上、管理上查找原因,在于总结经验、吸取教训。定期对员工进行培训,药师、医师、护师也要参与培训。

七、建立药品召回制度

药品召回是指当发生、发现或高度怀疑药品质量与药事工作质量的问题、事件可能影响患者安全与诊疗质量时,按照既定的原则、程序和方法,收回药品。召回的药品由药库专人妥善保管,不得再流入药房。

八、实施用药动态分析制度

药学部按照规定,每月定期向医院药事委员会提交医院药品消耗及用药结构情况,从数量和金额两方面进行统计分析,及时发现及报告药品使用中的异常流向,供院领导决策。

九、严格监督考核,把合理用药与药事服务作为考核医师与药师的重要标准。

《处方管理办法》实施细则

第一章　总　则

第一条　为规范医院处方管理,提高处方质量,促进合理用药,保障医疗安全,根据《执业医师法》《药品管理法》《医疗机构管理条例》《麻醉药品和精神药品管理条例》《处方管理办法》等有关法律、法规,结合医院实际,制订本实施办法。

第二条　本实施办法适用于医院与处方开具、调剂、保管相关的医务人员。

第三条　本办法所称处方,是指由注册的执业医师在诊疗活动中为患者开具的、由取得药学专业技术职务任职资格的药学专业技术人员(以下简称药师)审核、调配、核对,并作为患者用药凭证的医疗文书。处方包括病区用药医嘱单,病区患者用药要由药师审核把关。

第四条　医师处方和药学专业技术人员调剂处方应当遵循安全、有效、经济的原则,并注意保护患者的隐私权。

第二章　处方书写基本规范

第五条　医师应当根据医疗、预防、保健需要,按照诊疗规范、按药品说明书中的药品适应证、药理作用、用法、用量、禁忌、不良反应和注意事项等开具处方。

第六条　处方必须字迹清楚,不得涂改。如需修改,应当在修改处签名并注明修改日期。

医师利用计算机开具、传递普通处方时,应当同时打印出纸质处方,其格式与手写处方一致;打印的纸质处方经签名并加盖处方章后有效。

每张处方限于一名患者的用药。

第七条　患者一般情况、临床诊断填写清晰、完整,并与病历记载相一致。年龄应当填写实足年龄,新生儿、婴幼儿生日、月龄,必要时要注明体重。

第八条　医师开具处方应当使用经药品监督管理部门批准并公布的药品通用名称、新活性化合物的专利药品名称和复方制剂药品名称。药品习惯名称卫生部尚未公布的,待公布后方可开具处方。

药品名称应当使用规范的中文药品通用名称书写，不得使用商品名称。没有中文名称的可以使用规范的英文名称书写；医师、药师均不得自行编制药品缩写名称或者使用代号；书写药品名称、剂型、剂量、规格、用法、用量要准确规范，药品用法可用规范的中文、英文、拉丁文或者缩写体书写，但不得使用"遵医嘱""自用"等含糊不清字句。

第九条　西药和中成药可以分别开具处方，也可以开具同一张处方，中药饮片应当单独开具处方。开具西药、中成药处方，每一种药品应当另起一行，每张处方不得超过5种药品。

中药饮片处方的书写，一般应当按照"君、臣、佐、使"的顺序排列；调剂、煎煮的特殊要求注明在药品右上方，并加括号，如布包、先煎、后下等；对饮片的产地、炮制有特殊要求的，应当在药品名称之前写明。

第十条　药品剂量与数量用阿拉伯数字书写。剂量应当使用法定剂量单位：重量以克(g)、毫克(mg)、微克(μg)、纳克(ng)为单位；容量以升(L)、毫升(mL)为单位；国际单位(IU)、单位(U)；中药饮片以克(g)为单位。

片剂、丸剂、胶囊剂、颗粒剂分别以片、丸、粒、袋为单位；溶液剂以支、瓶为单位；软膏及乳膏剂以支、盒为单位；注射剂以支、瓶为单位，应当注明含量；中药饮片以剂为单位。

药品用法用量应当按照药品说明书规定的常规用法用量使用，特殊情况需要超剂量使用时，应当注明原因并再次签名。

第十一条　除特殊情况外，应当注明临床诊断。

第十二条　开具处方后的空白处画一斜线以示处方完毕。

第十三条　处方一般不得超过7日用量；急诊处方一般不得超过3日用量；对于某些慢性病、老年病或特殊情况，处方用量可适当延长，但医师应当注明理由。处方开具当日有效。特殊情况下需延长有效期的，由开具处方的医师注明有效期限，但有效期最长不得超过3天。

第三章　特殊药品的开具及管理

第十四条　麻醉药品和精神药品处方

医师应当按照卫生部制定的麻醉药品和精神药品临床应用指导原则，开具麻醉药品、第一类精神药品处方。

（一）门（急）诊癌症疼痛患者和中、重度慢性疼痛患者需长期使用麻醉药品和第一类精神药品的，首诊医师应当亲自诊查患者，填写疼痛专用病历，并要求患者签署《知情同意书》。

疼痛专用病历中应当留存下列材料复印件。

1. 二级以上医院开具的诊断证明；

2. 患者户籍簿、身份证或者其他相关有效身份证明文件(军官证、士兵证、护照)；

3. 为患者代办人员身份证明文件。

(二)为门(急)诊患者开具的麻醉药品注射剂，每张处方为一次常用量；控缓释制剂，每张处方不得超过 7 日常用量；其他剂型，每张处方不得超过 3 日常用量。

第一类精神药品注射剂，每张处方为一次常用量；控缓释制剂，每张处方不得超过 7 日常用量；其他剂型，每张处方不得超过 3 日常用量。哌甲酯用于治疗儿童多动症时，每张处方不得超过 15 日常用量。

第二类精神药品一般每张处方不得超过 7 日常用量；对于慢性病或某些特殊情况的患者，处方用量可以适当延长，医师应当注明理由。

为门(急)诊癌症疼痛患者和中、重度慢性疼痛患者开具的麻醉药品、第一类精神药品注射剂，每张处方不得超过 3 日常用量；控缓释制剂，每张处方不得超过 15 日常用量；其他剂型，每张处方不得超过 7 日常用量。

门急诊医师应当要求长期使用麻醉药品和第一类精神药品的门(急)诊癌症患者和中、重度慢性疼痛患者，每 3 个月复诊或者随诊一次。

(三)为住院患者开具的麻醉药品和第一类精神药品处方应当逐日开具，每张处方为 1 日常用量。

(四)对于需要特别加强管制的麻醉药品，盐酸二氢埃托啡处方为一次常用量，仅限于二级以上医院内使用；盐酸哌替啶处方为一次常用量，仅限于医院内使用。

第十五条 医疗用毒性药品处方

医疗用毒性药品(以下简称毒性药品)，系指毒性剧烈、治疗剂量与中毒剂量相近，使用不当会致人中毒或死亡的药品。医疗用毒性药品的处方用量应当严格按照《医疗用毒性药品管理办法》等有关法律、法规和规章的规定执行。

毒性药品每次处方剂量不得超过 2 日极量。调配处方时，必须认真负责，计量准确，按医嘱注明要求，并由具有药师以上技术职称的调剂及复核人员签名盖章后方可发出。对处方未注明"生用"的毒性中药，应当附炮制品。如发现处方有疑问时，须经原处方医生重新审定后再行调配。处方 1 次有效，取药后处方保存 2 年备查。

附：毒性药品管理品种

1. 毒性中药品种

砒石（红砒、白砒）　砒霜　水银　生马前子　生川乌　生草乌　生白附子　生附子　生半夏　生南星　生巴豆　斑蝥　青娘虫　红娘虫　生甘遂　生狼毒　生藤黄　生千金子　生天仙子　闹阳花　雪上一枝蒿　红升丹　白降丹　蟾酥　洋金花　红粉　轻粉　雄黄

2. 西药毒药品种

去乙酰毛花苷丙　阿托品　洋地黄毒苷　氢溴酸后马托品　三氧化二砷　毛果芸香碱　升汞　水杨酸毒扁豆碱　亚砷酸钾　氢溴酸东莨菪碱　士的宁

第十六条　放射药品处方

放射性药品是指用于临床诊断或者治疗的放射性核素制剂或者其标记药物。放射性药品的处方用量应当严格按照《放射性药品管理办法》等有关法律、法规和规章的规定执行。

经核医学技术培训的技术人员具有使用放射性药品的权利，非核医学专业技术人员未经培训，不得从事放射性药品使用工作。其余同一般处方。

第四章　处方审核、调剂、发放与保管

第十七条　取得药学专业技术职务任职资格的药师及以上专业技术职务人员经药学部考核确认取得处方调剂资格后方可从事处方调剂工作，负责处方审核、评估、核对、发药以及安全用药指导。药士从事处方调配工作。药学部设立药师资格档案，药师的调剂处方权由药学部组织审核合格后报主管院领导批准，药师签名或者专用签章式样应报医务部备案。

未取得药学专业技术职务任职资格的人员不得从事处方调剂工作。

药师应当凭医师处方调剂处方药品，非经医师处方不得调剂。

第十八条　药师应当按照操作规程调剂处方药品：认真审核处方，准确调配药品，正确书写药袋或粘贴标签，注明患者姓名和药品名称、用法、用量，包装；向患者交付药品时，按照药品说明书或者处方用法，进行用药交代与指导，包括每种药品的用法、用量、注意事项等。

药师调剂处方时必须做到"四查十对"：查处方，对科别、姓名、年龄；查药品，对药名、剂型、规格、数量；查配伍禁忌，对药品性状、用法用量；查用药合理性，对临床诊断。应当认真逐项检查处方前记、正文和后记书写是否清晰、完整，并确认处方的合法性。

第十九条　利用计算机开具、传递的普通处方，药师核发药品时，应当核对打印的纸质处方，无误后发给药品，并将打印的纸质处方与计算机传递处方同时

收存备查。

第二十条　药师应当对处方用药适宜性进行审核,审核内容包括:

(一)规定必须做皮试的药品,处方医师是否注明过敏试验及结果的判定;

(二)处方用药与临床诊断的相符性;

(三)剂量、用法的正确性;

(四)选用剂型与给药途径的合理性;

(五)是否有重复给药现象;

(六)是否有潜在临床意义的药物相互作用和配伍禁忌;

(七)其他用药不适宜情况。

第二十一条　药师审核处方,认为用药不适宜时,应当告知处方医师,请其确认或者重新开具处方。药师发现严重不合理用药或者用药错误,应当拒绝调剂,及时告知处方医师,并应当记录,及时向药学部主任报告。药师对于不规范处方或者不能判定其合法性的处方,不得调剂。

第二十二条　药师在完成处方调剂后,应当在处方上签名或者加盖专用签章。药师应当对麻醉药品和第一类精神药品处方按年月日逐日编制顺序号,格式为:年月日-□□□。例:2007年5月8日第10张麻醉药品处方的编号为070508－010。其他处方统一编号或按类别分别编号。

第二十三条　处方由药学部统一保管。普通处方、急诊处方、儿科处方保存期限为1年,医疗用毒性药品、第二类精神药品处方保存期限为2年,麻醉药品和第一类精神药品处方保存期限为3年。处方保存期满后,药学部整理登记备案,报主管院领导批准后,方可销毁。

第二十四条　药学部应当按照经药品监督管理部门批准并公布的药品通用名称购进药品。同一通用名称药品不细分规格和剂型,不分制剂和对药效无影响的盐根、酸根,注射剂型和口服剂型各不得超过2种,处方组成类同的复方制剂1~2种。

因特殊诊疗需要使用其他剂型和剂量规格药品的情况除外,如小儿用药、输液等可根据实际情况特殊选择,但一定要有科学的临床依据,须由临床科室提出申请,并经药事委员会讨论通过后列入处方集和医院基本用药供应目录,要保存完整记录备查。

不同厂家的药品在处方上如何区别由各医疗机构自行制定。

第二十五条　药学部根据医院性质、功能、任务制定"处方集"。每个药品的项目信息叙述简练,医师、药师人手一册,内容应包括药品通用名、规格、适应证、用法、用量等。

医院通过电子大屏幕滚动播出、电脑查询、公告栏等形式将医院基本用药供应目录内同类药品相关信息告知患者。

第二十六条　药学部根据麻醉药品和精神药品处方开具情况,按照麻醉药品和精神药品品种、规格对其消耗量进行专册登记,专册保存期限为3年。

第五章　其　他

第二十七条　除麻醉药品、精神药品、医疗用毒性药品和儿科处方外,不得限制门诊就诊人员持处方到药品零售企业购药。

第二十八条　医务部及药学部按照有关规定,对医院执业医师和药师进行麻醉药品和精神药品使用知识和规范化管理的培训。执业医师经考核合格后取得麻醉药品和第一类精神药品的处方权,药师经考核合格后取得麻醉药品和第一类精神药品调剂资格。

医师取得麻醉药品和第一类精神药品处方权后,方可在医院开具麻醉药品和第一类精神药品处方,但不得为自己开具该类药品处方。药师取得麻醉药品和第一类精神药品调剂资格后,方可在医院调剂麻醉药品和第一类精神药品。

第二十九条　药学部负责对处方实施动态监测及超常预警,登记并通报不合理处方,对不合理用药及时予以干预;并定期开展处方点评。

第三十条　医务部、门诊办公室、感染控制科、药学部定期对处方书写及合理用药情况进行检查,对出现超常处方3次以上且无正当理由的医师提出警告,限制其处方权;限制处方权后,仍连续2次以上出现超常处方且无正当理由的,取消其处方权。

附:处方标准

一、处方内容

1. 前记:包括医疗机构名称、费别、患者姓名、性别、年龄、门诊或住院病历号,科别或病区和床位号、临床诊断、开具日期等。可添列特殊要求的项目。

麻醉药品和第一类精神药品处方还应当包括患者身份证明编号,代办人姓名、身份证明编号。

2. 正文:以 Rp 或 R(拉丁文 Recipe"请取"的缩写)标示,分列药品名称、剂型、规格、数量、用法用量。

3. 后记:医师签名或者加盖专用签章,药品金额以及审核、调配,核对、发药药师签名或者加盖专用签章。

二、处方大小及颜色

1. 手写处方纸张大小为 130×193 mm,打印处方纸张大小可根据打印机型号适当进行调整。

2. 普通处方的印刷为白色纸黑字。

3. 急诊处方印刷淡黄色纸黑字，右上角标注"急诊"。

4. 儿科处方印刷为淡绿色纸黑字，右上角标注"儿科"。儿科急诊使用儿科处方笺并在儿科处方笺右上角空白处加盖红色"急诊"图章。

5. 麻醉药品和第一类精神药品处方印刷为淡红色纸黑字，右上角标注"麻、精一"。

6. 第二类精神药品处方印刷为白色纸绿字，右上角标注"精二"。

7. 中药饮片处方印刷为白色纸黑字。开具毒性中药饮片使用中药处方笺并在中药饮片处方笺右上角空白处加盖红色"毒"印章。

处方权管理制度

一、为保障医疗安全,进一步加强处方管理,根据卫生部 2007 年 2 月 14 日发布的《处方管理办法》,结合医院实际,制订本管理制度。

二、医师处方权管理部门:医务部、备案部门、门诊办公室、药学部、财务部。

三、临床各级医师的处方权由医务部审查批准;返聘医师的处方权,由人力资源部提出,医务部批准。部分医技科室医师的处方权由医务部限定其使用范围,通知药学部。医师的签字及印模要留样于医务部、药学部和财务部,各药房凭此配发药品。

四、有处方权的医务人员,不得为自己或直系亲属开具处方。不开"超量方""人情方""四同方(同一日、同患者、同药品、同医师)"。

五、开出的处方限当日生效。过期处方需经医师重新签字确认后方可取药。原则上处方不得随意修改。如需修改,一张处方修改不得超过一处,医师须在修改处加盖印章或签字。超剂量处方,医师必须附加签字,以示负责。

药剂人员不得擅自修改处方,如遇缺药或处方错误等特殊情况需修改处方的,要退经治医师修改确认后才能调配。

六、处方权的获取

(一)医师处方权的授予.

1. 取得医师资格证书,执业地点注册在医院;

2. 医师本人提出申请,科室内进行诊疗常规、合理用药考核。对于考核合格者,由科主任签署意见,由医务部审核并报分管院长批准后,授予处方权。

3. 专用签章由医院统一刻制,以医师工号为专用章编号。

4. 医师本人应认真填写签名留样卡,该签名字样留医务部、药学部中西药房备案、门诊办公室。

5. 药学部以医师签字样章为依据来确认处方的真实性。

(二)轮转医师的处方权由本人向医务部提出申请,经考核合格后报分管院长批准,授予处方权。

(三)主治医师以上职称的进修医师需经所在科室对其胜任本专业工作的实际情况进行认定考核后,由科室提出申请,医务部审核并报分管院长批准后,授予病房处方权,但不可用于门急诊诊疗活动。

（四）返聘医师需重新申请，方可开通处方权。外聘专家原则上不予以开放处方权，特殊情况可报分管院长审批后予以开放。

（五）试用期医师、实习医师不具有处方权，其所开具的处方，须经有处方权的带教医师审核、签名及加盖签章后方有效，责任由签名医师负责。处方签名形式为（带教医师名/实习医师名）。

（六）麻醉、精神药品处方权需经培训，并通过上海市统一组织的相关考试合格后，由科室提出申请，医务部审核，分管院长批准后才能有处方权。

七、处方权的取消

退休、调离（包括因各种原因离岗培训）、被责令暂停执业或被注销、吊销执业证书后，其处方权即被取消。

医师暂停执业、被责令离岗培训期间，调离注册机构处方权自行取消。

八、医务部、门办、药学部应建立医师处方权的签名备案档案。

九、未取得处方权的人员及被取消处方权的医师不得开具处方。未取得麻醉药品和第一类精神药品处方资格的医师不得开具麻醉药品和第一类精神药品处方。

处方点评和公示制度

为规范处方,提高处方质量,杜绝大处方,促进合理用药,保障医疗安全,确保临床用药安全、有效、经济、合理,根据《中华人民药品管理法》《处方管理办法》《卫生部办公厅关于抗菌药物临床应用管理有关问题的通知》(卫办医政发〔2009〕38 号)和卫医管发〔2010〕28 号《医院处方点评管理规范(试行)》等有关法律法规的管理要求,结合医院的实际情况,特制订本制度。

一、处方点评是根据相关法规、技术规范,对处方书写的规范性及药物临床使用的适宜性(用药适应证、药物选择、给药途径、用法用量、药物相互作用、配伍禁忌等)进行评价,发现存在或潜在的问题,制订并实施干预和改进措施,促进临床药物合理应用。

二、组织管理

1. 医院处方点评工作在医院药事管理与药物治疗学委员会和医疗质量管理委员会领导下,由医院医疗管理部门和药学部共同组织实施。

2. 医院成立医院药学、临床医学、临床微生物学、医疗管理等多学科专家组成的处方点评专家组,为处方点评工作提供专业技术咨询。

3. 药学部成立处方点评工作小组,负责处方点评的具体工作。

三、处方点评的实施

1. 点评处方的抽取

(1) 采取随机抽样的方法:门急诊处方的抽样率不应少于总处方量的 1‰;病房(区)医嘱单的抽样率(按出院病历数计)不应少于 1%。

(2) 每月金额排名前 300 位的门急诊处方(不包括离休、干保和大病医保处方)。

(3) 每月抽查排名前 10 位抗生素和前 10 位非抗生素品种的处方;检查使用量在前 10 位医生的 10 张处方和 5 份病史。

(4) 其他重点监控品种(主要指血液制品、中药注射剂、肠外营养制剂、辅助治疗药物、激素等),每季度抽取其中用药量大的品种,每种药品抽取 10 张处方和 5 份病史。

2. 处方点评的结果

(1) 处方点评结果分为合理处方和不合理处方(具体标准见卫医管发

〔2010〕28 号《医院处方点评管理规范（试行）》。

（2）有下列情况之一的，判定为超常处方：① 无适应证用药；② 无正当理由开具高价药的；③ 无正当理由超说明书用药的；④ 无正当理由为同一患者同时开具 2 种以上药理作用相同药物的。

四、内部公示制度

1. 每月将"处方点评报告"在医院协同办公平台下的药学服务园地中挂网公示。

2. 对不合格处方或医嘱通过每月质量讲评会进行通报。

五、点评结果的干预与持续改进

1. 处方点评工作应坚持科学、公正、务实的原则，有完整、准确的书面记录，并通报临床科室和当事人。

2. 处方点评小组在处方点评工作过程中发现不合理处方，应当及时通知医疗管理部门和药学部门。

3. 药学部会同医疗管理部门对处方点评小组提交的点评结果进行审核，定期公布处方点评结果，通报不合理处方；根据处方点评结果，对医院在药事管理、处方管理和临床用药方面存在的问题，进行汇总和综合分析评价，提出质量改进建议，并向医院药事管理与药物治疗学委员会和医疗质量管理委员会报告；发现可能造成患者损害的，应当及时采取措施，防止损害发生。

4. 医院药事管理委员和医疗质量管理委员会应当根据药学部门会同医疗管理部门提交的质量改进建议，研究制订有针对性的临床用药质量管理和药事管理改进措施，并责成相关部门和科室落实质量改进措施，提高合理用药水平，保证患者用药安全。

5. 医院医疗管理部门将处方点评结果纳入相关科室及其工作人员绩效考核和年度考核指标，建立健全相关的奖惩制度。

6. 药学部对存在严重不合理使用的药品实行控量、限制使用和停止使用等方法进行处罚。

7. 对检查中发现的不合理用药的医师由医务部和门急诊办公室予以处罚。对出现超常处方 3 次以上且无正当理由的医师提出警告，限制其处方权；限制处方权后，仍连续 2 次以上出现超常处方且无正当理由的，取消其处方权；连续多次处方金额排在前位的医师，且存在不合理用药的，对医师进行上述处罚，严重违规的按处方管理办法第四十五条进行处罚；对于一个考核周期内 5 次以上开具不合理处方的医师，应当认定为医师定期考核不合格，令其离岗参加培训；对患者造成严重损害的，由卫生行政部门按照相关法律、法规、规章给予相应处罚。

8. 药学部负责对开具不合理处方的医师进行合理用药的教育培训、批评等。

9. 对点评中存在的不合理处方的其他处罚按照医院合理用药管理办法执行。

六、相关文件和表单

《处方点评工作表》

重点监控药物使用管理制度

一、政策背景

1.《国务院办公厅印发深化医药卫生体制改革 2016 年重点工作任务》(国办发〔2016〕26 号)提出公立医院改革试点城市要列出具体清单,对辅助性、营养性等高价药品不合理使用情况实施重点监控,初步遏制医疗费用不合理增长的势头。

2.《国务院办公厅关于进一步改革完善药品生产流通使用政策的若干意见》(国办发〔2017〕13 号)提出医疗机构要将药品采购使用情况作为院务公开的重要内容,每季度公开药品价格、用量、药占比等信息;落实处方点评、中医药辨证施治等规定,重点监控抗生素、辅助性药品、营养性药品的使用,对不合理用药的处方医生进行公示,并建立约谈制度。

3.《上海市卫生和计划生育委员会关于进一步加强本市医疗机构重点监控药品管理的通知》(2017 - 11 - 15　沪卫计药政〔2017〕8 号)要求药事委员会(组)要加强药物临床应用管理,遵循药品安全、有效、经济、适用原则,梳理分析临床各专业用药情况,建立本单位重点监控药品目录,包括:抗菌药物、中药注射剂、抗肿瘤药物、辅助性药品、营养性药品以及其他价格高、用量大的药品等。对重点监控药品目录实行动态管理,适时调整。

二、医院重点监控药品目录制定原则

医院完善重点药品监控预警管理制度,动态调整监控目录,重点监控抗生素,辅助性药品、营养性药品,对重点监控等药品采购使用情况进行排名通报。建立和完善医院重点监控药品第三方处方点评,不合理用药处方医师公示和约谈制度,逐步实现由机构监管延伸至人员监管。

三、规范重点监控药品使用的措施

由药学部、医务处等部门定期组织医务人员认真学习重点监控药品管理的相关规定,加强对重点监控药品管理的宣传和培训,强化医务人员对重点监控药品合理使用的意识。

建立和完善重点监控药品预警机制,每月对采购金额排在前 10 位的监控药品的使用量、使用金额等在医院内网进行公示。

医院处方管理组每季度对重点监控药品进行处方点评,对不合理用药情况进行处理。

1. 对处方点评中第一次出现用药不合理率≥30％的药品，医院购销和使用监督管理组、处方管理组对生产企业和配送企业分别进行书面警告和诫勉谈话；医务处对使用不合理≥30％科室的科主任、治疗组长、当事医师进行书面警告和诫勉谈话，督促整改。

2. 对第二次出现用药不合理率≥30％的科室，限量使用该药品（限量为近3个月月平均使用量的三分之一），限量期限不得少于6个月，同时由分管院长在院行政例会上点名通报相关科室主任、治疗组长和当事医师。

3. 对第三次出现用药不合理率≥30％的科室，对其进行"暂停使用"处理，暂停使用期限不得少于6个月，同时暂停治疗组长和当事医师处方权1个月，并进行药事管理与合理用药相关知识培训，经考核合格后，恢复其处方权；恢复处方权后，跟踪点评再次出现上次情况且无正当理由的，取消治疗组长和当事医师处方权。

4. 重点监控药品的处方点评结果在内网进行公示，由医务处向相关科室主任发放整改通知书，并要求临床科室在收到通知书7个工作日内反馈整改意见，同时进行跟踪点评，持续改进。

5. 重点监控药品的处方点评结果纳入临床科室及处方医师的绩效考核；对连续两次被通报的医务人员，职称评审延缓两年申报。

四、处方点评管理规范实施细则

1. 医院处方管理组下设处方点评专家组和处方点评工作小组。

专家组由医院药学、临床医学、临床微生物学、医疗管理等多学科专家组成，为处方点评工作提供专业技术咨询，并负责处方点评的终评工作；工作小组由具有丰富临床用药经验和合理用药知识、中级以上药学专业技术职务任职资格的药学人员组成，负责处方点评的初评、数据提取与汇总等具体工作。

2. 处方点评工作小组采用随机等间距抽样的方法，采集门急诊处方和住院患者病历，开展合理用药点评。

每个专项处方点评样本量：门急诊处方各不少于100例，住院患者用药医嘱不少于15例，其中住院患者出院带药按门诊处方对待。处方点评工作小组秘书负责有关点评材料的汇总和呈报工作。

3. 处方点评抽样方法。

（1）抽样对象：各临床科室的门急诊处方和住院患者病例。

（2）抽样时间：每月第一天至最后一天。

（3）抽样方法：随机等间距抽样。运用信息化手段进行处方点评条件设定，从HIS系统中选择相应。

4. 处方点评工作小组按照本实施细则的《门急诊处方点评工作表》（见表1）对

门急诊处方进行点评,结果报专家组(其中1名为相关科室专家)终评;住院患者用药点评以患者住院病历为依据,根据《病历用药医嘱单点评工作表》(见表2)进行初评,结果报专家组(其中1名为相关科室专家)终评。终评结果报处方管理组。

表1 门急诊处方点评工作表

登记号	姓名	年龄	科室	主管医生	就诊日期	诊断	基本药物	重点监控药物	抗菌药物	中药注射剂	毒/麻/精	点评结果	点评结果描述

表2 病例用药医嘱单点评工作表

登记号	姓名	年龄	病区	科室	主管医生	入院日期	出院日期	诊断	切口类型	重点监控药品	抗菌药物	中药注射剂	毒/麻/精	点评结果	点评结果描述

5. 处方管理组根据医院药事管理和药物临床应用管理的现状和存在的问题,对特定药物或特定医师、特定科室和特定疾病药物的使用情况进行专项点评,如每月使用金额或使用量排名靠前的抗菌药物或非抗菌药物,中药注射剂及其他中成药、辅助治疗药物,异常使用的药物,用药异常的医师处方,围术期预防用抗菌药物、血液制品,国家与省基本药物、激素,超说明书用药,抗肿瘤药物,省重点监控药物、医保核减药物等。

6. 处方点评工作应坚持科学、公正、务实的原则,有完整、准确的书面记录。

7. 处方点评结果分为合理处方和不合理处方。不合理处方包括不规范处方和用药不适宜处方。

8. 将处方点评结果纳入相关科室及其工作人员绩效考核、年度医德医风和人事考核指标,并与相关药品生产或(和)配送企业的考核挂钩。

9. 处方管理组将点评结果及时告知相关临床科室和当事人,临床科室主任对存在的问题提出整改意见,并书面反馈给处方管理组。点评结果在行政例会和内网公示。

10. 处方管理组根据处方点评结果,对医院在药事管理、处方管理和临床用药方面存在的问题,进行汇总和综合分析,点评结果报医院药事会药品购销和使用监督管理组、医务处等并上报医院主要领导。

优先使用基本药物管理规定

为了进一步规范基本药物的使用管理,保障人民群众基本用药,根据国家卫健委《关于建立国家基本药物制度的实施意见》《国家基本药物目录管理办法》,结合医院实际,制订本规定。

一、医院药事管理与药物治疗学委员会在药品遴选时,优先考虑国家基本药物和上海市补充基本药物的品种,根据医院临床实际情况进行足量配备,供临床优先选用。

二、药学部应保障基本药品的供应,定期公布基本药物的品种、价格,并做好基本药物信息的维护工作。

三、各科临床医师应优先使用基本药物,并以《国家基本药物临床应用指南》和《国家基本药物处方集》为用药依据。

四、医院基本药物使用金额所占药品总金额需符合相关规定,医务部会同相关部门根据临床科室的疾病收治情况,制订每个科室基本药物的使用指标。

五、医务部、药学部应定期对基本药物的使用情况进行监测,每季度向药事管理与药物治疗学委员会通报基本药物的使用情况。

六、医务部定期对基本药物处方和处方调剂指标的执行情况进行跟踪调查、统计分析,公布不合理处方,干预不合理用药行为。

七、对基本药物使用不达标的科室和个人进行通报批评,并进行诫勉谈话,同时结合科室目标管理责任书扣取相应分值。

八、定期组织医师和药师进行优先用药、合理使用基本药物相关知识的培训。

超说明书用药管理规定与程序

为加强医院药事管理,促进药物合理应用,保障用药安全,降低药物治疗风险,根据《中华人民共和国处方管理办法》《医疗机构药事管理规定》《医院处方点评管理规定(试行)》等相关法规,特制订本管理规定(试行)。

一、超说明书用药是指药品使用的适应证、给药途径和剂量不在药品监督管理部门批准的说明书之内。具体含义包括给药剂量、适应人群、适应证或给药途径等与药品说明书不同的用法。

二、超说明书用药临床应用管理分级

参照循证医学中证据的质量分级标准,将医院超说明书用药临床应用管理分为 A、B、C、D 四级。

A 级:符合国家卫生行政部门(或专业学协会)发布的治疗指南、专家共识、处方集等诊疗规范收载的用法。医师可权衡利弊,自行决定是否使用。

B 级:有可靠的文献支持,且文献是以大样本、多中心的循证医学证据为基础的说明书外用法。须经主治及以上职称医师签字同意后方可使用。

C 级:依据的文献仅是单个、样本足量的随机对照试验结果,或者设有对照组但未用随机方法分组研究的超说明书用法。在按照说明书用法药物疗效不佳时,经高级职称医师签字同意后方可使用。

D 级:无对照的系列病例观察或个案报道和临床总结的说明书外用法,原则上禁止使用。仅在突发公共卫生事件,经科主任签字或会诊同意后报医务部审查,并经分管院长审批后方可使用。

三、超说明书用药临床使用原则

在临床药物治疗中,超说明书用药应遵循以下原则:

1. 安全合理原则:

(1) 在不影响患者生活质量或危及健康、生命的情况下,在药品说明书范围内无其他可替代药品时方可使用;

(2) 使用超说明书用药必须充分考虑药品不良反应、禁忌证、注意事项,权衡利弊,保证该用法是最佳方案。

2. 利益优先原则:用药目的必须是为了患者疾病的治疗,而非临床试验或研究。

3. 知情同意原则：保护患者的知情同意权。在使用超说明书用药时，应告知患者治疗步骤、预后及可能出现的危险。所有超说明书用药在使用前必须与患者签署《超说明书用药知情同意书》（附件 1）。

4. 密切关注原则：处方医生及所在科室，必须密切关注和监测药物使用效果，严防不良事件。

四、超说明书用药临床应用管理

1. 临床科室对本科室超说明书用药的情况进行调查，根据临床应用管理分级规定，对超说明书用药使用情况进行分类，评估等级，填写《超说明书用药备案申请表》（附件 2），同时提交相关文献证据报医务部。

2. 超说明书用药备案申请表需由医务部提交药事管理与药物治疗学委员会（以下简称"药事会"），必要时提交伦理委员会药物临床研究伦理组进行讨论。

3. 讨论通过的超说明书用药可在申请科室内按照分级管理原则实施。

4. 药师应当按照药品超说明书用药使用分级管理的规定对处方的合理性进行审核。对不符合规定的用法，药师有权拒绝调配，并及时与处方医师联系，重新开具合理处方。

五、超说明书用药监测和不良反应、不良事件的处理

1. 临床科室对超说明书用药应加强监测。

2. 出现可疑不良反应/事件，应立即停止使用，并采取相应治疗措施；对已经出现明显不良反应/事件的情况，在未找到原因或未得到明确的解决措施之前不得再继续使用。

3. 临床科室应填写药品不良反应/事件报告表（注明为超说明书用药），及时分析原因。对严重的不良反应/事件应立即上报。

4. 对已经发生不良反应/事件的患者应做好沟通和安抚工作，争取取得患者理解，避免医疗纠纷的发生。

5. 每月应对不良反应/事件报告进行汇总和统计并及时分析原因，并上报医务部及国家药品不良反应监测信息系统。

6. 对出现频率较高和有严重不良反应/事件的超说明书用药，应及时向医务部汇报，药事会应对该超说明书用药再行分析和评价，防止不良反应的重复发生。

六、凡违反本规定使用药物，一经查实，追究相应责任，对情节严重导致重大不良事件者，依法追究法律责任。

七、相关文件和表单

《医院超说明书用药知情同意书》

《医院超说明书用药备案和审批申请表》

附件1

医院超说明书用药知情同意书

姓名：　　　　　　　性别：　　　　　　　年龄：

科室：　　　　　　　床位：　　　　　　　住院号：

临床诊断：

涉及超说明书用药的药品(简称"被告知药品")名称：

规格：　　　　　　　　　　　　　　　　剂型：

为了您健康利益的最大化，我们针对您的病情，建议使用药品超说明书用法。为了让您更好地理解本次用药，我们进行如下善意告知：

1. 您的病情，目前临床常规使用的药品疗效不理想。在充分考虑药品不良反应、禁忌证、注意事项并权衡利弊后，我们认为被告知药品的超说明书用法是您目前疾病的可选择治疗方案。

2. 药品超说明书用法是医师、药师所享有的一种国际通行职业权利，也是一种合法的用药行为。

3. 药品超说明书用法不是用于临床试验或科研目的的，否则您有权利拒绝。

4. 您有权要求医师、药师对本知情同意书所载内容进行详细讲解，并有权向其提问，并得到回答。

5. 您已经被告知并理解使用该药品可能发生意外或有如下不良反应，包括且不限于：如果发生医疗意外情况或上述不良反应，医师将按有关诊疗常规积极救治，使您尽快康复。

我声明：经医师、药师告知，我已经充分理解上述内容，同意接受被告知药品的超说明书用法，并接受此种治疗可能发生的医疗风险。

患者或家属(监护人)签名：与患者关系

医师签名：

日期：　　　　年　　月　　日　　时

如果患者为未成年人、患者丧失意识或因各种原因导致思维障碍，由监护人或亲属代签本知情同意书。如果患者曾明确告知同意(或家属要求)对其采取隐瞒病情的保护性医疗措施，由患者书面授权的自然人或(家属)签署本知情同意书。

此同意书一式两份，一份交患者或家属，一份与病历一起存档。

附件2

医院超说明书用药备案和审批申请表

科室 _____ 申报日期 _____

药品名称 _____ 剂型 _____ 规格 _____

拟申请级别

A级 ☐　　　　　　B级 ☐　　　　C级 ☐　　　　D级 ☐

申报具体内容(在"选择"一栏打"√"):

选　择	申报项目	说明书中规定用法	申请内容
	给药人群		
	适应证		
	给药途径		
	剂　量		
	其　他		
科室意见			
药学部意见		医务部意见	
药事管理与药物治疗学委员会意见		伦理委员会意见	

申报科室 _____ 联系人 _____ 联系电话 _____

相关资料:(内容应包括本科室关于申报该用法的有效性和安全性资料、同级医院关于该用法的有效性和安全性资料、该用法相关的询证医学证据。详细资料以附件形式粘贴在此表后)

药品召回管理制度和流程

为确保患者的用药安全,根据《中华人民共和国药品管理法》《中华人民共和国药品管理法实施条例》《国务院关于加强食品等产品安全监督管理的特别规定》和《药品召回管理办法》,特制订本制度。

一、本制度所称药品召回,是指医院药品管理部门按照规定的程序收回在医院各部门和已发放给患者的存在安全隐患的药品。

二、安全隐患,是指由于研发、生产、运输和储存等原因可能使药品具有的危及人体健康和生命安全的不合理危险。

三、有下列情形时实施药品召回:

(一)国家和省市食品药品监督管理部门强制召回的违法药品,包括:

1. 药品的成分、含量与国家药品标准规定不符的;

2. 国家药品监督管理部门规定禁止使用的;

3. 依法必须批准而未经批准生产、进口,或者依法必须检验而未检验即销售的;

4. 所标明的适应证或者功能主治超出规定范围的;

5. 未标明有效期或者更改有效期的;

6. 不注明或者更改生产批号的;

7. 其他不符合国家药品标准规定的。

(二)生产企业和经营企业自愿召回的药品:在有效期内发现产品质量不稳定,可能有质量隐患的药品;由于印刷校对等原因,且生产过程未发现,造成产品包装、标签及说明书不符合国家标准的药品;怀疑无明显疗效、不良反应超过说明书界定范围的药品。

(三)医院确认存在严重安全隐患及其他因素需要召回的药品(如有证据证实药品已被污染、药品分发错误、药品已过期失效、因患者投诉或药品使用过程中被发现并证实为不合格等)。

四、药品召回的级别

(一)一级召回:使用该药品可能引起严重健康危害的;

(二)二级召回:使用该药品可能引起暂时或者可逆的健康危害的;

(三)三级召回:使用该药品一般不会引起健康危害,但由于其他原因需要收回的。

五、召回程序

（一）接收到药品召回通知或存在安全隐患可能的信息，由药学部主任立即组织科室相关部门人员组成临时召回工作小组，负责召回全过程的领导决策和异常情况的处理（见图6）。

（二）药库负责统计并报告某药品的在库数据，然后按要求向调剂部门和病区召回药品，并做好留样处理。

（三）调剂部门按召回等级要求，进一步与患者联系，尽最大的努力召回药品。

（四）召回过程中，药库负责人要及时向科主任报告召回金额、召回数量和异常情况处理等。

（五）召回药品由专人妥善保管于指定场所，并填报药品召回记录。

（六）药库负责人可根据不同情况与医疗卫生行政部门、地方食品药品监督管理部门、质量检验部门、生产商或供应商联系，按程序处理药品。

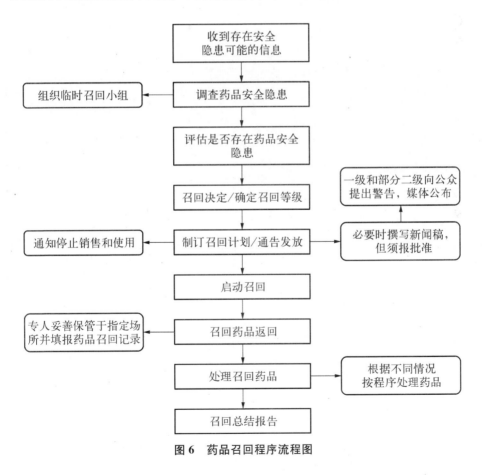

图6　药品召回程序流程图

六、相关文件和表单

《上海市医院召回药品记录单》

上海市医院召回药品记录单

药品名称		生产厂家	
剂　　型		批　　号	
		效　　期	
规　　格		数　　量	
召回药品信息来源：			
召回原因：			
召回药品接收者： 　　　　　　　　　　　　　　　　接收时间：　　年　月　日			
召回药品存放地点： 　　　　　　　　　　　　　　　　存放时间：　　年　月　日			
召回药品处理方式(退货或销毁)：			
医院经办人： 　　　　　　　　　　　　　　　　时间：　　年　月　日			
医药公司名称和经办人： 　　　　　　　　　　　　　　　　时间：　　年　月　日			

用药错误监测报告制度

为减少医院用药错误,确保临床安全使用药物,特制订本制度。

一、用药错误的定义

用药错误是药品在临床应用中出现的、可以防范的用药不当或者发生了对患者损害的事件。它包括:

(一)处方错误

1. 不正确的药物选择:处方存在如违反适应证、禁忌证、重复给药、超药品说明书用法用量、具有潜在临床意义的药物相互作用和配伍禁忌等不合理现象。

2. 处方书写不规范:处方书写未按照《处方管理办法》第二章"处方管理的一般规定"执行。

(二)调配错误

1. 配方错误:错误调配药品品种、规格、剂量、剂量转换、剂型及用药途径。

2. 标示错误:药袋、瓶签等包装上标示的姓名,药品名称、规格、用法、用量错误。

3. 发药错误:未经核对将药发出;发药时交代不清导致患者错误服用;药物给错了患者。

4. 药物配制错误:药品生产时的错误或使用前的配制操作错误,包括错误的药物稀释和混合。

二、用药错误的预防

(一)药师

1. 药师调配时认真执行"四查十对",对处方的适宜性进行审核,特别是超量、禁忌证等情况,将正确的药品发给正确的患者并告知正确的剂量、正确的给药途径、正确的使用时间。

2. 合理摆放药品,对包装相似、读音相似、规格相似和高危的药以及经常出现严重药物治疗错误的药品,用醒目的标识给出特别的警告。

3. 信息系统中安装合理用药监测系统。

4. 当患者提出问题时,药师应耐心听取和解答。

5. 药师发现用药错误或不合理用药,须与医师核对无误后再依照处方调配和发药。

（二）处方医师

1. 医师应当根据医疗、预防、保健需要，按照诊疗常规、药品说明书中的适应证、药理作用、用法用量、禁忌、不良反应和注意事项等选择药物。

2. 医师在开具医嘱和处方时应认真核对病员的姓名、性别、年龄、床号、住院号（门诊号）。抢救患者时，医师下达口头医嘱，执行者须重述一遍。

3. 处方书写按照《处方管理办法》第二章"处方管理的一般规定"执行。药品用法用量应当按照药品说明书规定的常规用法用量使用，特殊情况需要超剂量使用时，应当注明原因并再次签名。

4. 开方医师应尽可能地与患者或患者家属交流，说明处方内容和任何需要预防和观察的情况，包括过敏反应。

（三）护士

1. 护士在执行医嘱时必须落实"四查七对一注意"，即操作前、操作中、操作后、下班前查；查药品质量，不符合要求的药品不得使用；对床号、对姓名、对药名、对剂量、对浓度、对给药时间、对用药方法；注意用药前后患者反应。

2. 给药前注意询问患者有无过敏史；对处方或医嘱有疑义（如有明显的剂量减少的情况），须与医生联系，无误后方可执行。所有处方或医嘱在执行时落实双人核对制度。

3. 所有药物使用要按预定的次序进行。

4. 加强与患者交流，了解患者使用药物的情况，告知注意事项。如果患者拒绝服用某种药，应记录在病历中。

三、用药错误的监测和报告

（一）药师在发现医师处方错误时应填写药事联系单，及时与医师沟通，并将用药错误做好登记。

（二）护士和医师发现药师的调配错误时应及时与药学部门联系，药学部门要做好记录。

（三）药学部门要定期对发生的用药错误进行汇总分析，向医院主管部门汇报并将用药错误反馈给临床医生和药师。

合理用药管理办法

为规范处方,提高处方质量,杜绝大处方,促进合理用药,保障医疗安全,确保临床用药安全、有效、经济、合理,根据《中华人民药品管理法》《处方管理办法》《抗菌药物临床应用指导原则(2015)》等有关法律法规的管理要求,特制订本管理办法。

一、各临床医师必须严格执行国家和上海市有关法律法规。

二、医师应当根据医疗、预防、保健需要,按照诊疗规范、临床诊疗指南、临床路径及药品说明书中的药品适应证、药理作用、用法、用量、禁忌、不良反应和注意事项等开具处方。坚持因病施治,合理用药,不开大处方和不合理处方。

三、开具麻醉药品、精神药品、医疗用毒性药品、放射性药品的处方应当严格遵守有关法律、法规和规章。

四、处方一般不得超过7日用量;急诊处方一般不得超过3日用量;对于某些慢性病、老年病或特殊情况,处方用量可适当延长,但医师应当注明理由。同一处方医师为同一患者在一个工作日内开具的处方按一张处方计算。

五、抗菌药物的使用必须严格按照《卫生部办公厅关于抗菌药物临床应用管理有关问题的通知》(卫办医政发〔2009〕38号)的有关规定执行。

六、每一患者的辅助药物(包括住院患者)原则上控制在一种,口服中成药原则上不得超过2种,中药注射剂原则上控制在1种,并且数量不得超过说明书的规定。超过处方限量导致患者退药者,扣处方医师奖金50元,同时承担全部退药金额;住院患者每发现一例扣经治医师奖金50元。

七、开大处方而未在病历或处方上说明理由,导致患者要求退药者,处方医师扣奖金100元,同时承担全部退药金额。

八、医师在一个工作日内多次为同一患者开具超处方限量药物,承担全部超处方限量金额。

九、药学部门诊药房每月对处方金额前300张的处方(不包括离休、干保和大病医保处方)进行检查,发现不合理用药处方,经医院药事管理与药物治疗学委员会审核后,按处方金额的40%扣除处方医师金额。

十、药学部每月抽查排名前10位抗生素和前10位非抗生素品种,检查使用量排名前10位医生的10张处方和5份病史,对合理性进行检查。对检查中发现的不合理用药,经药事管理与药物治疗学委员会讨论确认后,不合理部分的金额由医师承担。

十一、药学部对存在不合理使用情况严重的药品通过实行控量、限制使用和停止使用等方法进行处罚。

十二、对检查中发现的不合理用药的医师由医务部和门诊办公室予以处罚,处罚结果予以公示。

十三、医院对平均处方金额前10位的医师予以全院通报(不包括离休、干保和大病医保处方);连续多次处方金额排在前位的医师,存在不合理用药的,对医师进行上述处罚,严重违规的按处方管理办法第四十五条进行处罚(对出现超常处方3次以上且无正当理由的医师提出警告,限制其处方权;限制处方权后,仍连续2次以上出现超常处方且无正当理由的,取消其处方权)。

十四、此办法自发文之日起执行。

药品不良反应监测报告制度和程序

为了保证患者用药安全,根据中华人民共和国卫生部令第81号《药品不良反应报告和监测管理办法》,结合医院实际情况,特制订并下发医院药品不良反应监测和报告制度。

一、组织机构：药品不良反应监测管理小组

组长：分管院长

成员：医务部主任、药学部主任、临床和医技科室主任、护理部主任、感控办主任、门急诊办公室主任和科室护士长

秘书：临床药学室负责人

二、组织实施

1. 由分管院长和各科室负责人在内的药品不良反应/事件(医疗器械不良反应/事件)监测领导小组,负责本单位药品不良反应/事件监测工作的组织和实施。

2. 药学部指定1名临床药师,作为药品不良反应监测信息员,负责全院药品不良反应报告的收集整理和报告工作。

3. 各临床和医技科室由医生和护士长各1名组成科室监测员,负责本科室的药品不良反应申报工作。一旦发现可疑药品不良反应,由药品不良反应发现者组织收集有关不良反应的信息,并同时电话通知药学部临床药学室,临床药学室派专人负责填写详细的不良反应/事件报告表,并进行因果关系判断,有疑问者由药品不良反应监测信息员协作判断、分析与填写报告表。若药品不良反应监测信息员难以判断,则需上报药品不良反应领导小组,由专家判断。各科室负责人为本科室药品不良反应的责任人。

4. 医务人员应参加药品不良反应相关知识培训,掌握药物临床合理应用原则,做到合理用药,减少不良反应事件。

5. 药学部和医务部负责全院药品不良反应的培训和宣传工作,对各级人员进行系统培训。培训内容包括：药品不良反应报告的范围、报告程序、因果判断标准和药品不良反应监测的重要性等。

6. 医务部负责对各科室药品不良反应的上报考核,考核结果与各科室绩效考核挂钩,并反馈至临床科室科主任。对上报的经药学部确认的新的、严重的不

良反应进行奖励,每例100元。

三、不良反应报告制度

1. 各科室负责人为本科室药品不良反应的责任人,负责本科室药品不良反应监测工作。一旦发现可疑药品不良反应,应立即指定专人填写药品不良反应报告表,并电话通知药学部临床药学室(见图7)。

2. 新药监测期内的国产药品应当报告该药品的所有不良反应;其他国产药品,报告新的和严重的不良反应。进口药品自首次获准进口之日起5年内,报告该进口药品的所有不良反应;满5年的,报告新的和严重的不良反应。

3. 获知或者发现可能与用药有关的不良反应,应当通过国家药品不良反应监测信息网络报告。

4. 发现或者获知新的、严重的药品不良反应应当在15日内报告,其中死亡病例须立即报告;其他药品不良反应应当在30日内报告。有随访信息的,应当及时报告。

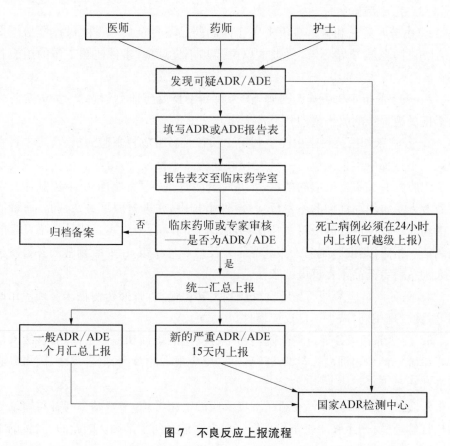

图7　不良反应上报流程

5. 获知或者发现药品群体不良事件后,应当立即通过电话或者传真等方式报所在地的药品监督管理部门、卫生行政部门和药品不良反应监测机构,必要时可以越级报告;同时填写《药品群体不良事件基本信息表》,对每一病例还应当及时填写《药品不良反应/事件报告表》,通过国家药品不良反应监测信息网络报告。

6. 发现药品群体不良事件后应当积极救治患者,迅速开展临床调查,分析事件发生的原因,必要时可采取暂停药品的使用等紧急措施。

四、《药品不良反应报告表》填写要求

1. 使用规范的符号、代号和名称,不得使用缩写、简称和草体签名。

2. 不良反应名称应填写不良反应中最主要的表现。不良反应的表现,要求摘要描述,与可疑不良反应有关的临床检查结果要尽可能明确填写。

3. 如有 2 种怀疑引起不良反应的药物,可同时填上。

药品不良反应/事件报告表

首次报告□　　　跟踪报告□　　　　编码:

报告类型:新的□　严重□　一般□

报告单位类别:医疗机构□经营企业□生产企业□个人□其他□

患者姓名:	性别: 男□女□	出生日期: 　年　月　日 或年龄:	民族:	体重(kg):	联系方式:
原患疾病:	医院名称: 病历号/门诊号:		既往药品不良反应/事件:有□无□不详□ 家族药品不良反应/事件:有□无□不详□		
相关重要信息:吸烟史□　饮酒史□　妊娠期□　肝病史□　肾病史□　过敏史□ 其他□					

药品	批准文号	商品名称	通用名称(含剂型)	生产厂家	生产批号	用法用量(次剂量、途径、日次数)	用药起止时间	用药原因
怀疑药品								
并用药品								

不良反应/事件名称：	不良反应/事件发生时间： 年 月 日

不良反应/事件过程描述（包括症状、体征、临床检验等）及处理情况（可附页）：

不良反应/事件的结果：痊愈□好转□未好转□不详□有后遗症□表现： 死亡□直接死因□：死亡时间： 年 月 日

停药或减量后，反应/事件是否消失或减轻？是□否□不明□未停药或未减量□ 再次使用可疑药品后是否再次出现同样反应/事件？是□否□不明□未再使用□

对原患疾病的影响：不明显□病程延长□病情加重□导致后遗症□导致死亡□

关联性 评价	报告人评价：肯定□很可能□可能□可能无关□待评价□无法评价□签名：
	报告单位评价：肯定□很可能□可能□可能无关□待评价□无法评价□签名：

报告人 信息	联系电话：	职业：医生□药师□护士□ 其他□
	电子邮箱：	签名：

报告单 位信息	单位名称：	联系人：	电话：	报告日期： 年 月 日

生产企 业请填 写信息 来源	医疗机构□ 经营企业□ 个人□ 文献报道□ 上市后研究□ 其他□

备注	

填表说明：

1. 药品不良反应，是指合格药品在正常用法用量下出现的与用药目的无关的有害反应。

2. 严重药品不良反应，是指因使用药品引起以下损害情形之一的反应：

（1）导致死亡；

（2）危及生命；

（3）致癌、致畸、致出生缺陷；

（4）导致显著的或者永久的人体伤残或者器官功能的损伤；

（5）导致住院或者住院时间延长；

（6）导致其他重要医学事件，如不进行治疗可能出现上述所列情况的。

3. 新的药品不良反应：是指药品说明书中未载明的不良反应。说明书中已有描述，但不良反应发生的性质、程度、后果或者频率与说明书描述不一致或者更严重的，按照新的药品不良反应处理。

4. 报告时限

新的、严重的药品不良反应应于发现或者获知之日起 15 日内报告，其中死亡病例须立即报告，其他药品不良反应 30 日内报告。有随访信息的，应当及时报告。

5. 其他说明

怀疑药品：是指患者使用的怀疑与不良反应发生有关的药品。

并用药品：指发生此药品不良反应时除怀疑药品外的患者其他用药情况，包括患者自行购买的药品或中草药等。

用法用量：包括每次用药剂量、给药途径、每日给药次数，例如：5 mg，口服，每日 2 次。

6. 报告的处理

所有的报告将会录入数据库，专业人员会分析药品和不良反应/事件之间的关系。根据药品风险的普遍性或者严重程度，决定是否需要采取相关措施，如在药品说明书中加入警示信息，更新药品如何安全使用的信息等。在极少数情况下，当认为药品的风险大于效益时，药品也会撤市。

药品群体不良事件基本信息表

发生地区：	使用单位：	用药人数：
发生不良事件人数：	严重不良事件人数：	死亡人数：
首例用药日期：　年　月　日		首例发生日期：　年　月　日

怀疑药品	商品名	通用名	生 产 企 业	药品规格	生产批号	批准文号

器械	产品名称	生 产 企 业	生产批号	注册号
	本栏所指器械是与怀疑药品同时使用且可能与群体不良事件相关的注射器、输液器等医疗器械。			

不良事件表现：

群体不良事件过程描述及处理情况(可附页)：

报告单位意见	
报告人信息	电话：　　　　　电子邮箱：　　　　　签名：
报告单位信息	报告单位：　　　　　联系人：　　　　　电话：

报告日期：　年　月　日

输液质量问题和输液严重
不良反应报告制度

为了进一步规范输液的使用管理,保障患者用药安全,根据《药品召回管理办法》《静脉用药集中调配质量管理规范》《上海市药品不良反应报告和监测管理实施办法》,结合医院实际,制订本规定。

一、在医院范围内发生输液质量问题和输液严重不良反应,应立即停止输液或保留静脉道路,改换其他液体和输液器,积极进行临床救治。

二、若怀疑为输液质量问题,应立即上报药学部,对该批号输液药品进行控制,迅速开展临床调查,必要时可采取暂停药品的使用等紧急措施。

三、对疑似输液质量问题引起不良后果的,在患者在场的情况下对现场实物进行封存,封存时双方应当填写《实物封存单》;封存的现场实物由医院保存。需要检验的,应当由双方共同指定的、具有检验资格的检验机构进行检验;双方无法共同指定时,由卫生行政部门指定。同时取相同批号的输液或相应药品送检验机构,由药学部负责跟踪,检查结果及时上报医务科。

四、若不是药品自身质量问题,针对相关药品配伍情况,查阅相关文献,及时反馈临床科室,强化规范操作,并注意环境、人员等清洁卫生,避免重复发生相同事情。

五、一旦发现疑似严重的输液不良反应,按医院《药品不良反应监测和报告制度》执行,并在 15 日内通过国家药品不良反应监测信息网络进行报告(死亡病例须 24 小时内报告)。

六、药学部定期对输液质量和安全问题进行汇总、分析,提出防范措施。

七、相关文件和表单

《实物封存单》

《药品不良反应/事件报告表》

抗菌药物临床应用和管理实施细则

为加强医院抗菌药物管理,根据《抗菌药物临床应用指导原则(2015版)》《上海市〈抗菌药物临床应用指导原则〉实施细则(试行)》、卫办医政发〔2009〕38号文件和《抗菌药物临床应用管理办法》,特更新本实施细则。

抗菌药物的应用涉及临床各科,正确合理应用抗菌药物是提高疗效、降低不良反应发生率以及减少或减缓细菌耐药发生的关键。抗菌药物临床应用是否正确、合理,基于以下两方面:① 有无抗菌药物应用指征;② 选用的品种及给药方案是否正确、合理。

一、抗菌药物治疗性应用基本原则

(一)诊断为细菌性感染者方有指征应用抗菌药物

根据患者的症状、体征、实验室检查或X线、超声等影像学结果,诊断为细菌性感染者方有指征应用抗菌药物;由真菌、结核和非结核分枝杆菌、支原体、衣原体、螺旋体、立克次体及部分原虫等病原微生物所致的感染亦有指征应用抗菌药物。缺乏细菌及上述病原微生物感染的证据,诊断不能成立者以及病毒性感染者,均无应用抗菌药物指征。

(二)尽早查明感染病原,根据病原种类及药物敏感试验结果选用抗菌药物

抗菌药物品种的选用原则上应根据病原菌种类及病原菌对抗菌药物敏感性,即细菌药物敏感试验(以下简称"药敏试验")的结果而定。因此对临床诊断为细菌性感染的患者应在开始抗菌治疗前,及时留取相应合格标本送病原学检测,以尽早明确病原菌和药敏结果,并据此调整抗菌药物治疗方案。

(三)抗菌药物的经验治疗

对于临床诊断为细菌性感染患者,在未获知病原菌药敏结果前,或无法获取培养标本时,可根据患者的感染部位、基础疾病、发病情况、发病场所、先前抗菌药物用药史及其治疗反应等推测可能的病原体,并结合当地细菌耐药性监测数据,先给予抗菌药物经验治疗。待获知病原学检测及药敏结果后,结合先前的治疗反应调整用药方案;对培养结果阴性的患者,应根据经验治疗的效果和患者情况采取进一步诊疗措施。

(四)按照药物的抗菌作用及其体内过程特点选择用药

各种抗菌药物的药效学和人体药动学特点不同,因此各有不同的临床适应

证。临床医师应根据各种抗菌药物的药学特点，按临床适应证正确选用抗菌药物。

（五）综合患者病情、病原菌种类及抗菌药物特点制订抗菌治疗方案

根据病原菌、感染部位、感染严重程度和患者的生理、病理情况制订抗菌治疗方案，包括抗菌药物的选用品种、剂量、给药次数、给药途径、疗程及联合用药等。在制订治疗方案时应遵循下列原则。

1. 品种选择

根据病原菌种类及药敏试验结果，尽可能选择针对性强、窄谱、安全、价格适当的抗菌药物。进行经验治疗者可根据可能的病原菌及耐药状况选用抗菌药物。

2. 给药剂量

按各种抗菌药物的治疗剂量范围给药。治疗重症感染（如血流感染、感染性心内膜炎等）和抗菌药物不易达到的部位的感染（如中枢神经系统感染等），抗菌药物剂量宜较大（治疗剂量范围高限）；而治疗单纯性下尿路感染时，由于多数药物尿药浓度远高于血药浓度，则可应用较小剂量（治疗剂量范围低限）。

3. 给药途径

对于轻、中度感染的大多数患者，应予口服治疗，选取口服吸收良好的抗菌药物品种，不必采用静脉或肌内注射给药。仅在下列情况下可先予以注射给药：① 不能口服或不能耐受口服给药的患者（如吞咽困难者）；② 患者存在可能明显影响口服药物吸收的情况（如呕吐、严重腹泻、胃肠道病变或肠道吸收功能障碍等）；③ 所选药物有合适抗菌谱，但无口服剂型；④ 需在感染组织或体液中迅速达到高药物浓度以达杀菌作用者（如感染性心内膜炎、化脓性脑膜炎等）；⑤ 感染严重、病情进展迅速，需给予紧急治疗的情况（如血流感染、重症肺炎患者等）；⑥ 患者对治疗的依从性差。肌内注射给药时难以使用较大剂量，其吸收也受药动学等诸多因素影响，因此只适用于不能口服给药的轻、中度感染者，不宜用于重症感染者。

接受注射用药的感染患者经初始注射治疗，病情好转并能口服时，应及早转为口服给药。

抗菌药物的局部应用宜尽量避免：皮肤黏膜局部应用抗菌药物后，很少被吸收，在感染部位不能达到有效浓度，反易导致耐药菌产生，因此治疗全身性感染或脏器感染时应避免局部应用抗菌药物。抗菌药物的局部应用只限于以下少数情况：① 全身给药后在感染部位难以达到有效治疗浓度时，加用局

部给药作为辅助治疗(如治疗中枢神经系统感染时某些药物可同时鞘内给药,包裹性厚壁脓肿脓腔内注入抗菌药物等);② 眼科及耳部感染的局部用药等;③ 某些皮肤表层及口腔、阴道等黏膜表面的感染可采用抗菌药物局部应用或外用,但应避免将主要供全身应用的品种作局部用药。局部用药宜采用刺激性小、不易吸收、不易导致耐药性和过敏反应的杀菌剂,青霉素类、头孢菌素类等较易产生过敏反应的药物不可局部应用。氨基糖苷类等耳毒性药不可局部滴耳。

4. 给药次数

为保证药物在体内能发挥最大药效,杀灭感染灶病原菌,应根据药动学和药效学相结合的原则给药。青霉素类、头孢菌素类和其他 β-内酰胺类、红霉素、克林霉素等时间依赖性抗菌药,应 1 日多次给药。氟喹诺酮类等浓度依赖性抗菌药可 1 日给药一次(重症感染者例外)。

5. 疗程

抗菌药物疗程因感染不同而异,一般宜用至体温正常、症状消退后 72～96 小时,有局部病灶者需用药至感染灶控制或完全消散。但血液感染、感染性心内膜炎、化脓性脑膜炎、伤寒、布鲁菌病、骨髓炎、溶血性链球菌咽炎和扁桃体炎、侵袭性真菌病、结核病等需较长的疗程方能彻底治愈。

6. 抗菌药物的联合应用要有明确指征

单一药物可有效治疗的感染不联合用药,仅在下列情况时有指征联合用药。

(1)病原菌尚未查明的严重感染,包括免疫缺陷者的严重感染。

(2)单一抗菌药物不能控制的严重感染,需氧菌及厌氧菌混合感染,2 种或 2 种以上复数菌感染,以及多重耐药菌或泛耐药菌感染。

(3)单一抗菌药物不能有效控制的感染性心内膜炎或血流感染等重症感染。

(4)需长程治疗,但病原菌易对某些抗菌药物产生耐药性的感染,如结核病、某些侵袭性真菌病。

(5)毒性较大的抗菌药物,联合用药时剂量可适当减少,但需有临床资料证明其同样有效。如两性霉素 B 与氟胞嘧啶联合治疗隐球菌脑膜炎时,前者的剂量可适当减少,以减少其毒性反应。联合用药时宜选用具有协同或相加抗菌作用的药物联合,如青霉素类、头孢菌素类或其他 β-内酰胺类与氨基糖苷类联合,两性霉素 B 与氟胞嘧啶联合。联合用药通常采用 2 种药物联合,3 种及 3 种以上药物联合仅适用于个别情况,如结核病的治疗。此外必须注意,联合用药后药物不良反应亦可能增多。

二、抗菌药物的预防应用的基本原则

（一）非手术患者抗菌药物的预防性应用

1. 预防用药目的

预防特定病原菌所致的或特定人群可能发生的感染。

2. 预防用药基本原则

（1）用于尚无细菌感染征象但暴露于致病菌感染的高危人群。

（2）预防用药适应证和抗菌药物选择应基于循证医学证据。

（3）应针对一种或两种最可能的细菌感染进行预防用药，不宜盲目地选用广谱抗菌药或多药联合预防多种细菌多部位感染。

（4）应限于针对某一段特定时间内可能发生的感染，而非任何时间可能发生的感染。

（5）应积极纠正导致感染风险增加的原发疾病或基础状况。可以治愈或纠正者，预防用药价值较大；原发疾病不能治愈或纠正者，药物预防效果有限，应权衡利弊决定是否预防用药。

（6）以下情况原则上不应预防性使用抗菌药物：普通感冒、麻疹、水痘等病毒性疾病；昏迷、休克、中毒、心力衰竭、肿瘤、应用肾上腺皮质激素等患者；留置导尿管、留置深静脉导管以及建立人工气道（包括气管插管或气管切口）患者。

3. 对某些细菌性感染的预防用药指征与方案

在某些细菌性感染的高危人群中，有指征预防性使用抗菌药物，预防对象和推荐预防方案见附录 1。此外，根据国外指南推荐，严重中性粒细胞缺乏（ANC≤$0.1×10^9$/L）持续时间超过 7 天的高危患者和实体器官移植及造血干细胞移植的患者，在某些情况下也可预防性应用抗菌药。但面对患者基础疾病、免疫功能状态、免疫抑制剂等药物治疗史等诸多复杂因素，预防性用药指征及治疗方案需慎重决定。

（二）围术期抗菌药物的预防性应用

1. 预防用药的目的

主要是预防手术部位感染，包括浅表切口感染、深部切口感染和手术所涉及的器官/腔隙感染，但不包括与手术无直接关系的、术后可能发生的其他部位感染。

2. 预防用药原则

围手术期抗菌药物预防用药，应根据手术切口类别、手术创伤程度、手术部位细菌污染机会和程度、可能的污染细菌种类、手术持续时间、感染发生机会和后果严重程度、抗菌药物预防效果的循证医学证据、对细菌耐药性的影响和经济学评估等因素,综合考虑决定是否预防性应用抗菌药物。但抗菌药物的预防性应用并不能代替严格的消毒、灭菌技术和精细的无菌操作,也不能代替术中保温和血糖控制等其他预防措施。

(1) 清洁手术(Ⅰ类切口):手术部位为人体洁净部位,局部无炎症、无损伤,也不涉及呼吸道、消化道、泌尿生殖道等人体与外界相通的器官。手术部位无污染,通常不需预防用抗菌药物。但在下列情况时可考虑预防用药:① 手术范围大、手术时间长、污染机会增加;② 手术涉及重要脏器,一旦发生感染将造成严重后果者,如头颅手术、心脏手术等;③ 异物植入手术,如人工心瓣膜植入、永久性心脏起搏器放置、人工关节置换等;④ 有感染高危因素如高龄、糖尿病、免疫功能低下(尤其是接受器官移植者)、营养不良等患者。

(2) 清洁-污染手术(Ⅱ类切口):手术部位存在大量人体寄殖菌群,手术时可能污染手术部位引致感染,故此类手术通常需要预防用抗菌药物。

(3) 污染手术(Ⅲ类切口):已造成手术部位严重污染的手术。此类手术需要预防用抗菌药物。

(4) 污秽-感染手术(Ⅳ类切口):在手术前即已开始治疗性应用抗菌药物,术中、术后继续,此类不属于预防应用范畴。

表3　手术切口类别

切口类别	定　　义
Ⅰ类切口(清洁手术)	手术不涉及炎症区,不涉及呼吸道、消化道、泌尿生殖道等人体与外界相通的器官
Ⅱ类切口(清洁-污染手术)	上、下呼吸道,上、下消化道,泌尿生殖道手术,或经以上器官的手术,如经口咽部手术、胆道手术、子宫全切除术、经直肠前列腺手术,以及开放性骨折或创伤手术等
Ⅲ类切口(污染手术)	造成手术部位严重污染的手术,包括:手术涉及急性炎症但未化脓区域;胃肠道内容物有明显溢出污染;新鲜开放性创伤但未经及时扩创;无菌技术有明显缺陷如开胸心脏按压者
Ⅳ类切口(污秽-感染手术)	有失活组织的陈旧创伤手术;已有临床感染或脏器穿孔的手术

3. 抗菌药物品种的选择

(1) 根据手术切口类别、可能的污染菌种类及其对抗菌药物敏感性、药物能否在手术部位达到有效浓度等综合考虑。

(2) 充分评估污染区域可能菌群,选用有充分预防作用的,或者有循证医学证据且安全、使用方便及价格适当的抗菌药物。

（3）应尽量选择单一抗菌药物预防性用药，避免不必要的联合使用。预防用药应针对手术路径中可能存在的污染菌。如心血管、头颈、胸腹壁、四肢软组织手术和骨科手术等经皮肤的手术，通常选择针对金黄色葡萄球菌的抗菌药物。结肠、直肠和盆腔手术，应选用针对肠道革兰阴性菌和脆弱拟杆菌等厌氧菌的抗菌药物。

（4）对某些手术部位感染会引起严重后果者，如心脏人工瓣膜置换术、人工关节置换术等，若术前发现有 MRSA 定植的可能或者该机构 MRSA 发生率高，可选用万古霉素预防感染，但应严格控制用药持续时间。

（5）不应随意选用广谱抗菌药物作为围手术期预防用药。鉴于国内大肠埃希菌对氟喹诺酮类药物耐药率高，应严格控制氟喹诺酮类药物作为外科围手术期预防用药。

4. 给药方案

（1）给药方法：给药途径大部分为静脉输注，仅有少数为口服给药。

静脉输注应在皮肤、黏膜切开前 0.5～2 小时内或麻醉开始时给药，在输注完毕后开始手术，保证手术部位暴露时局部组织中抗菌药物已达到足以杀灭手术过程中沾染细菌的药物浓度。万古霉素或氟喹诺酮类由于输注时间较长，应在手术前 2 小时开始给药。

（2）预防用药维持时间：抗菌药物的有效覆盖时间应包括整个手术过程。手术时间较短（<2 小时）的清洁手术，术前给药一次即可。如手术时间超过 3 小时或超过所用药物半衰期的 2 倍以上，或成人出血量超过 1 500 mL，术中应追加一次。清洁手术的预防用药时间不超过 24 小时，心脏手术可视情况延长至 48 小时。清洁-污染手术和污染手术的预防用药时间亦为 24 小时，污染手术必要时延长至 48 小时。延长用药时间并不能进一步提高预防效果，且预防用药时间超过 48 小时，耐药菌感染机会反而增加。

5. 常见围手术期预防用抗菌药物的品种选择（见医院《围术期抗菌药物预防应用管理制度》）。

（三）侵入性诊疗操作患者的抗菌药物的预防应用。

三、抗菌药物在特殊病理、生理状况患者中应用的基本原则

（一）肾功能减退患者抗菌药物的应用

1. 基本原则

许多抗菌药物在人体内主要经肾排出，某些抗菌药物具有肾毒性，肾功能减退的感染患者应用抗菌药物的原则如下。

表 4　肾功能减退患者抗菌药物的应用选择

肾功能减退时的应用	抗 菌 药 物				
按原治疗剂量应用	阿奇霉素 多西环素 米诺环素 克林霉素 氯霉素 萘夫西林	莫西沙星 利奈唑胺 替加环素	利福喷汀 利福布汀 利福昔明	卡泊芬净 米卡芬净 伏立康唑口服制剂 伊曲康唑口服液 酮康唑	替硝唑 乙胺嘧啶
轻、中度肾功能减退时按原治疗剂量,重度肾功能减退时减量应用	红霉素 克拉霉素 苯唑西林 氨苄西林 阿莫西林	美洛西林 哌拉西林 头孢哌酮 头孢曲松	氨苄西林/ 舒巴坦 阿莫西林/ 克拉维酸 哌拉西林/ 他唑巴坦 头孢哌酮/ 舒巴坦	环丙沙星 甲硝唑 达托霉素 氟康唑	利福平 乙胺丁醇 吡嗪酰胺
轻、中、重度肾功能减退时均需减量应用	青霉素 羧苄西林 替卡西林 阿洛西林 头孢噻吩 头孢唑啉	头孢氨苄 头孢拉定 头孢呋辛 头孢孟多 头孢西丁 头孢他啶	头孢唑肟 头孢噻肟 头孢吡肟 拉氧头孢 替卡西林/ 克拉维酸 氨曲南	亚胺培南 美罗培南 厄他培南 氧氟沙星 左氧氟沙星 加替沙星	磺胺甲噁唑 甲氧苄啶 氟胞嘧啶[1]
避免应用,确有指征应用时需在治疗药物浓度监测(TDM)下或按内生肌酐清除率调整给药剂量	庆大霉素 妥布霉素 奈替米星 阿米卡星	卡那霉素 链霉素 其他氨基糖苷类	万古霉素 去甲万古霉素 替考拉宁 黏菌素 多黏菌素 B	两性霉素 B 去氧胆酸盐[1] 伊曲康唑静脉注射液[2] 伏立康唑静脉注射液[3]	
不宜应用	四环素	呋喃妥因	萘啶酸		

注:[1]该药有明显肾毒性,虽肾功能减退者不需调整剂量,但可加重肾损伤。
　　[2]非肾毒性药,因静脉制剂中赋形剂(环糊精)蓄积,当内生肌酐清除率(Ccr)<30 mL/min 时避免应用或改口服。
　　[3]非肾毒性药,因静脉制剂中赋形剂(环糊精)蓄积,当内生肌酐清除率(Ccr)<50 mL/min 时避免应用或改口服。

（1）尽量避免使用肾毒性的抗菌药物，确有应用指征时，必须调整给药方案。

（2）根据感染的程度、病原菌种类及药敏试验结果等选用无肾毒性或肾毒性较低的抗菌药物。

（3）根据患者肾功能程度以及抗菌药物在人体内清除途径调整给药剂量及方法。

2. 抗菌药物的选用及给药方案的调整

根据抗菌药物体内过程特点及其肾毒性，肾功能减退时抗菌药物的选用有以下几种情况。

（1）主要由肝胆系统排泄，或经肾脏和肝胆系统同时排出的抗菌药物用于肾功能减退者，维持原治疗量或剂量略减。

（2）主要经肾排泄，药物本身并无肾毒性，或仅有轻度肾毒性的抗菌药物，肾功能减退者可应用，可按照肾功能减退程度（以内生肌酐清除率为准）调整给药剂量。

（3）肾毒性抗菌药物避免用于肾功能减退者，如确有指征使用该类药物时，应按照肾功能减退程度（以内生肌酐清除率为准）调整给药剂量，并进行肾功能监测，以便及时发现并处置肾脏损害。

表5 肝功能减退患者抗菌药物的应用

肝功能减退时的应用	抗 菌 药 物			
按原治疗量应用	青霉素 头孢唑啉 头孢他啶 头孢噻肟	庆大霉素 妥布霉素 阿米卡星等 氨基糖苷类	万古霉素 去甲万古霉素 多黏菌素类 达托霉素[1]	氧氟沙星、米卡芬净 左氧氟沙星 诺氟沙星 利奈唑胺[1]
严重肝病时减量慎用	哌拉西林 阿洛西林 美洛西林 羧苄西林	头孢噻吩 头孢曲松 头孢哌酮	替加环素 甲硝唑	环丙沙星、伊曲康唑 氟罗沙星、伏立康唑[1] 卡泊芬净[1]
肝病时减量慎用	红霉素、培氟沙星、异烟肼[2] 克林霉素 林可霉素			
肝病时避免应用	红霉素酯化物 四环素 氯霉素 利福平	两性霉素B 酮康唑 咪康唑	磺胺药	

注：[1] 严重肝功能不全者的应用抗菌药物目前尚无参考资料。
　　[2] 活动性肝病时避免应用。

肝功能减退时的抗菌药物的选用及剂量调整,需要考虑肝功能减退对该类药物对体内过程的影响以及肝功能减退时该类药物及其代谢物发生毒性反应的可能性。由于药物在肝脏代谢过程复杂,不少药物的体内代谢过程尚未完全阐明,根据现有资料,肝功能减退时抗菌药物的应用有以下几种情况。

1. 药物主要经肝脏或有相当量的药物经肝脏清除或代谢,肝功能减退时清除减少,并可导致毒性反应,肝功能减退患者应避免使用氯霉素、利福平、红霉素酯化物等。

2. 药物主要由肝脏清除,肝功能减退时清除率明显减弱,但并无明显毒性反应,所以肝病时仍可正常应用,但需谨慎,必要时减量给药,治疗过程中需严密监测肝功能。红霉素等大环内酯类(不包括酯化物)、克林霉素、林可霉素等属于此类。

3. 药物经肝、肾两途径清除,肝功能减退者药物清除减少,血药浓度升高,同时伴有肾功能减退的患者血药浓度升高尤为明显,但药物本身的毒性不大。严重肝病患者,尤其肝、肾功能同时减退的患者在使用此类药物时需减量应用。经肾、肝两途径排出药物有青霉素类、头孢菌素类等。

4. 氨基糖苷类抗生素等药物主要由肾排泄,肝功能减退者不需调整剂量。

(二)老年患者抗菌药物的应用

由于老年人组织器官呈退行性改变,免疫功能下降,一旦罹患感染,在应用抗菌药物时需注意以下事项。

1. 老年人肾功能减退,按一般常用量接受肾脏排出的抗菌药物时,由于药物自肾排出减少,可导致在体内积蓄,使血药浓度增高,易发生药物不良反应。因此老年患者尤其是高龄患者接受主要自肾排出的抗菌药物治疗时,可按轻度肾功能减退减量给药。青霉素类、头孢菌素类和其他β-内酰胺类的大多数品种即属于此类情况。

2. 老年患者宜选用毒性低并具杀菌作用的抗菌药物,无用药禁忌者可首选青霉素类、头孢菌素类等β-内酰胺类抗生素。氨基糖苷类有肾、耳毒性的药物,应尽可能避免应用。万古霉素、去甲万古霉素、替考拉宁等药物应在有明确应用指征时谨慎应用,必要时进行血药浓度监测,并据此调整剂量,使给药方案个体化,以达到用药安全、有效的目的。

(三)新生儿患者抗菌药物的应用

新生儿期一些重要器官尚未完全发育成熟,在此期间其生长发育随日龄增加而迅速变化,因此新生儿感染使用抗菌药物时需注意以下事项。

1. 新生儿期肝、肾均未发育成熟,肝代谢酶的产生不足或缺乏,肾清除功能较差,因此新生儿感染时应避免应用毒性大的抗菌药物,包括主要经肾排泄的氨基糖苷类、万古霉素、去甲万古霉素等,以及主要经肝代谢的氯霉素等。确有应用指征时,必须进行血药浓度监测,据此调整给药方案,个体化给药,使治疗安全有效。不能进行血药浓度监测者,不宜选用上述药物。

2. 新生儿期避免应用可能发生严重不良反应的抗菌药物(参见表6)。

表6　若干抗菌药物新生儿应用后可能发生的不良反应及其机制

抗菌药物	不良反应	发生机制
氯霉素	灰婴综合征	肝酶不足,氯霉素与其结合减少,肾排泄功能差,使血游离氯霉素浓度升高
磺胺药	脑性核黄疸	磺胺药替代胆红素与蛋白的结合位置
喹诺酮类	软骨损害(动物)	不明
四环素类	齿及骨骼发育不良,牙齿黄染	药物与钙络合沉积在牙齿和骨骼中
氨基糖苷类	肾、耳毒性	肾清除能力差,药物浓度个体差异大,致血药浓度升高
万古霉素	肾、耳毒性	同氨基糖苷类
磺胺药及呋喃类	溶血性贫血	新生儿红细胞中缺乏葡萄糖-6-磷酸脱氢酶

影响新生儿生长发育的四环素类、喹诺酮类及可导致脑性核黄疸及溶血性贫血的磺胺类药和呋喃类药应避免应用。

3. 新生儿期由于肾功能尚不完善,主要经肾排出的青霉素类、头孢菌素类等β-内酰胺类药物需减量应用,以防止药物在体内蓄积导致严重中枢神经系统毒性反应。

4. 随着新生儿的组织器官日益成熟,抗菌药物对新生儿的药动学亦随之变化,因此抗菌药物的用药量可按日龄调整。

(四)小儿患者抗菌药物的应用

对小儿患者应用抗菌药物应注意以下几点。

1. 氨基糖苷类:该类药物有明显耳、肾毒性,小儿患者应避免应用。临床有明确应用指征且又无其他毒性低的抗菌药物可供选用时,方可选用该类药物,并在治疗过程中严密观察不良反应。有条件者应进行血药浓度监测,根据结果个体化给药。

2. 糖肽类:该类药有一定肾、耳毒性,小儿患者有明确指征时方可选用。在治疗过程中应严密观察不良反应,有条件者应进行血药浓度监测,个体化给药。

3. 四环素类:可导致牙齿黄染及牙釉质发育不良。不可用于8岁以下小儿。

4. 喹诺酮类:由于对骨骼发育可能产生不良影响,该类药物避免用于18岁以下未成年人。

（五）妊娠期和哺乳期患者抗菌药物的应用

1. 妊娠期患者抗菌药物的应用

妊娠期抗菌药物的应用需考虑药物对母体和胎儿两方面的影响。

（1）对胎儿有致畸或明显毒性的药物，如奎宁、利巴韦林，妊娠期禁用。

（2）对母体和胎儿均有毒性作用者，如氨基糖苷类、四环素类等，妊娠期避免应用；但在有明确应用指征，经权衡利弊，用药时患者的受益大于可能的风险时也可在严密观察下谨慎应用。氨基糖苷类等需进行血药浓度监测。

（3）药物毒性低，对胎儿及母体均无明显影响，也无致畸作用者，妊娠期感染时可选用。如青霉素类、头孢菌素类等β-内酰胺类抗生素。

美国食品和药物管理局（FDA）按照药物在妊娠期应用时的危险性，将其分为 A、B、C、D 及 X 类，可供药物选用时参考（表 7）。

表 7　抗微生物药在妊娠期应用时的危险性分类

FDA 分类	抗微生物药					
A. 在孕妇中研究证实无危险性						
B. 动物中研究无危险性，但人类研究资料不充分，或对动物有毒性，但人类研究无危险性	青霉素类 头孢菌素类 青霉素类/β-内酰胺酶抑制剂 氨曲南 美罗培南 厄他培南	红霉素 阿奇霉素 克林霉素 磷霉素 达托霉素	两性霉素 B 特比萘芬 利福布汀	甲硝唑 呋喃妥因 吡喹酮	扎那米韦 阿昔洛韦 乏昔洛韦 去羟肌苷 奈非那韦 替比夫定 替诺福韦	
C. 动物研究显示毒性，人体研究资料不充分，但用药时可能患者的受益大于危险性	亚胺培南/西司他丁 氯霉素 克拉霉素 万古霉素 特拉万星 黏菌素	氟康唑 伊曲康唑 酮康唑 泊沙康唑 氟胞嘧啶 卡泊芬净 阿尼芬净 米卡芬净	磺胺甲噁唑/甲氧苄啶 替硝唑 氟喹诺酮类 利奈唑胺 利福平 利福昔明 异烟肼 吡嗪酰胺 卷曲霉素 氨苯砜	乙胺嘧啶 阿苯达唑 甲苯达唑 氯喹 甲氟喹 喷他脒 伊维菌素 蒿甲醚/本芴醇 阿托伐醌 氯胍	金刚烷胺 金刚乙胺 奥塞米韦 更昔洛韦 膦甲酸 西多福韦 拉米夫定 阿德福韦	恩替卡韦 齐多夫定 扎西他滨 司他夫定 阿巴卡韦 奈韦拉平 地拉韦定 茚地那韦

FDA 分类		抗微生物药
D. 已证实对人类有危险性，但仍可能受益多	氨基糖苷类 四环素类 替加环素	伏立康唑
X. 对人类致畸，危险性大于受益	奎宁 利巴韦林	沙利度胺

注：(1) 妊娠期感染时用药可参考表中分类，权衡用药后患者的受益程度及可能的风险决定。A 类：妊娠期患者可安全使用；B 类：有明确指征时谨慎应用；C 类：在确有应用指征时，充分权衡利弊决定是否选用；D 类：避免应用，但在确有应用指征且患者受益大于可能的风险时，在严密观察下谨慎使用；X 类：禁用。

(2) 妊娠期患者接受氨基糖苷类、万古霉素、氯霉素、磺胺药、氟胞嘧啶时必须进行血药浓度监测，据此调整给药方案。

(3) 下列药物未分类，注明为：夫西地酸无发生问题的报道，乙胺丁醇"安全"，氯法齐明/环丝氨酸"避免用"，乙硫异烟胺"不使用"。

2. 哺乳期患者抗菌药物的应用

哺乳期患者接受抗菌药物后，乳汁中会有某些药物分泌，含量一般不高，不超过哺乳期患者每日用药量的 1%；少数药物乳汁中分泌量较高，如氟喹诺酮类、四环素类、大环内酯类、氯霉素、磺胺甲噁唑、甲氧苄啶、甲硝唑等。青霉素类、头孢菌素类等 β-内酰胺类和氨基糖苷类等在乳汁中含量较低。然而无论乳汁中的药物浓度如何，均对乳儿有潜在的不利影响，并可能出现不良反应，如氨基糖苷类可导致乳儿听力减退，氯霉素可致乳儿骨髓抑制，磺胺甲噁唑等可致核黄疸、溶血性贫血，四环素类可致乳齿黄染，青霉素类可致过敏反应等。因此治疗哺乳期患者时应避免用氨基糖苷类、喹诺酮类、四环素类、氯霉素、磺胺药等。哺乳期患者应用任何抗菌药物时，均宜暂停哺乳。

四、抗菌药物的临床应用管理

（一）建立抗菌药物临床应用管理体系（见医院《关于成立医院抗菌药物工作领导小组通知》）

（二）抗菌药物的临床应用分级管理（见医院《抗菌药物分级管理制度》）

（三）病原微生物检测

加强临床微生物检测与细菌耐药监测工作，建立规范的临床微生物实验室，提高病原学诊断水平，定期分析报告细菌耐药情况；要根据全国和本地区细菌耐药监测结果，结合医院实际情况，建立、完善抗菌药物临床应用与细菌耐药预警机制,并采取相应的干预措施。

1. 对主要目标细菌耐药率超过30%的抗菌药物,应及时将预警信息通报医务人员。

2. 对主要目标细菌耐药率超过40%的抗菌药物,应慎重经验性用药。

3. 对主要目标细菌耐药率超过50%的抗菌药物,应参照药敏试验结果选用。

4. 对主要目标细菌耐药率超过75%的抗菌药物,应暂停该类抗菌药物的临床应用,根据追踪细菌耐药监测结果,再决定是否恢复其临床应用。

(四)培训、评估和督查(见医院《抗菌药物临床应用监测、评价、干预及整改管理制度》)

五、本实施细则自下发之日起执行,由医务部负责解释。

预防感染种类	预防用药对象	抗菌药物选择
风湿热复发	① 风湿性心脏病儿童患者 ② 经常发生链球菌咽峡炎或风湿热的儿童及成人	苄星青霉素 青霉素 V
感染性心内膜炎	心内膜炎高危患者[2],在接受牙科或口腔操作前	阿莫西林或氨苄西林 (青霉素过敏者用克林霉素)
流行性脑脊髓膜炎(流脑)	流脑流行时 ① 托儿所、部队、学校中的密切接触者 ② 患者家庭中的儿童	利福平(孕妇不用) 环丙沙星(限成人) 头孢曲松
流感嗜血杆菌脑膜炎	① 患者家庭中未经免疫接种的≤4 岁儿童 ② 有发病者的幼托机构中≤2 岁未经免疫的儿童 ③ 幼托机构在 60 天内发生 2 例以上患者,且入托对象未接种疫苗时,应对入托对象和全部工作人员预防用药	利福平(孕妇不用)
脾切除后菌血症	① 脾切除后儿童	定期接种肺炎链球菌、B 型流感嗜血杆菌疫苗和四价脑膜炎奈瑟菌疫苗 5 岁以下儿童:每日阿莫西林或青霉素 V 口服,直到满 5 岁 5 岁以上儿童:每日青霉素口服,至少 1 年 根据年龄定期接种上述疫苗
	② 患镰状细胞贫血和地中海贫血的无脾儿童	5 岁以下儿童:每日青霉素 V 口服,直到满 5 岁 5 岁以上儿童:每日青霉素口服,有人建议至少用药至 18 岁 出现发热时可予阿莫西林/克拉维酸或头孢呋辛 青霉素过敏者可予 TMP/SMZ 或克拉霉素
结核病	① 新发现排菌患者密切接触的儿童 ② 结核菌素试验新近转阳的年轻人 ③ 糖尿病、矽肺患者中结核菌素试验阳性者	异烟肼

预防感染种类	预防用药对象	抗菌药物选择
新生儿淋病奈瑟菌或衣原体眼炎	每例新生儿	四环素或红霉素眼药水滴眼
肺孢子菌病	① 艾滋病患者 CD4 细胞计数＜200/mm³ 者 ② 造血干细胞移植及实体器官移植受者	TMP/SMZ
百日咳	主要为与百日咳患者密切接触的幼儿和年老体弱者	红霉素
新生儿 B 群溶血性链球菌(GBS)感染	① 孕妇有 GBS 菌尿症 ② 妊娠 35～37 周阴道和肛拭培养筛查有 GBS 寄殖 ③ 孕妇有以下情况之一者：＜37 周早产；羊膜早破≥18 小时；围产期发热，体温 38℃ 以上者；以往出生的新生儿有该菌感染史者	青霉素 G 氨苄西林 青霉素过敏但发生过敏性休克危险性小：头孢唑啉 青霉素过敏，有发生过敏性休克危险性：克林霉素或红霉素
实验室相关感染	实验室工作者不慎暴露于布鲁菌	
	高危者(接触量多)	多西环素＋利福平
	低危者(接触量少)	每周 2 次血清试验，转阳时开始用药，方案同上
	妊娠妇女	TMP/SMZ±利福平
	实验室工作者暴露于鼠疫耶尔森菌	多西环素或 TMP/SMZ

注：[1]疟疾、甲型流感、巨细胞病毒感染未包括在本表内。

　　[2]进行任何损伤牙龈组织、牙周区域或口腔黏膜操作时，伴有以下心脏基础疾病的患者为高危人群：(1) 人工瓣膜；(2) 既往有感染性心内膜炎病史；(3) 心脏移植术后发生的瓣膜病变；(4) 先天性心脏疾病合并以下情况：未纠正的发绀型先心病(包括姑息分流术)，通过导管或手术途径植入异物或装置的先心手术后的前 6 个月，先心缺损修补术植入补片后仍有残留缺损及分流。

诊疗操作名称	预防用药建议	推荐药物
血管（包括冠状动脉）造影术、成形术、支架植入术及导管内溶栓术	不推荐常规预防用药。对于 7 天内再次行血管介入手术者、需要留置导管或导管鞘超过 24 小时者，则应预防用药	第一代头孢菌素
主动脉内支架植入术	建议使用 1 次	第一代头孢菌素
下腔静脉滤器植入术	不推荐预防用药	
先天性心脏病封堵术	建议使用 1 次	第一代头孢菌素
心脏射频消融术	建议使用 1 次	第一代头孢菌素
血管畸形、动脉瘤、血管栓塞术	通常不推荐，除非存在皮肤坏死	第一代头孢菌素
脾动脉、肾动脉栓塞术	建议使用，用药时间不超过 24 小时	第一代头孢菌素
肝动脉化疗栓塞（TACE）	建议使用，用药时间不超过 24 小时	第一、二代头孢菌素＋甲硝唑
肾、肺或其他（除肝外）肿瘤化疗栓塞	不推荐预防用药	
子宫肌瘤-子宫动脉栓塞术	不推荐预防用药	
食管静脉曲张硬化治疗	建议使用，用药时间不超过 24 小时	第一、二代头孢菌素过敏患者可考虑氟喹诺酮类
经颈静脉肝内门腔静脉分流术（TIPS）	建议使用，用药时间不超过 24 小时	氨苄西林/舒巴坦
肿瘤的物理消融术（包括射频、微波和冷冻等）	不推荐预防用药	
经皮椎间盘摘除术及臭氧、激光消融术	建议使用	第一、二代头孢菌素
经内镜逆行胰胆管造影（ERCP）	建议使用 1 次	第二代头孢菌素或头孢曲松
经皮肝穿刺胆道引流或支架植入术	建议使用	第一、二代头孢菌素或头霉素类抗生素

诊疗操作名称	预防用药建议	推荐药物
内镜黏膜下剥离术（ESD）	一般不推荐预防用药。如为高危切除（大面积切除、术中穿孔等）可以使用,应用时间（请询问相关消化病专家）	第一、二代头孢菌素
经皮内镜胃造瘘置管	建议使用,用药时间不超过 24 小时	第一、二代头孢菌素
输尿管镜和膀胱镜检查,尿动力学检查；震波碎石术	术前尿液检查无菌者,通常不需预防用药。但对于高龄、免疫缺陷状态、存在解剖异常等高危因素的,可予预防用药	氟喹诺酮类；TMP/SMX；第一、二代头孢菌素；氨基糖苷类
腹腔镜子宫肌瘤剔除术	如使用举宫器,建议使用	第二代头孢菌素＋甲硝唑；头霉素类抗生素
腹膜透析管植入术	建议使用 1 次	第一代头孢菌素
隧道式血管导管或药盒置入术	不推荐预防用药	
淋巴管造影术	建议使用 1 次	第一代头孢菌素

注：（1）操作前半小时静脉给药。

（2）手术部位感染预防用药有循证医学证据的第一代头孢菌素主要为头孢唑啉,第二代头孢菌素主要为头孢呋辛。

（3）在国内,大肠埃希菌对氟喹诺酮类耐药率高,预防应用应严加限制。

抗菌药物分级管理制度

为加强医院抗菌药物临床应用管理,科学合理指导用药,根据《抗菌药物临床应用管理办法》(卫生部令第 84 号)、《上海市抗菌药物分级管理目录(2012版)》和《抗菌药物临床应用指导原则(2015 版)》,结合医院实际,特制订本制度。

一、根据抗菌药物的安全性、疗效、细菌耐药性、价格等因素,将抗菌药物分为三级:非限制、限制与特殊使用级。具体划分标准如下。

(一)非限制使用级抗菌药物是指经长期临床应用证明安全、有效,对细菌耐药性影响较小,价格相对较低的抗菌药物;

(二)限制使用级抗菌药物是指经长期临床应用证明安全、有效,对细菌耐药性影响较大,或者价格相对较高的抗菌药物;

(三)特殊使用级抗菌药物是指具有以下情形之一的抗菌药物。

1. 具有明显或者严重不良反应,不宜随意使用的抗菌药物;

2. 需要严格控制使用,避免细菌过快产生耐药的抗菌药物;

3. 疗效、安全性方面的临床资料较少的抗菌药物;

4. 价格昂贵的抗菌药物。

二、处方权和调剂权的授予

1. 经抗菌药考试合格,具有高级专业技术职务任职资格的医师,授予特殊使用级抗菌药物处方权;

2. 经抗菌药考试合格,具有中级以上专业技术职务任职资格的医师,授予限制使用级抗菌药物处方权;

3. 经抗菌药考试合格,具有初级专业技术职务任职资格的医师,授予非限制使用级抗菌药物处方权;

4. 抗菌药物考试不合格者不授予抗菌药物处方权;

5. 药师须通过抗菌药物考试,方能授予抗菌药物调剂权;对抗菌药物考试不合格者,不授予抗菌药物调剂权;

6. 在处方、医嘱点评和不合理用药预警监测工作中发现严重不合理应用案例或 1 年内出现 3 次不合理应用,停止案例当事人医师处方权(含抗菌药物处方权)或药师调剂权 6 个月;医师停止处方权期间,由医务部统一安排,接受培训 6个月,经考核合格后,方能再授权;药师停止处方调剂权期间,再培训考核由医务部统一安排。

三、限制使用抗菌药物和特殊使用抗菌药物临床应用程序

1. 临床医师可根据诊断和患者病情开具非限制使用抗菌药物处方;患者病情需要应用限制使用抗菌药物时,应根据该类药物适应证或适应人群使用,并经主治医师以上专业技术职务任职资格、通过抗菌药物考试合格的人员开具,有相关医疗文书记录和签名。

2. 患者病情需要特殊使用抗菌药物时,经医院药事管理和药物治疗学委员会认定、具有抗感染临床经验的感染或相关专业专家会诊同意,由具有高级专业技术职务任职资格的医师开具处方后方可使用。医师在"特殊使用"抗菌药物时要严格掌握适应证,药师要严格审核处方。

3. 特殊使用级抗菌药物不得在门诊使用。住院期间使用特殊使用级抗菌药物的出院患者,可持相应证明在门诊取药完成序贯治疗。

4. 有下列情况之一,可考虑越级应用特殊使用级抗菌药物:① 感染病情严重;② 免疫功能低下患者发生感染时;③ 已有证据表明病原菌只对特殊使用级抗菌药物敏感的感染。

使用时间限定在 24 小时以内,其后需要由具有处方权限的医师完善处方。

围术期抗菌药物预防应用管理制度

为加强医院围术期抗菌药物的预防应用,促进抗菌药物的合理使用,根据《抗菌药物临床应用指导原则(2015版)》《上海市〈抗菌药物临床应用指导原则〉实施细则(试行)》和卫办医政发〔2009〕38号文件,特制订本管理制度。

一、预防用药目的

主要是预防感染,包括浅表切口感染、深部切口感染和手术所涉及的器官/腔隙感染,但不包括与手术无直接关系的、术后可能发生的其他部位感染。

二、预防用药原则

围手术期抗菌药物预防用药,应根据手术切口类别(表8)、手术创伤程度、可能的污染细菌种类、手术持续时间、感染发生概率和后果严重程度、抗菌药物预防效果的循证医学证据、对细菌耐药性的影响和经济学评估等因素,综合考虑决定是否应用预防用抗菌药物。但抗菌药物的预防性应用并不能代替严格的消毒、灭菌技术和精细的无菌操作,也不能代替术中保温和血糖控制等其他预防措施。

表8 手术切口类别

切口类别	定　　义
Ⅰ类切口(清洁手术)	手术不涉及炎症区,不涉及呼吸道、消化道、泌尿生殖道等人体与外界相通的器官
Ⅱ类切口(清洁-污染手术)	上、下呼吸道,上、下消化道,泌尿生殖道手术,或经以上器官的手术,如经口咽部手术、胆道手术、子宫全切除术、经直肠前列腺手术,以及开放性骨折或创伤手术等
Ⅲ类切口(污染手术)	造成手术部位严重污染的手术,包括:手术涉及急性炎症但未化脓区域;胃肠道内容物有明显溢出污染;新鲜开放性创伤但未经及时扩创;无菌技术有明显缺陷如开胸、心脏按压者
Ⅳ类切口(污秽-感染手术)	有失活组织的陈旧创伤手术;已有临床感染或脏器穿孔的手术

1. 清洁手术（Ⅰ类切口）：手术脏器为人体无菌部位，局部无炎症、无损伤，也不涉及呼吸道、消化道、泌尿生殖道等人体与外界相通的器官。手术部位无污染，通常不需预防用抗菌药物。但在下列情况时可考虑预防用药：① 手术范围大、手术时间长、污染机会增加；② 手术涉及重要脏器，一旦发生感染将造成严重后果，如头颅手术、心脏手术等；③ 异物植入手术，如人工心瓣膜植入、永久性心脏起搏器放置、人工关节置换等；④ 有感染高危因素，如高龄、糖尿病、免疫功能低下（尤其是接受器官移植者）、营养不良等。

2. 清洁-污染手术（Ⅱ类切口）：手术部位存在大量人体寄殖菌群，手术时可能污染手术部位引起感染，故此类手术通常需预防用抗菌药物。

3. 污染手术（Ⅲ类切口）：已造成手术部位严重污染的手术。此类手术需预防用抗菌药物。

4. 污秽-感染手术（Ⅳ类切口）：在手术前即已开始治疗性应用抗菌药物，术中、术后继续，此类不属于预防应用范畴。

三、抗菌药物品种选择

1. 根据手术切口类别、可能的污染菌种类及其对抗菌药物敏感性、药物能否在手术部位达到有效浓度等综合考虑。

2. 选用对可能的污染菌针对性强、有充分的预防有效的循证医学证据、安全、使用方便及价格适当的品种。

3. 应尽量选择单一抗菌药物预防用药，避免不必要的联合使用。预防用药应针对手术路径中可能存在的污染菌。心血管、头颈、胸腹壁、四肢软组织手术和骨科手术等经皮肤的手术，通常选择针对金黄色葡萄球菌的抗菌药物；结肠、直肠和盆腔手术，应选用针对肠道革兰阴性菌和脆弱拟杆菌等厌氧菌的抗菌药物。

4. 头孢菌素过敏者，对革兰阳性菌可用万古霉素、去甲万古霉素、克林霉素；对革兰阴性杆菌，可用氨曲南、磷霉素或氨基糖苷类。

5. 对某些手术部位感染会引起严重后果的手术，如心脏人工瓣膜置换术、人工关节置换术等，若术前发现有耐甲氧西林金黄色葡萄球菌（MRSA）定植的可能或者该机构 MRSA 发生率高，可选用万古霉素、去甲万古霉素预防感染，但应严格控制用药持续时间。

6. 不应随意选用广谱抗菌药物作为围术期预防用药。鉴于国内大肠埃希菌对氟喹诺酮类药物耐药率高，应严格控制氟喹诺酮类药物作为外科围术期预防用药。

7. 常见围术期预防用抗菌药物的品种选择，见表9。

表 9　抗菌药物在围术期预防应用的品种选择

手术名称	切口类别	可能的污染菌	抗菌药物选择
脑外科手术(清洁,无植入物)	Ⅰ	金黄色葡萄球菌,凝固酶阴性葡萄球菌	第一、二代头孢菌素[3],MRSA感染高发医疗机构的高危患者可用(去甲)万古霉素
胸外科手术(经鼻窦、鼻腔、口咽部手术)	Ⅱ	金黄色葡萄球菌,链球菌属,口咽部厌氧菌(如消化链球菌)	第一、二代头孢菌素[3]±[5]甲硝唑,或克林霉素+庆大霉素
脑脊液分流术	Ⅰ	金黄色葡萄球菌,凝固酶阴性葡萄球菌	第一、二代头孢菌素[3],MRSA感染高发医疗机构的高危患者可用(去甲)万古霉素
脊髓手术	Ⅰ	金黄色葡萄球菌,凝固酶阴性葡萄球菌	第一、二代头孢菌素[3]
眼科手术(如白内障、青光眼或角膜移植、泪囊手术、眼穿通伤)	Ⅰ、Ⅱ	金黄色葡萄球菌,凝固酶阴性葡萄球菌	局部应用妥布霉素或左氧氟沙星等
头颈部手术(恶性肿瘤,不经口咽部黏膜)	Ⅰ	金黄色葡萄球菌,凝固酶阴性葡萄球菌	第一、二代头孢菌素[3]
头颈部手术(经口咽部黏膜)	Ⅱ	金黄色葡萄球菌,链球菌属,口咽部厌氧菌(如消化链球菌)	第一、二代头孢菌素[3]±[5]甲硝唑,或克林霉素+庆大霉素
颌面外科(下颌骨折切开复位或内固定,面部整形术有移植物手术,正颌手术)	Ⅰ	金黄色葡萄球菌,凝固酶阴性葡萄球菌	第一、二代头孢菌素[3]
耳鼻喉科(复杂性鼻中隔鼻成形术,包括移植)	Ⅱ	金黄色葡萄球菌,凝固酶阴性葡萄球菌	第一、二代头孢菌素[3]
乳腺手术(乳腺癌、乳房成形术,有植入物如乳房重建术)	Ⅰ	金黄色葡萄球菌,凝固酶阴性葡萄球菌,链球菌属	第一、二代头孢菌素[3]
胸外科手术(食管、肺)	Ⅱ	金黄色葡萄球菌,凝固酶阴性葡萄球菌,肺炎链球菌,革兰阴性杆菌	第一、二代头孢菌素[3]

手术名称	切口类别	可能的污染菌	抗菌药物选择
心血管手术(腹主动脉重建、下肢手术切口涉及腹股沟、任何血管手术植入人工假体或异物、心脏手术、安装永久性心脏起搏器)	I	金黄色葡萄球菌,凝固酶阴性葡萄球菌	第一、二代头孢菌素[3],MRSA感染高发医疗机构的高危患者可用(去甲)万古霉素
肝、胆系统及胰腺手术	II、III	革兰阴性杆菌,厌氧菌(如脆弱拟杆菌)	第一、二代头孢菌素或头孢曲松[3]±[5]甲硝唑,或头霉素类
胃、十二指肠、小肠手术	II、III	革兰阴性杆菌,链球菌属,口咽部厌氧菌(如消化链球菌)	第一、二代头孢菌素[3],或头霉素类
结肠、直肠、阑尾手术	II、III	革兰阴性杆菌,厌氧菌(如脆弱拟杆菌)	第一、二代头孢菌素[3]±[5]甲硝唑,或头霉素类,或头孢曲松±[5]甲硝唑
经直肠前列腺活检	II	革兰阴性杆菌	氟喹诺酮类[4]
泌尿外科手术:进入泌尿道或经阴道的手术(经尿道膀胱肿瘤或前列腺切除术、异体植入及取出、切开造口、支架的植入及取出)及经皮肾镜手术	II	革兰阴性杆菌	第一、二代头孢菌素[3],或氟喹诺酮类[4]
泌尿外科手术:涉及肠道的手术	II	革兰阴性杆菌,厌氧菌	第一、二代头孢菌素[3],或氨基糖苷类+甲硝唑
有假体植入的泌尿系统手术	II	葡萄球菌属,革兰阴性杆菌	第一、二代头孢菌素[3]+氨基糖苷类,或万古霉素
经阴道或经腹腔子宫切除术	II	革兰阴性杆菌,肠球菌属,B组链球菌,厌氧菌	第一、二代头孢菌素(经阴道手术加用甲硝唑)[3],或头霉素类
腹腔镜子宫肌瘤剔除术(使用举宫器)	II	革兰阴性杆菌,肠球菌属,B组链球菌,厌氧菌	第一、二代头孢曲素[3]±[5]甲硝唑,或头霉素类
羊膜早破或剖宫产术	II	革兰阴性杆菌,肠球菌属,B组链球菌,厌氧菌	第一、二代头孢菌素[3]±[5]甲硝唑

手 术 名 称	切口类别	可能的污染菌	抗菌药物选择
人工流产-刮宫术引产术	Ⅱ	革兰阴性杆菌,肠球菌属,链球菌,厌氧菌(如脆弱拟杆菌)	第一、二代头孢菌素[3]±[5]甲硝唑,或多西环素
会阴撕裂修补术	Ⅱ、Ⅲ	革兰阴性杆菌,肠球菌属,链球菌属,厌氧菌(如脆弱拟杆菌)	第一、二代头孢菌素[3]±[5]甲硝唑
皮瓣转移术(游离或带蒂)或植皮术	Ⅱ	金黄色葡萄球菌,凝固酶阴性葡萄球菌,链球菌属,革兰阴性菌	第一、二代头孢菌素[3]
关节置换成形术、截骨、骨内固定术、腔隙植骨术、脊柱术(应用或不用植入物、内固定物)	Ⅰ	金黄色葡萄球菌,凝固酶阴性葡萄球菌,链球菌属	第一、二代头孢菌素[3],MRSA感染高发医疗机构的高危患者可用(去甲)万古霉素
外固定架植入术	Ⅱ	金黄色葡萄球菌,凝固酶阴性葡萄球菌,链球菌属	第一、二代头孢菌素[3]
截肢术	Ⅰ、Ⅱ	金黄色葡萄球菌,凝固酶阴性葡萄球菌,链球菌属,革兰阴性菌,厌氧菌	第一、二代头孢菌素[3]±[5]甲硝唑
开放骨折内固定术	Ⅱ	金黄色葡萄球菌,凝固酶阴性葡萄球菌,链球菌属,革兰阴性菌,厌氧菌	第一、二代头孢菌素[3]±[5]甲硝唑

注:[1] 所有清洁手术通常不需要预防用药,仅在有前述特定指征时使用。

[2] 胃十二指肠手术、肝胆系统手术、结肠和直肠手术、阑尾手术、Ⅱ或Ⅲ类切口的妇产科手术,如果患者对β-内酰胺类抗菌药物过敏,可用克林素霉＋氨基糖苷类,或氨基糖苷类＋甲硝唑。

[3] 有循证医学证据的第一代头孢菌素主要为头孢唑啉,第二代头孢菌素主要为头孢呋辛。

[4] 我国大肠埃希菌对氟喹诺酮类耐药率高,预防应用需严加限制。

[5] 表中"±"是指两种及两种以上药物可联合应用,或可不联合应用。

四、给药方案

1. 给药方法:给药途径大部分为静脉输注,少数为口服给药。

静脉输注应在皮肤、黏膜切开前0.5～1小时内或麻醉开始时给药,在输注完毕后开始手术,保证手术部位暴露时局部组织中抗菌药物已达到足以杀灭手术过程中沾染细菌的药物浓度。万古霉素或氟喹诺酮类等由于输注时间较长,应在手术前 1～2 小时开始给药。

2. 预防用药维持时间:抗菌药物的有效覆盖时间应包括整个手术过程。手术时间较短(<2 小时)的清洁手术,术前给药一次即可。如手术时间超过 3 小时或超过所用药物半衰期的 2 倍以上,或成人出血量超过 1 500 mL,术中应追加一次。清洁手术的预防用药时间不超过 24 小时,心脏手术可视情况延长至 48 小时。清洁-污染手术和污染手术的预防用药时间亦为 24 小时,污染手术必要时延长至 48 小时。过度延长用药时间并不能进一步提高预防效果,且预防用药时间超过 48 小时,耐药菌感染机会增加。

五、监测与考核

医院感染管理科与药学部负责对手术科室预防使用抗菌药物进行监测与考核。医院感染科每月应查手术科室是否将预防性抗菌药带入手术室,是否在规定的时间内使用了抗菌药;药学部应每月抽查手术科室使用的预防性抗菌药是否符合《上海市〈抗菌药物临床应用指导原则〉实施细则(试行)》中规定的"手术预防用药方案"的使用方法和剂量。监测结果记入科室的质量考核中,并定期反馈到科室。

抗菌药物遴选和定期评估制度

为规范医院抗菌药物的使用管理,严格控制抗菌药物购用品采购数量,根据《卫生部办公厅关于继续深入开展全国抗菌药物临床应用专项整治活动的通知》(卫办医政发〔2012〕32号)和卫生部《抗菌药物临床应用管理办法》(卫生部令第84号)的有关要求,特制订本制度。

一、遴选和新引进抗菌药物品种,应当由临床科室提交申请报告,经药学部提出意见后,由抗菌药物管理工作组审议。

二、抗菌药物管理工作组三分之二以上成员审议同意,并经药事管理与药物治疗学委员会三分之二以上委员审核同意后,方可列入采购供应目录。

三、抗菌药物品种或者品规存在安全隐患、疗效不确定、耐药率高、性价比差或者违规使用等情况的,临床科室、药学部、抗菌药物管理工作组可以提出清退或者更换药品的意见。清退意见经抗菌药物管理工作组二分之一以上成员同意后执行,并报药事管理与药物治疗学委员会备案;更换意见经药事管理与药物治疗学委员会讨论通过后执行。

四、清退或者更换的抗菌药物品种或者品规原则上在12个月内不得重新进入医院抗菌药物供应目录。

五、超出规定品种的抗菌药物的申报、批准和程序

因临床工作需要,需采购的抗菌药物品种超过50种或超过一品两规及其他种类和品规要求的,由所需的临床科室提出新药申请报告,经抗菌药物管理工作组、医院药事管理和药物治疗学委员会审批同意后,报浦东新区卫生局审核同意后,向上海市卫计委提出申请,并详细说明理由,获准后方可采购和使用,医院药学部负责具体采购。

Ⅰ类切口手术预防性抗菌药物临床应用管理制度和使用流程

为加强医院Ⅰ类切口手术预防性抗菌药物临床应用的管理,改变过度依赖抗菌药物预防手术感染的状况,根据《抗菌药物临床应用指导原则(2015版)》《上海市〈抗菌药物临床应用指导原则〉实施细则(试行)》和卫办医政发〔2009〕38号文件的要求,特制订本管理制度。

一、Ⅰ类切口手术定义

手术野局部无炎症、无损伤,也不涉及呼吸道、消化道、泌尿生殖道等人体与外界相通的器官。

二、Ⅰ类切口手术预防性抗菌药物临床应用的指征

由于Ⅰ类切口手术野无污染,通常不需预防用抗菌药,仅在下列情况时可考虑预防用药:① 手术范围大、时间长、污染机会增加;② 手术涉及重要脏器,一旦发生感染将造成严重后果;③ 异物植入手术;④ 高龄或免疫缺陷者等高危人群。

三、Ⅰ类切口手术预防性抗菌药物的选择

1. Ⅰ类切口手术常用预防抗菌药物为一代或二代头孢,有循证医学证据的第一代头孢菌素主要为头孢唑啉,第二代头孢菌素主要为头孢呋辛。

2. Ⅰ类切口手术常用预防抗菌药物单次使用剂量:头孢唑啉 1~2 g;头孢呋辛 1.5 g。

3. 头孢菌素过敏者,针对革兰阳性菌可用万古霉素、去甲万古霉素、克林霉素;针对革兰阴性杆菌可用氨曲南、磷霉素或氨基糖苷类。

4. MRSA 感染高发医疗机构的高危患者,如心血管手术(腹主动脉重建、下肢手术切口涉及腹股沟、任何血管手术植入人工假体或异物,心脏手术、安装永久性心脏起搏器),脑外科手术(清洁,无植入物),脑脊液分流术,关节置换成形术,截骨、骨内固定术,腔隙植骨术、脊柱术(应用或不用植入物、内固定物),也可选用万古霉素或去甲万古霉素预防感染。

四、Ⅰ类切口手术预防性抗菌药物的给药方法

静脉输注应在皮肤、黏膜切开前 0.5~1 小时内或麻醉开始时给药,在输注完毕后开始手术,保证手术部位暴露时局部组织中抗菌药物已达到足以杀灭手术过程中污染细菌的药物浓度。万古霉素或氟喹诺酮类等由于输注时间较长,应在手

术前1～2小时开始给药。抗菌药物的有效覆盖时间应包括整个手术过程。

手术时间较短（<2小时）的清洁手术，术前给药一次即可。如手术时间超过3小时或超过所用药物半衰期的2倍以上，或成人出血量超过1 500 mL，术中应追加一次。清洁手术的预防用药时间不超过24小时，心脏手术可视情况延长至48小时。

五、管理

1. 预防性使用抗生素要在病程记录中记录使用的理由。

2. 培训：医院每年至少2次对医务人员进行抗菌药物应用培训，培训内容包括：相关制度和应用流程，预防性抗生素临床使用情况通报，违反规定使用的情况，过度用药情况的总结分析及改进措施等。感染控制管理科和药学部负责培训，医务部组织协助。

3. 监控评价：医院感染控制管理科和药学部负责每月对手术科室Ⅰ类切口手术预防使用抗菌药物的使用情况进行监督和评价，考核结果每月10日前交医务部，统一纳入医疗质量综合考评系统。

4. 医院感染控制管理科根据上级卫生行政部门的要求及时进行工作制度及流程的更新，药学部负责专业审核，医务部备案统一纳入医疗管理制度中。

六、Ⅰ类切口手术预防性使用抗菌药物的流程

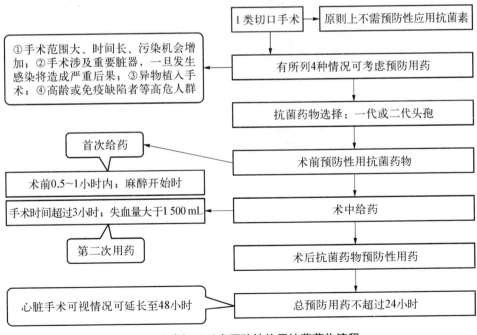

图8 Ⅰ类切口手术预防性使用抗菌药物流程

特殊使用级抗菌药物使用制度和流程

为进一步加强不合理用药预警监测工作,不断完善日常合理使用抗菌药监管机制,严格控制特殊使用级抗菌药物应用,特做以下说明。

一、特殊使用级抗菌药物不得在门诊使用。

二、临床应用特殊使用级抗菌药物应当严格掌握用药指征,经抗菌药物管理工作组指定的专业技术人员会诊同意后,方能由具有相应处方权的医师开具处方(图9)。

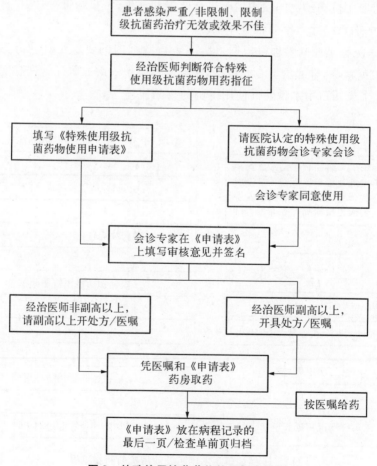

图9 特殊使用抗菌药物使用程序流程

三、特殊使用级抗菌药物会诊人员由具有抗菌药物临床应用经验的感染性疾病科、呼吸内科、重症医学科、检验科、药学部等具有高级专业技术职务任职资格的医师或药师担任。

　　四、因抢救生命垂危的患者等紧急情况，医师可以越级使用抗菌药物。越级使用抗菌药物应当详细记录用药指征，并于 24 小时内补办越级使用抗菌药物的必要手续。

抗菌药物临时采购制度和程序

为规范医院的抗菌药物的使用管理,严格控制抗菌药物采购,根据《卫生部办公厅关于继续深入开展全国抗菌药物临床应用专项整治活动的通知》(卫办医政发〔2012〕32号)和卫生部《抗菌药物临床应用管理办法》(卫生部令第84号)的有关要求,特制订本制度和程序。

一、非目录内抗菌药物的临时采购程序

因特殊治疗需要使用《医院抗菌药物临床应用分级管理目录》以外的抗菌药物,可以启动临时采购程序。临时采购应当由临床科室提出申请,并填写《非目录内抗菌药物临时采购申请单》,说明申请购入抗菌药物名称、剂型、规格、数量、使用对象和使用理由,经医院抗菌药物管理工作组审核同意后,由药学部临时一次性购入。

二、严格控制临时采购抗菌药物品种和数量,同一通用名抗菌药物品种启动临时采购程序原则上每年不得超过5例次。同一患者在一个治疗周期内,无论采购多少次,均按1例次计算。

三、如果超过5例次,应当讨论是否列入医院抗菌药物供应目录。调整后的抗菌药物供应目录总品种数不得增加。

四、每半年将抗菌药物临时采购情况向核发《医疗机构执业许可证》的卫生行政部门备案。

五、相关文件和表单

《非目录内抗菌药物临时采购申请单》

非目录内抗菌药物临时采购申请单

药物通用名		剂 型		规 格	
患者姓名		日使用量		使用天数	
申请量		开始使用时间			

申请理由	申请科室意见
申请医生： 　　　　　　　年　月　日	科主任签字： 　　　　　　　年　月　日
药学部意见	药事管理与药物治疗学委员会抗菌药物管理工作组意见
科主任签字： 　　　　　　　年　月　日	组长签字： 　　　　　　　年　月　日

抗菌药物临床应用监测、评价、
干预及整改管理制度

为进一步加强医院抗菌药物临床应用管理,促进抗菌药物合理使用,有效控制细菌耐药,保证医疗质量和医疗安全,根据卫生部下发《抗菌药物临床应用管理办法》(卫生部令第84号)《卫生部办公厅关于继续深入开展全国抗菌药物临床应用专项整治活动的通知》(卫办医政发〔2012〕32号)《处方管理办法》及上海市卫生局《上海市抗菌药物临床应用分级管理目录(2012年版)》等法规和规范性文件要求,特制订本制度。

一、抗菌药物临床应用监测工作

药学部、感染控制管理科和检验科作为抗菌药物管理日常监测工作的职能部门,应指定专人,按要求开展抗菌药物临床应用监测工作,并做好相应记录。

1. 药学部

对抗菌药物用量实施动态监测,每月对医院各科室各类抗菌药物使用量进行统计分析并报告管理小组,管理小组每月公布一次抗菌药物使用情况,每月对抗菌药物使用量前10名医师和前3名科室进行排名,并对其合理用药情况进行检查、考评和公示。

药学部每月监测门诊抗菌药物的使用率、急诊抗菌药物使用率、住院患者抗菌药物使用率、各科室抗菌药物使用强度、临床医师抗菌药物使用率、三联药物使用情况,并报告管理小组。

2. 医院感染控制管理科

每月检查各科室细菌耐药监测情况,督促临床各级医师按病情需要及早送验细菌培养及药敏,检查结果计入科室绩效考核。每半年公布一次医院耐药菌监测报告、医院感染监测报告。

每月统计Ⅰ类切口抗菌药物的使用率、使用合理性,并报告管理小组。

3. 检验科

负责临床微生物检测与细菌耐药监测工作。

每年总结分析病原耐药性监测数据并在院网公示,根据全国和本地区细菌耐药监测结果,结合医院实际情况,建立、完善抗菌药物临床应用与细菌耐药预警机制,并采取相应的干预措施。

（1）对主要目标细菌耐药率超过 30％的抗菌药物，应及时将预警信息通报临床各科室。

（2）对主要目标细菌耐药率超过 40％的抗菌药物，应慎重考虑经验性用药。

（3）对主要目标细菌耐药率超过 50％的抗菌药物，应参照药敏试验结果选用。

（4）对主要目标细菌耐药率超过 75％的抗菌药物，应暂停该类抗菌药物的临床应用，根据追踪细菌耐药监测结果，再决定是否恢复其临床应用。

二、抗菌药物临床应用评价

抗菌药物临床应用评价由医院处方点评工作小组和医院感染控制管理科负责实施。

实施方法：

1. 医生数量：25％的医师具有抗菌药物处方权。

2. 抗菌药物：重点评价排名前 10 位和增幅异常的抗菌药物。

3. 科室：重点抽查感染科、外科、呼吸内科、重症医学科、急诊医学科等临床科室以及Ⅰ类切口手术和介入治疗病例。

4. 评价处方的抽取

采取随机抽样的方法抽取处方：在门诊抽取 50 张处方、在住院部抽取 5 份病史；在门诊和住院部均抽取 5 份病史和 45 张处方。Ⅰ类切口手术和介入治疗病例由医院感染控制管理科负责点评。

5. 评价依据

《医院处方点评管理规范》《处方管理办法》《抗菌药物临床应用管理办法》《卫生部办公厅关于抗菌药物临床应用管理有关问题的通知》（卫办医政发〔2009〕38 号）等。

6. 评价结果

（1）评价结果分为合理处方和不合理处方（具体标准见《医院处方点评管理规范（试行）》（卫医管发〔2010〕28 号））。

（2）有下列情况之一的，判定为超常处方：① 无适应证用药；② 无正当理由开具高价药的；③ 无正当理由超说明书用药的；④ 无正当理由为同一患者同时开具 2 种以上药理作用相同药物的。

三、干预与持续改进

1. 抗菌药物的评价应坚持科学、公正、务实的原则，有完整、准确的书面记录，并通报临床科室和当事人。

2. 处方点评小组在处方点评工作过程中如发现不合理处方，应当及时通知医务部和药学部。

3. 药学部会同医疗管理部门对处方点评小组提交的点评结果进行审核,定期公布处方点评结果,通报不合理处方;根据处方点评结果,对医院在药事管理、处方管理和临床用药方面存在的问题,进行汇总和综合分析评价,提出质量改进建议,并向医院药事管理和药物治疗学委员会、医疗质量管理委员会报告;发现可能造成患者损害的,应当及时采取措施,防止损害发生。

4. 医院药事管理委员和药物治疗学委员会、医疗质量管理委员会应当根据药学部门会同医疗管理部门提交的质量改进建议,研究制定有针对性的临床用药质量管理和药事管理改进措施,并责成相关部门和科室落实质量改进措施,提高合理用药水平,保证患者用药安全。

5. 药学部对严重不合理使用的抗菌药物实行控量、限制使用和停止使用等方法进行干预。

6. 医院根据评价结果,对抗菌药物临床应用情况在医院药学服务园地中挂网公示;对不合理使用抗菌药物的前 10 名的医师,在全院进行通报。点评结果作为科室和医务人员绩效考核的重要依据。

7. 对出现抗菌药物超常处方 3 次以上且无正当理由的医师提出警告,限制其特殊使用级和限制使用级抗菌药物处方权;限制处方权后,仍连续出现 2 次以上超常处方且无正当理由的,取消其抗菌药物处方权。

8. 医务部负责对开具不合理抗菌药物处方的医师进行合理用药的教育培训、批评等措施。

9. 对评价中存在的不合理抗菌药物处方的其他处罚按照医院合理用药管理办法执行。

抗菌药物用量动态监测及超常预警制度

为规范医疗行为,保证用药的安全、有效经济,做好医疗全过程的合理用药,降低群众医药费用负担,加强抗菌药物使用的监测管理,特制订医院抗菌药物用量动态监测及超常预警制度。

一、对抗菌药物实行分级管理,根据不同药物特点、临床疗效稳定程度、药物不良反应情况以及药品价格等因素,分成非限制使用、限制使用和特殊使用三级。

二、建立健全抗菌药物使用动态监测超常预警实施方案,即:药学部对每种药品制定药品使用数量超常警戒线,对用量超出警戒线的药品实行控量和停止使用等处罚措施,并做好记录。

三、药学部对医院、各科室和医生用药情况定期进行排位,对使用数量或使用金额前10位的抗菌药物,以及单品种使用金额月增长幅度异常的品种,在全院范围内予以公示。

四、管理小组每月对医院抗菌药物使用量排名前10位的医师以及前10名科室的合理用药进行检查考评,并将结果公示或将相关信息反馈给临床科室。

五、建立健全药品使用信息查询统计保密规定,统一管理药品使用信息,防止相关药品使用信息流入非法人员手中,原则上只有药学部和信息科才具有药品使用信息查询的权力。对具有药品使用信息查询权力的人员做好保密教育工作。

六、检验科定期公布全院耐药菌监测报告,确保抗菌药物的正确使用。

七、感控办要定期检查围手术期抗菌药物使用的情况。

八、定期在全院进行抗菌药物合理用药的培训以及医德医风教育,并对存在的问题及时进行整改。

九、严禁医药代表在临床一线进行促销活动,一经查实,立即停止该药在医院的使用权。

抗菌药物临床应用情况诫勉谈话制度

为加强抗菌药物临床应用管理,促进临床合理使用,控制细菌耐药,加大对抗菌药物不合理应用的源头管理,根据卫生部相关文件和医院有关文件规定,制订本制度。

一、适用范围

1. 由上级批转、抗菌药物临床应用管理工作小组反映以及其他渠道反映的相关科室及个人在抗菌药物合理使用方面存在的问题,情节较严重的;

2. 对抗菌药物使用不合理的科室、个人,经初步沟通教育仍无改进;

3. 发生一次严重不合理或一年内三次不合理用药;

4. 有关部门或上级领导认为有谈话诫勉必要的。

二、谈话对象

1. 抗菌药物不合理使用情况较严重的科室主任及相关负责人;

2. 抗菌药物不合理使用存在严重问题的个人。

三、谈话程序

1. 对中层干部谈话,由党政办、医务部提出意见,经分管院领导同意后进行;

2. 对科室内个人谈话,由医务部及科室决定并组织实施,事后将结果报党政办公室及抗菌药物临床应用管理领导小组并记录。

四、注意事项

1. 进行诫勉谈话时,实施谈话者不得少于 2 人,并做好相应记录;

2. 谈话前要事先通知被谈话人,约定谈话时间及地点;

3. 允许被谈话人对告诫的内容进行解释、说明和陈述,对谈话内容予以保密;

4. 对由举报引起的诫勉谈话,谈话人不得向被谈话人泄露举报人的姓名、身份,不得将举报材料的原件和复印件交给被谈话人;

5. 被谈话人接到谈话通知后,要自觉接受谈话,不得借故推诿、拖延;被谈话人要实事求是地回答问题,提供有关材料,不得编造隐瞒事实;

6. 谈话人可根据实际需要,要求被谈话人提供书面材料。

五、诫勉谈话的后续工作

1. 谈话人要明确指出被谈话人的问题,对其进行批评教育,并限期改正;

2. 谈话了解所反映问题不属实,应教育被谈话人正确对待,本着有则改之,无则加勉的态度对待所反映的问题;

3. 经谈话,发现被谈话人确实存在抗菌药物合理应用严重问题时,应对其进行核查,并根据事实及其严重程度,依据有关规定和程序处理。

六、相关文件和表单

《诫勉谈话记录单》

常见手术预防用抗菌药物管理规定

为加强医院常见手术预防用抗菌药物管理,根据《抗菌药物临床应用指导原则(2015年)》《上海市〈抗菌药物临床应用指导原则〉实施细则(试行)》和卫办医政发[2009]38号文件,促进抗菌药物的合理使用,特制订本管理规定。

一、严格管理常见手术的抗菌药物预防性使用

为加强围手术期抗菌药物预防性应用的管理,改变过度依赖抗菌药物预防手术感染的状况,对具有预防使用抗菌药物指征的常见手术,必须参照《抗菌药物在围术期预防应用的品种选择》(见表9)选用抗菌药物。特殊情况下,可以根据临床实际需要,合理使用其他抗菌药物,但必须说明理由,并记录在病程记录中。

二、加强Ⅰ类切口手术预防使用抗菌药物的管理和控制

静脉输注应在皮肤、黏膜切开前0.5～1小时内或麻醉开始时给药,在输注完毕后开始手术,保证手术部位暴露时局部组织中抗菌药物已达到足以杀灭手术过程中沾染细菌的药物浓度。万古霉素或氟喹诺酮类等由于需输注较长时间,应在手术前1～2小时开始给药。

预防用药维持时间:抗菌药物的有效覆盖时间应包括整个手术过程。手术时间较短(<2小时)的清洁手术术前给药一次即可。如手术时间超过3小时或超过所用药物半衰期的2倍以上,或成人出血量超过1 500 mL,术中应追加一次。清洁手术的预防用药时间不超过24小时,心脏手术可视情况延长至48小时。清洁-污染手术和污染手术的预防用药时间亦为24小时,污染手术必要时延长至48小时。过度延长用药时间并不能进一步提高预防效果,且预防用药时间超过48小时,耐药菌感染机会增加。

医院感染管理科和药学部每月要重点抽查Ⅰ类切口手术的病历,严格考核,专项管理。

三、严格控制氟喹诺酮类药物在手术中的预防使用

1. 经验性治疗:可用于肠道感染、社区获得性呼吸道感染和社区获得性泌尿系统感染。

2. 目标治疗:可用于其他感染性疾病,要在病情和条件许可的情况下,逐步实现参照致病菌药敏试验结果或本地区细菌耐药监测结果选用。

3. 预防用药:严格控制其作为外科围手术期预防用药,仅在泌尿外科手术

中可选用环丙沙星作为备选药物。

4. 尽量避免使用有确切安全性隐患的药物,如司帕沙星可以导致明显心电图 QTC 延长与光敏性皮炎,洛美沙星与氟洛沙星光毒性突出,加替沙星可以引起糖尿病患者血糖紊乱,培氟沙星导致肌腱炎与跟腱断裂等。

5. 不宜作为儿童常规药物使用,老年人用药要适当减少剂量。

抗肿瘤药物临床应用管理规定

抗肿瘤药物是肿瘤综合治疗的重要组成部分，为规范其临床应用，提高疗效，减少不良反应，保障患者的医疗质量和用药安全，根据《药品管理法》《医疗机构药事管理规定》《处方管理办法》及《抗肿瘤药物临床应用指导原则（征求意见）》等有关法律法规的规定，结合医院实际，制订本管理制度，管理重点为细胞毒类和靶向治疗药物。

一、临床应用基本原则

1. 权衡利弊，最大获益。用药前须根据病情严格风险评估，权衡患者对抗肿瘤药物治疗的接受经济能力，评估可能出现的不良反应的耐受力。

2. 目的明确，治疗有序。应针对患者肿瘤临床分期和身体耐受情况，进行有序治疗，并明确每个阶段的治疗目标。

3. 医患沟通，知情同意。用药前务必与患者及其家属充分沟通，说明治疗目的、疗效、给药方法以及可能引起的不良反应等，签署知情同意书，病历中应有相应记录。

4. 治疗适度，规范合理。应依据业内公认的临床诊疗指南、规范或专家共识实施治疗，确保药物适量、疗程足够，避免治疗过度或治疗不足。

5. 熟知病情，因人而异。应根据患者年龄、性别、种族以及肿瘤的病理类型、分期、耐受性、分子生物学特征、既往治疗情况、个人治疗意愿、经济承受能力等因素，综合制订个体化的抗肿瘤药物治疗方案，并随患者病情变化及时调整。特殊年龄（新生儿、儿童、老年）及妊娠期、哺乳期妇女患者和有重要基础疾病的患者需使用抗肿瘤药物时，从严掌握适应证。

6. 不良反应，谨慎处理。须按照说明书谨慎选择抗肿瘤药物，充分认识并及时发现可能出现的不良反应，临床科室应制订常用化疗方案严重不良反应的救治预案。

二、分级管理

根据抗肿瘤药物特点、药品价格等因素，将抗肿瘤药物分为特殊管理药物、一般管理药物和临床试验用药物三级进行管理。分级管理目录另行制订，并根据需要修订。（详见肿瘤化学治疗药物的分级管理）

三、临床应用管理

1. 药品调配：抗肿瘤药物须凭执业医师开具的处方或医嘱，经药师审核后予以调配,复核无误方可发放或调配。

2. 给药复核:患者使用前,执业护士必须核对患者信息、药品信息,并仔细检查药品的外观状况,确认无误后方可执行给药。

3. 渗漏处理:相关科室应有抗肿瘤药物药液渗漏处置应急预案和办法。渗漏发生后,及时处理,以减轻对患者造成的局部损害。有较大刺激性的药物应采用深静脉给药。

4. 安全用药:应注意抗肿瘤药物与其他药物之间的配伍禁忌,抗肿瘤治疗导致的毒副反应。

5. 医护人员应加强抗肿瘤药物不良反应的监测,并及时报告严重的不良反应。

四、抗肿瘤药物的调配管理

1. 静脉用抗肿瘤药物应在医院静脉用药集中调配室进行调配与供应。

2. 静脉用抗肿瘤药物的冲配按《静脉用药调配中心危害药物冲配规程》执行。

五、抗肿瘤药物的人员资质管理

1. 应用抗肿瘤药物的临床医师须具有主治医师及以上专业技术职务和相应专业资质,并经过相应的专科培训且考核合格。特殊管理抗肿瘤药物须由副高及以上专业技术职务的医师开具处方,紧急情况下未经会诊同意或越级使用的,处方量不得超过1日用量,并做好相关病历记录。

2. 从事抗肿瘤药物集中配置工作的药学专业技术人员或护理人员应经过相关专业知识、操作技能、配置流程及安全防护等培训,经考核合格后方可从事集中配置工作。

六、管理与监督

1. 医院药事管理和药物治疗学委员会全面负责抗肿瘤药物临床应用管理,建立健全管理制度,促进、指导、监督抗肿瘤药物临床合理应用。组织开展安全与合理用药知识培训,进行监督检查,对不安全使用、不合理用药情况提出改进意见。

2. 考核结果纳入科室质量管理和综合目标考核。

肿瘤化学治疗药物的分级管理

为合理使用肿瘤化疗药物,根据《抗肿瘤药物应用指南原则》和《药物临床试验质量管理规范》,结合医院具体情况,特制订本分级管理制度。

一、分级原则

根据肿瘤化疗药物特点、药品价格等因素,将肿瘤化疗药物分为特殊管理药物、一般管理药物和临床试验药物三级进行管理。

(一)特殊管理药物

指药物本身或药品包装的安全性较低,一旦药品包装破损可能对人体造成严重损害,价格相对较高,储存条件特殊,可能发生严重不良反应的肿瘤化疗药物。

(二)一般管理药物

未纳入特殊管理和非临床试验用药物属于一般管理范围。

(三)临床试验用药物

指用于临床试验的肿瘤化疗药物。

(四)医院"肿瘤化疗药物分级管理目录"

由医院药事管理委员会根据《抗肿瘤药物应用指南原则》的规定制订,该目录涵盖了部分肿瘤化疗药物,新品种引进时应同时明确其分级管理级别。

二、使用原则与方法

(一)总体原则

坚持合理用药、分级使用,严禁滥用。

(二)具体使用方法

1. 临床试验用药物 依据国家食品药品监督管理局发布的《药物临床试验质量管理规范》中试验用药品管理的有关规定执行。

2. 一般管理药物 应根据病情需要,由主治及以上医师签名方可使用。

3. 特殊管理药物 必须严格掌握指针,须经过相关专家讨论,由副主任、主任医师签名方可使用。紧急情况下未经会诊同意或越级使用的,处方量不得超过1日用量,并做好相关病历记录。

三、处方权、配制权的获得

(一)处方权的获得

1. 具有执业医师资格;

2. 经培训合格后获得抗肿瘤药物处方权；

3. 每2年必须参加不少于1次的肿瘤化疗专业培训或学术活动。

（二）配制权的获得

1. 具有执业资格；

2. 在医院肿瘤科实习肿瘤化疗药物配置1个月以上；

3. 每2年必须参加不少于1次肿瘤化疗相关的护理培训或学术活动。

附：

1. 一般管理药物

甲氨蝶呤片；羟基脲片；氟他胺片；枸橼酸他莫昔芬片（三苯氧胺片）；（芙瑞）来曲唑片；（可怡）依西美坦片；（安道生）注射用环磷酰胺；注射用顺铂（冻干型）；注射用丝裂霉素；依托泊苷注射液

2. 特殊管理药物

注射用盐酸阿柔比星（阿克拉霉素）；（乐沙定）注射用奥沙利铂；（艾恒）注射用奥沙利铂；注射用吡柔比星；氟尿嘧啶注射液；（法玛新）注射用表柔比星；（艾达生）注射用盐酸表柔比星；注射用盐酸多柔比星（阿霉素）；注射用洛铂；（鲁贝）注射用奈达铂；（匹服平）注射用异环磷酰胺；（赛德萨）注射用阿糖胞苷；（赛德萨）注射用阿糖胞苷；（伯尔定）卡铂注射液；注射用甲氨蝶呤；注射用达卡巴嗪；注射用磷酸氟达拉滨；注射用氟脲苷；（健择）注射用盐酸吉西他滨；（泽菲）注射用盐酸吉西他滨；（希罗达）卡培他滨片；（米西宁）米托蒽醌注射液；（可弗）去氧氟尿苷胶囊；（维康达）替吉奥胶囊；（普来乐）注射用培美曲塞二钠；注射用盐酸博莱霉素；（亿迈林）盐酸伊立替康注射液；注射用硫酸长春新碱；（西艾克）注射用长春地辛；（民诺宾）酒石酸长春瑞滨注射液；（艾素）多西他赛注射液；紫杉醇注射液；（瑞宁得）阿那曲唑片；（康士得）比卡鲁胺片；（岩列舒）比卡鲁胺胶囊；（弗隆）来曲唑片。

血液制剂临床应用管理规定

为加强血液制剂的临床应用管理，进一步规范该类药物的临床应用，保障医疗质量和医疗安全，根据《生物制品管理规定》《血液制品管理条例》等有关规定，结合医院实际情况，制订本管理办法。

一、血液制品是指从人血液提取的任何治疗物质，包括全血、血液成分和血浆源医药产品，因全血和成分血临床应用另有管理办法，本办法所称血液制剂仅指血浆源医药产品。

二、贮存管理

血液制剂贮存应按说明书要求，严防冻结，实施 24 小时温度控制，每天温度记录不少于 2 次，任何时候发生温度异常，都必须查找原因。

三、临床应用管理

1. 开具血液制剂处方或医嘱时，应严格掌握适应证和禁忌证。必要时经医务部审核批准使用。

2. 药师调剂血液制剂时，须仔细审核医师开具的处方或医嘱，必要时查验同意使用审批书。

3. 加强血液制剂的不良反应监测与报告。用药过程中，医务人员应密切关注药品不良反应，一旦发生应立即按照相应制度及时处理。

四、监督与检查

1. 医院药事管理与药物治疗学委员会负责血液制剂临床应用管理，建立健全血液制剂临床应用的管理制度，监督检查，对不合理应用情况提出改进意见，以促进、指导、监督血液制剂临床合理使用。

2. 考核结果纳入科室质量管理和综合目标考核。

生物制品临床应用管理规定

为加强生物制品的管理，进一步规范该类药物的临床应用，保障医疗质量和医疗安全，根据《中华人民共和国传染病防治法》《生物制品管理规定》《中华人民共和国药典〈临床用药须知〉(2010)》的有关规定，结合医院实际情况，制订本管理制度。

一、生物制品的概念

生物制品是药品的一大类别，是指以微生物、细胞、动物或人源组织和体液等为原料，应用现代生物技术或传统技术而制成的制品，用于多种人类疾病的预防、治疗和诊断。人用生物制品包括：细菌类疫苗（含毒素类）、病毒类疫苗、抗毒素及免疫血清、血液制品、细胞因子、酶、体内及体外诊断制品，以及其他生物活性制剂，如毒素、抗原、变态反应原、单克隆抗体、抗原抗体复合物、免疫调节剂及微生态制剂。血液制剂使用参照医院《血液制剂使用管理制度》执行。

二、生物制品采购与贮存管理

1. 生物制品由药学部统一采购供应。其他任何科室或部门不得从事生物制品的采购、调剂活动，不得在临床使用非药学部门采购供应的生物制品。

2. 生物制品贮存应有专门的设施，具体贮存方法应按照药品说明书的规定实施。

三、临床应用管理

1. 生物制品临床应用应遵循相应的诊疗规范和指南，严格按照药品说明书规定使用。

2. 生物制品在使用前必须进行外观检查，安瓿有裂纹、标签不清、药液变色、有摇不散的异物、絮状物和经冻结者，均不可用。静脉用生物制品应根据药品说明书规定选择合适溶媒配制，不得与其他药物混合、配伍使用。

四、生物制品不良反应监测与报告

1. 生物制剂在使用时可能发生各种反应，特别是各种血清、类毒素、疫苗等制剂。一般反应有局部和全身反应；异常反应有晕厥、过敏性休克、变态反应、特异质反应等。为预防严重异常反应的发生，临床使用生物制剂要注意详细询问病史，有过敏史的患者易发生过敏性休克。注射动物血清制品前，应按照说明书要求进行过敏试验。

2. 加强生物制品不良反应监测，防范生物制品不良事件的发生。医护人员应掌握生物制品的不良反应及相应的处置方法，保障患者用药安全。发生药物不良反应时，要按照医院相关规定及时妥善处理并上报药品不良反应。

五、监督检查

1. 药事管理与药物治疗学专业委员会全面负责生物制剂的管理，建立、健全管理制度，促进、指导、监督生物制剂的临床合理应用，对不合理用药情况提出纠正与改进意见。

2. 考核结果纳入科室质量管理和综合目标考核。

临床药师制

为贯彻落实卫计委、国家中医药管理局、总后勤部卫健委《医疗机构药事管理规定》(卫医政发〔2011〕11号)中关于逐步建立临床药师制的要求,进一步推动医院的临床药学工作,转变药学服务模式,特建立临床药师制。

一、临床药师队伍是开展临床药学工作的必备条件,是医院人力资源的重要组成部分。医院成立由分管院领导、药学部、医务部及相关临床科室负责人组成的临床药师工作领导小组,并建立相关工作制度,保证临床药师工作的顺利开展。

二、临床药师岗位设置和要求

1. 医院至少有临床药师5名。其中,全科临床药师1名,专科临床药师4名。

2. 从事临床药师至少须具有药学本科以上学历。

三、临床药师工作职责与任务

临床药师应按照《药品管理法》及相关法律、法规和本单位的规章制度,具体承担本单位的临床药学工作,其主要职责是:

1. 深入临床,了解患者用药情况,为药物治疗的安全、有效、合理、经济进行全程服务。

2. 参加查房、会诊、病例讨论和疑难、危重患者的医疗救治,对重点患者进行药学监护、用药指导、用药分析与药物评价工作,协同医师做好药物使用遴选工作,对临床药物治疗提出意见或调整建议。

3. 积极开展治疗药物监测,设计个体化给药方案。

4. 结合临床药物治疗实践,开展药物利用评价和药物临床应用研究。

5. 掌握与临床用药相关的药物信息,提供用药信息与药学咨询服务,宣传合理用药知识;提供有关药物咨询服务,解决医护人员用药问题,为临床提供全面、准确的用药信息。

6. 积极参与药品不良反应/事件监测工作,及时做好资料的收集、整理、分析,并按照规定逐级上报,不良反应报告数不得少于床位数的10%。

7. 开展动态处方监测,避免或减少药物不合理应用和配伍。

8. 带教进修人员和实习学生。

四、临床药师工作流程

1. 深入病房巡视患者,询问和观察用药后的情况,了解患者病情变化和最新检查数据。

2. 参加医护组查房,在查房后的治疗讨论中提出用药建议。

3. 建立患者药历档案,分析患者用药、饮食及临床情况,记录所提出的用药方案或调整用药建议及其理由。

4. 对患者用药进行指导,宣传合理用药知识。

临床药师工作规范

为贯彻落实卫计委、国家中医药管理局、总后勤部卫计委《医疗机构药事管理规定》(卫医政发〔2011〕11号)及卫生部《关于开展临床药师培训试点工作的通知》(卫办科教发〔2005〕257号)的精神,探索建立医药互相协作、提高医疗服务质量的工作模式,加强临床药师规范管理,结合医院的实际情况,特制订此规范。

一、工作内容与指标

1. 每周3~5次参与临床查房(包括医学查房和药学查房),了解患者的病情与用药情况,对药物治疗提出建议和意见;每周3次在药物咨询室开展用药咨询。

2. 针对重点患者完成药历,每月至少交出1份有代表意义的药历,并做好工作记录。

3. 每月举行1次工作例会,交流心得,沟通信息,讨论疑难药历。

4. 每年开设药学讲座至少1次,公开发表论文1篇以上。

5. 参与危重患者的救治和病案讨论,并做好记录。

6. 收集、整理、分析、反馈药物安全信息,不漏报严重的药品不良反应/事件,每季度出1期含不良反应/事件内容的药讯。

7. 开展血药浓度监测、肿瘤药敏、药代动力学研究等实验室工作,并提出个体化给药建议。

8. 运用药物信息与合理用药软件,为临床提供快捷、全面、准确的用药信息。

9. 带教进修人员和药学院实习学生,指导进修人员完成2~3篇药历。

10. 负责医院处方点评工作。

二、职绩考核

1. 药学部每季度组织1次临床药师工作考核,全年共4次;领导小组参照药学部每季度考核结果,每年组织1次临床药师工作的职绩考核。

2. 按工作内容与指标项下的条款逐条考核,有制度、有记录、完成各项指标为优秀;有制度、记录不全、各项指标基本完成为良好;各项指标完成不佳为不合格。

临床药师培养制度

为了临床药师直接参与临床用药实践,提升参与临床药物治疗工作的能力,根据国家相关政策法规要求,特制订本制度以指导培训工作。临床药师集中培训时间为1~2年。

一、培养目标

经过1~2年的临床培训,受培训药师在完成培训计划以后,能系统掌握治疗专科常用药品的药理学知识;熟悉专科常见疾病的诊断和临床医疗过程;具有参与专科临床药物治疗方案设计、讨论与评价的能力,能够根据患者疾病情况进行药物的选择使用;具有在临床实践中发现、解决、防止潜在的或实际存在的用药问题的能力;具有与患者、医师及护理人员交流沟通的能力;具备在今后可持续开展临床药学工作的能力。

二、培养方法

(一)培训时间:半脱产培训1~2年。

(二)培训老师:由临床科室主任、1名主管以上的临床药师和1名主治医师以上专科临床医师组成培训小组,每个培训小组带1名受训者参与临床用药实践。

三、培养内容与要求

(一)综合素质培训

1. 掌握《抗菌药物临床应用指导原则》《医疗机构药事管理规定》等相关法规文件的相关内容。

2. 通过职业道德和法律法规知识教育,受训者应具有职业责任感、法律意识,能自觉规范自身职业行为,尊重患者,维护其合理用药权益。

(二)临床知识与技能培训

1. 了解相关解剖生理特点。

2. 具有对专科疾病包括病因、解剖、病理生理的基本了解。

3. 了解下列诊疗方法和技术在专科疾病诊疗中的应用价值:① 病史采集;② 体格检查;③ X线检查;④ 常见典型心电图;⑤ 超声;⑥ 其他非侵入性诊断技术。

4. 熟悉专科常见症状在专科疾病诊疗中的应用价值及意义。

5. 熟悉以下专科疾病相关的实验室检查结果,对相关临床检验具有分析和应用能力。① 血液常规、各项生化检查、微生物学检查;② 尿液常规、细菌培养;③ 粪便常规;④ 血糖;⑤ 心肌损伤标志物检测;⑥ 血气分析;⑦ 血清抗体测定等。

6. 掌握专科中常见的 5 种以上疾病的临床表现、诊断要点、鉴别诊断、处理原则及已发布的相关治疗指南。

7. 熟悉专科危重症的诊断要点、抢救措施及用药治疗方案,每周定期深入临床,进行用药调查,查阅药物治疗与医嘱纪录,阅读重点病历,了解危重患者的用药情况,征求意见并协调处置。

8. 掌握阅读理解专科病历的能力。保证一直有一份运行的专科药历。

(三) 药物知识与临床用药实践技能培训

1. 掌握专科常见疾病的药物治疗原则与最佳选择用药,熟悉药物治疗结果评价方法,制定合理的药物治疗方案。

2. 具有针对特殊患者群(老人、孕妇、婴幼儿、心功能、肝功能或肾功能异常、低蛋白血症)制订个体化用药的能力。深入临床承担医师、护士、患者提出的用药监测服务。

3. 掌握撰写专科临床药历的能力,对血药浓度监测结果进行解释,必要时协同医师重新修订给药方案。

4. 掌握专科常用药物的中毒指标与临床结果分析能力。

5. 培养发现用药问题并解决的能力,具备初步发现可能存在的不合理或需注意的用药处方的能力。

6. 应掌握专科 50 种以上常用药品的作用机理、药效学、药代动力学、适应证、常用剂量和给药方法、不良反应、禁忌证、药物相互作用、临床评价、有关药品的“专家共识”等知识与技能。

7. 具有利用计算机网络检索国内外药学文献,阅读和分析所培训专科临床药物治疗的中外文文献的能力。每年撰写一篇论文。

(四) 沟通与交流技能培训

1. 学习如何开展药学信息咨询服务工作,能主动并及时了解患者与医护人员在药物信息方面的问题与需求,提供包括临床用药中的实际或潜在的用药问题及时向有关医护人员提出警示、解决方案,向护理人员提供药品配制、储存的知识等相应药物信息与咨询服务。

2. 在带教临床药师指导下,进行药学查房,正确评估患者用药依从性,关注患者的治疗需求,及时为患者提供适宜的用药指导。每月进行一次病例讨论或讲评。

（五）专业理论知识培训

1. 以自学为主。

2. 学习的科目包括

（1）解剖学

（2）病理生理学

（3）药理学或专科药物治疗学

（4）内科学

（5）临床药物治疗学

（6）药学文献检索

（7）（药物）流行病学

（8）治疗药物监测

（9）诊断学

四、相关文件和表单

《临床药师考核表》

临床药师月工作量考核表

___年___月　　　　　　　　临床药师_____　职称_____

工作类别	工作内容			
日常工作	提出用药建议	每例 0.5 分,被采纳每例 4 分	采纳	次
	调剂部门干预不合理用药	每例 0.5 分,被采纳每例 4 分	采纳	次
	处方前置审核	每例 0.5 分,被采纳每例 4 分	采纳	例
	用药教育（须有患者签字）	每例 1 分		
	用药咨询	次	每次 1 分	
	处方点评	具体内容: 南院 30 分;本部 30 分		
	上报 ADR	严重的或新的每例 2 分;一般的每例 1 分	严重/新的	份
	病例讨论	参加___次 1 分,记录___次 5 分		

工作类别	工 作 内 容		
日常工作	药学门诊接诊患者	1 个患者 1 分人	
	会诊	每例会诊 6 分次	
	查房	≥8 次(5 分)	
	药历	≥1 份(5 分)	
其他工作	授课	院外授课每次 10 分;院内每次 5 分	
	完成国家细菌耐药性监测网数据上报工作	每月 30 分	
	完成 GCP 工作	每月 30 分	
	带教	每月带教学员,圆满完成工作,得 30 分	
	论文、课题	发表当月国内核心期刊 30 分;SCI50 分;分值 2 分以上 60 分,3 分以上 80 分,以此类推 申请获得国家自然科学基金项目,当月 100 分 其他课题酌情给分	
	其他临床药师工作		
备注	请分享几个你认为最成功的 1. 干预案例;2. 用药建议;3. 会诊病例;4. 门诊接诊病例;5. 处方前置审核;6. 其他(你认为成功的) 如在考评会上被认可,每例得 8 分。		

注:其他工作可在备注中加以说明。

临床药师培训基地管理办法

为规范医院临床药师培训基地的管理,确保培训质量,提高临床合理用药水平,根据卫生部《关于开展临床药师培训试点工作的通知》(卫办科教发〔2005〕257号)及《卫生部临床药师培训基地管理办法》(试行),制订本办法。

一、成立"医院临床药师培训工作领导小组",负责临床药师培训的组织领导,药学部具体负责临床药师培训工作。培训工作领导小组由药学、教学、医务、人力资源部以及相关临床科室的专家组成,负责制订临床药师培训计划,并切实做好对培训的业务指导。

二、培训工作领导小组下设临床药师培训办公室,负责实施临床药师培训教学、考核和培训质量监督。药学部主任、办公室主任、药学部临床药师负责培训基地的日常培训和管理工作。

三、办公室在培训基地领导小组的领导下处理与临床药师培训工作相关的带教工作。培训基地根据培养工作需要成立带教组。每个带教组由一名临床药师和两名临床医师组成。临床药师负责学员的药学带教工作,临床医师负责本科室轮转期间的临床带教工作。每个带教组承担2~3名学员的带教任务。

四、医务部、教学办协助对学员进行管理。

五、培训方式:在临床药师和临床医师指导下,以直接参与临床用药实践为主,理论课程教育为辅,紧密结合临床工作实际,提升学员参与临床药物的能力。

六、按卫健委要求对带教老师和学员进行管理,建立健全临床药师培训基地的各项规章制度,认真执行专业培训计划,规范工作记录书写。所有记录资料存档,统一管理。

七、严格规范请假制度,一般不准事假。特殊情况请假须经批准,缺课时间利用周末及节假日弥补,以确保培训总时间不变。

八、培训基地收支账务独立立账(挂靠药学部),按国家和医院的有关标准收取进修培训费和住宿费。经费支出统一管理,专款专用。

新药审批制度

一、新药审批会议制度

1. 新药审批须由药事管理与药物治疗学委员会讨论决定。药事管理与药物治疗学委员会原则上每年召开不少于 2 次全体会议,参加会议人数须超过应到人数的 4/5 以上。

2. 药学部将初选合格的新药申请表整理汇总,编制"药事管理与药物治疗学委员会讨论药品目录",标明每个品种的商品名、化学名、剂型、规格、报销属性、申请科室、主要用途、生产厂家、参考价格等属性。

3. 参会人员每人一份目录,听取申请表相关内容介绍。经讨论后,在"药事管理与药物治疗学委员会讨论药品目录"上无记名投票。

4. 得票超过参会人数 2/3 者为批准购入新药,并填写"药事管理与药物治疗学委员会新药审评意见"。

5. 药事管理与药物治疗学委员会可根据申请情况确定是否请申请人到会答辩。

新药引进 3 个月在院内未使用的,药学部可根据规定退药;无法退药的,计入科室成本。

二、新药申请及审批程序

(一)临床科室申请

1. 凡申请购入医院从未使用过(不同的通用名)或因各种原因停用 1 年以上的药品,均应由申请科室填写"新药申请表","新药申请表"原则上均须填写淘汰的药品品种名称。同一品种(不同商品名)除非与医院现有药品相比在价格、安全性和有效性方面有明显优势,否则不应填写新药申请报告。

2. 专科用药须由相应的专科申请,一般情况下西药由西医科室申请,中药由中医科室申请。

3. 每个临床科室应对每年申请的新药总数进行控制。

4. 新药申请须由科主任负责填写申请报告,网上提交。申请表中的各项内容应填写完整、清晰。科室主任应对申请用量负责,购入后若造成积压浪费由申请科室承担责任。

(二)药学部对新药报告进行审查并编制"药事管理与药物治疗学委员会讨

论药品目录"

1. 药学部可退回有疑义的申请报告。

2. 按照申请科室汇总,编制"药事管理与药物治疗学委员会讨论药品目录",内容包括每个申请品种的商品名、主要成分、剂型、规格、报销与否(甲、乙分类)、申请科室、申请日期、主要用途、生产厂家、参考价格等。

3. 药学部根据厂家信誉、药品包装、说明书、质量标准级别等确定选择生产厂家,并对药品质量全程负责。

(三) 药事管理与药物治疗学委员会审批

1. 由药学部主任提供药品有关情况,委员们确认药品特性。根据临床研究报告结果,核定该药是否为医院需要引进的新药。

2. 采用无记名投票方式,对每个药品逐一进行投票,结果由药学部统计并公布。

3. 得票超过参会人数 2/3 者为批准购入新药。

(四) 可优先考虑的新药

1. 社会医疗保险目录内甲类药品。

2. 由医院参加新药临床研究的疗效确切的产品。

3. 为防止品种无限制增加,可优先选择能够替换淘汰同类老药的药品。

(五) 自费药品的审批

自费药品的审批程序同医保药品,数量可根据医院发展需要而定。

三、临时用药申请、相同品种(或相似品种)或恢复品种的申请及审批

1. 临时用药申请仅适用于抢救急需。突发性疾病急需或外院专家会诊急需的药品,由科主任申请一次性购入,须注明申请理由和数量。

2. 药学部审核该药品的合法性,并签署是否有同种可替代药品,有替代品种的不予临时采购。

3. 临时用药申请由药学部主任和药事管理与药物治疗学委员会主任委员审批。

4. 情况紧急时可先由临床科室主任向药学部主任提出口头申请,同时将新药临时采购申请单交至药库购买,事后再补办审批手续。

5. 临时采购的新药有剩余的,计入科室成本,药学部不办理退货(死亡病例除外)。

6. 临床科室应严格控制临时用药的申请数量。

7. 相同品种(或相似品种)或恢复品种的申请原则上由药学部进行审核,药学部主任同意后,报请药事管理与药物治疗学委员会,经主任委员口头或书面审

批同意后或经药事管理与药物治疗学委员会讨论同意后,方可进药。

四、新药的采购

新药的采购由药学部药库负责,药库必须收集下列相关资料并审核无误后方可采购。

1. 生产厂家提供的新药证书及药品生产批件;

2. 产品质量标准:包括法定标准、厂标标准、省市级以上标准药检报告;生产厂家 3 个批次的药检报告;

3. 上海市物价单(加盖企业公章);

4. 营业执照、药品经营企业许可证或药品生产企业许可证(并加盖公章);

5. 药品 GMP 证书;

6. 进口药品须提供由国家药品监督管理局制定口岸药检所出具的《进口药品检验报告》;由国家药品监督局核发的有效期内的《进口药品注册证》或《一次性进口药品批件》,并加盖供货单位公章;

7. 商标注册证和药品说明书;

8. 加盖公司公章和公司法定代表人印章或签字的公司法定代表人委托授权书原件,受委托的销售员身份证复印件,授权书应明确授权范围;

以上各项规定的解释权归药事管理与药物治疗学委员会主任委员。

药品退出淘汰制度

为了确保医院药品目录中的药品符合"临床需要、疗效确切"的原则，同时又满足医院发展的需要，在引进新药品种的同时，将对在院药品的使用情况、药品质量作相关评价，及时更新药品目录。有下列情况之一者将作为退出淘汰药品处理。

一、临床相关科室提出书面申请，药事管理与药物治疗学委员会讨论认可。

二、院内连续发生药品不良反应/事件的相关药品，经临床科室同意和药事管理与药物治疗学委员会主任审批同意。

三、国家和省市药品监督管理规定停止使用的药品。

四、没有特殊原因连续 6 个月没有使用的药品(抢救备用药品除外)。

五、国家药品不良反应监测中心发布存在严重不良反应/事件相关药品。

六、质量存在严重问题的药品，包括抽检不合格的药品。

七、药品使用过程中如发现该药违反国家法律法规并经查实的药品。

八、医院规定停止使用的药品。

九、未中标药品。

十、因其他需要退出或淘汰的药品。

医师处方权信息开通、转换的有关规定

本规定适用于执业注册在医院并已根据《处方权管理制度》批准有普通处方权和精神、毒麻处方权的执业医师。

一、具有普通处方权的执业医师可在门诊、住院医生工作站开展相应权限的医疗执业活动。

二、具有精神、毒麻药品处方权的执业医师可在门诊、住院医生工作站从事相关治疗活动。

三、普通处方权，精神、毒麻处方权经医务部审批同意后3个工作日内将本人处方权限（按职称）签名样章以书面形式通知信息科、门急诊办公室、药学部的门急诊药房和病区药房、财务部、人事部及所在科室。

四、有处方权的人员因各种原因发生人事或行政管理岗位变动导致医疗执业范围变动的，由人力资源部或院办在变动后2个工作日内通知医务部或门急诊办公室。门诊变更由门急诊办公室审批后通知信息科，住院工作站变更由医务部审批后通知信息科。

五、新进人员或离院的医技人员，由人力资源部书面通知医务部，医务部协助此类人员办理处方权授予或取消手续并将处方权信息通知到药学部、门急诊办公室、财务部、信息科及所在科室。

六、因各种原因要求变更或申请处方权信息的执业医师，填写"开通/变更/增加处方权信息审核表"，医务部或门急诊办公室根据医院人事部门或院办下达的相关通知进行审核，3个工作日内将审核意见送达信息科并反馈本人及科室。

七、信息科接到医务部或门急诊办公室送达的"开通/变更/增加处方权信息审核表"通知后，2个工作日内负责为其开通各工作站的处方权限并进行日常维护管理。

八、信息科未接到医务部或门急诊办公室送达的医师"开通/变更/增加处方权信息审核表"，不得擅自更改医师处方权限。

九、收费项目相关问题与财务部沟通协调解决。

十、本规定从发布之日起实施。

医疗用毒性药品管理制度

为了严格管理医院医疗用毒性药品,根据国务院颁布的《医疗用毒性药品管理办法》及有关规定,制订本制度。

一、医疗用毒性药品是指毒性剧烈、治疗剂量和中毒剂量相近,使用不当会致人中毒或死亡的药品。

二、药学部对毒性药品的管理和使用,按国务院关于《医疗用毒性药品管理办法》的精神进行采购、管理和使用。

三、医疗用毒性药品只限本单位医疗、教学和科研使用,严禁非法使用、储存、转让或借用。

四、医生应当根据医疗需要合理使用毒性药品,严禁滥用。医疗用毒性药品处方每次剂量不得超过 2 日极限用量。

五、调配医疗用毒性药品处方时必须认真负责,计量准确。毒性药品称量应使用合格的专用戥秤,包装容器应有毒药专用标志。按医嘱注明要求,并由配方人员及具有药师以上技术职称的复核人员签名盖章后方可发出。对处方未注明"生用"的毒性中药,应当配炮制品;加工炮制毒性中药,必须按照《中华人民共和国药典》或省级卫生行政部门制定的《炮制规范》的规定进行,并有相应炮制和双人签字。如发现处方有疑问时,须由原处方医生重新审定后再进行调配。

六、医疗用毒性药品的入库及领发必须当场验收,准确无误后双方签名,以示确认。

七、医疗用毒性药品须专柜加锁保管,专人保管,专用账册,做到账物相符。保管员调动工作时要认真做好交班工作。

八、医疗毒性药品处方一次有效,处方保存 2 年备查。

放射性药品使用管理制度

为了加强医院放射性药品的管理,根据《中华人民共和国药品管理法》和《放射性药品管理办法》的规定,结合医院实际情况,制订本管理制度。

一、放射性药品是指用于临床诊断和治疗的放射性核素制剂或者其标记药物。

二、药学部、放射科按国务院关于《放射性药品管理办法》的精神对放射性药品进行采购、管理和使用。

三、放射性药品只限于医院医疗、教学和科研之用,严禁非法使用、储存、转让或借用。

四、医院必须严格按照"放射性药品使用许可证"所规定的范围使用放射性药品。

五、放射科须配备与其医疗任务相适应的,并经核医学技术培训的技术人员。非核医学专业技术人员未经培训,不得从事放射性药品使用工作。

六、由放射科科主任及科主任授权的专人负责订货,严格按有关规定向有资质的厂商订购有批准文号的放射性药品,放射性药品到货后应查看其有效期,及时登记(出厂日期、批号、比活度、总活度、生产厂商、到货日期)。指定专人妥善保管放射性药品(有的需冷藏),以防变质,每次使用应有记录(使用量、剩余量)。治疗剂量应有专人核对、复测放射性活度并做好记录,用完或过期失效处理应有注销记录。药学部负责放射性药品相关信息的维护。

七、放射科按以下要求使用放射性药品。

1. 放射性药品使用目的和途径。

(1)给药目的分为:诊断用药或治疗用药;

(2)给药途径分为:静脉注射、口服、腔内注射或植入,此外还有介入方法给药,宜仔细区别,切勿搞错!

2. 遇危重患者、儿童或其他特殊患者应及时与主管医师联系。

3. 放射性药品注射室应严格执行查对制度。

(1)首先查对放射性药品的品名(中英文名称)、活度、注射或口服用途、标定日期。

(2)其次查对申请单:姓名、性别、年龄、科别、病室、床号、住院(门诊)号、显像项目、应用药物名称、活度、用药途径（静脉注射或口服）、医师签名等。

（3）给药（静脉注射或口服）时再次查对：患者姓名、性别、年龄、科别、病室、床号、住院（门诊）号、申请项目与放射性药品及活度是否相符。

（4）给药后，工作人员应签名，在记录登记表上标明药品名称、活度，特别是给药时间（日期、小时、分）。

（5）其他注意事项：① 心肌灌注负荷试验应有医师在场观察；② 放射性核素治疗项目，应签署患者知情同意书；③ 注射室有专用抢救药品和设备。

4．放射性药品注射室

（1）每天经紫外线消毒，并保持清洁卫生。

（2）工作人员进行注射时应穿戴好工作衣、口罩、帽子、手套、铅橡皮围裙，并佩戴热释光个人剂量仪。

（3）注射室应配有放射性污染监测仪、放射性活度测定仪、铅屏蔽等。

（4）及时更换消毒棉球及器具。

（5）放射性废物应用专用容器存放。

八、放射科负责放射性药品不良反应的收集工作，并按规定的程序及时向上级主管部门报告。

九、多种原因可造成放射性药品内在质量（变质、失效、过期等）或外观质量发生变化，不能继续使用者应按放射性废物处理。放射性废物（包括患者排泄物）必须按国家有关规定妥善处置。

贵重药品使用、监测与预警管理规定

为规范医疗行为,严格遵循安全、有效、经济的用药原则,促进临床合理、规范用药,加强贵重药品使用、监测管理,根据国家《中华人民共和国药品管理法》(中华人民共和国主席令第 45 号)、《中华人民共和国药品管理法实施条例》《处方管理办法》(中华人民共和国卫生部令第 53 号)等法律法规以及药事管理工作的有关要求,制订本管理规定。

一、贵重药品是指价格高且临床使用量大的药品。主要包括抗菌药物、血液制品、心血管药物、抗肿瘤药物和生物制品等。贵重药品的目录由医院药事管理与药物治疗学委员会确定,由药学部根据药品消耗情况和合理使用情况定期进行修订。

二、根据贵重药品在临床治疗方面的安全性、有效性、经济性及治疗范围和国家相关法律法规的要求,对主任(副主任)医师、主治医师、住院医师等不同级别医师分别赋予不同的临床使用权限;对低级别医师确需使用非规定使用权限内的药品,须经有使用权限的医师审核批准。

三、临床医师必须严格按照药品使用说明书和医疗保险的有关规定使用贵重药品。使用费用较高的贵重药品,应告知患者(或代理人)。

四、药学部定期对医院贵重药品的使用情况进行统计,抽查排名前 10 位或单品种使用金额月增长幅度较大的部分品种进行合理用药分析,对存在的不合理用药现象,提交医务部纳入月质量考核,反馈临床科室主任;对存在的问题及时进行整改,整改不力者提交药事管理与药物治疗学委员会,并在医院网站或《药讯》上发布分析结果。

五、药学部对使用过程中出现异常波动且存在过度使用的药品实行控量和停止使用等超常预警,并报医务部、门急诊办公室。对开具过度用药处方的医生,医务部、门急诊办公室将提出警告,必要时予以限制其处方权或取消处方权等处罚。

六、药学部药品调剂部门应严格按照有关制度对贵重药品进行验收和保管;建立专门的收支账目,每日盘点,做到账物相符;对账物不符合的药品进行原因分析,并做好记录。

七、贵重药品在储存、养护、使用等过程中发生内在质量变化(如变质、失效、过期等)或外观质量变化(如外包装严重破坏、破损、字迹不清等)的,按照《药品报损销毁制度》中有关要求进行报损和销毁。

八、药学部定期在全院进行药物合理使用的培训,不断增强临床医师合理用药意识。

九、医院各部门要做好贵重药品使用中出现的不良反应信息的收集和上报工作。

十、严禁医药代表以不同形式进行促销活动,一经查实立即停止该药在医院的使用权。

肠外营养疗法分级管理制度

肠外营养支持是纠正和救治营养不良的有力措施,但使用和管理不当可引起较多且严重的并发症。为实现住院患者营养支持治疗的合理、安全的目标,制订本规定。

一、对于大手术、创伤的围手术期患者,肠外瘘患者,炎性肠道疾病患者,严重营养不良患者的肠外营养支持须主治或主治以上医师实施。

二、对合并有重要脏器功能不全如肝功能不全、肾功能不全、心功能不全、肺功能不全的患者,炎症粘连性肠梗阻、重症胰腺炎患者的肠外营养支持,应用特殊肠外营养制剂如丙氨酰谷氨酰胺、脂肪乳注射液(C14-24)、中长链脂肪乳注射液、克林维[脂肪乳(10%)/氨基酸(15)/葡萄糖(20%)注射液]等,需要副主任医师或以上医师实施。

三、医院定期对全院医师进行肠外营养支持疗法的培训。

四、医务部、药学部、营养科对全院肠外营养的处方及合理性应用,每季度进行一次督导检查,对违规行为予以通报,按有关规定予以处罚。

糖皮质激素类药物使用规范

一、糖皮质激素治疗性应用的基本原则

糖皮质激素在临床广泛使用,主要用于抗炎、抗毒、抗休克和免疫抑制,其应用涉及临床多个专科。应用糖皮质激素要非常谨慎。正确、合理应用糖皮质激素是提高疗效、减少不良反应的关键。正确、合理应用主要取决于以下两方面:一是治疗适应证是否准确;二是品种及给药方案是否正确、合理。

(一)严格掌握糖皮质激素治疗的适应证

糖皮质激素是一类临床适应证尤其是相对适应证较广的药物,但是,临床应用的随意性较大,未严格按照适应证给药的情况较为普遍,如单纯以退热和止痛为目的使用糖皮质激素,特别是在感染性疾病中以退热和止痛为目的使用。糖皮质激素有抑制自身免疫的药理作用,但并不适用于所有自身免疫病治疗如慢性淋巴细胞浸润性甲状腺炎(桥本病)、1 型糖尿病、寻常型银屑病等。

(二)合理制订糖皮质激素治疗方案

糖皮质激素治疗方案应综合患者病情及药物特点制订,治疗方案包括选用品种、剂量、疗程和给药途径等。本《使用规范》中除非明确指出给药途径,皆为全身用药,即口服或静脉给药。

1. 品种选择:各种糖皮质激素的药效学和人体药代动力学(吸收、分布、代谢和排出过程)特点不同,因此各有不同的临床适应证,应根据不同疾病和各种糖皮质激素的特点正确选用糖皮质激素品种。

2. 给药剂量:生理剂量和药理剂量的糖皮质激素具有不同的作用,应按不同治疗目的选择剂量。一般认为给药剂量(以泼尼松为例)可分为以下几种情况:① 长期服用维持剂量:2.5~15.0 mg/d;② 小剂量:<0.5 mg $\cdot$ kg^{-1} $\cdot$ d^{-1};③ 中等剂量:0.5~1.0 mg $\cdot$ kg^{-1} $\cdot$ d^{-1};④ 大剂量:大于 1.0 mg $\cdot$ kg^{-1} $\cdot$ d^{-1};⑤ 冲击剂量(以甲泼尼龙为例):7.5~30.0 mg $\cdot$ kg^{-1} $\cdot$ d^{-1}。

3. 疗程:不同的疾病糖皮质激素疗程不同,一般可分为以下几种情况:

(1)冲击治疗:疗程多小于 5 天。适用于危重症患者的抢救,如暴发型感染、过敏性休克、严重哮喘持续状态、过敏性喉头水肿、狼疮性脑病、重症大疱性皮肤病、重症药疹、急进性肾炎等。冲击治疗须配合其他有效治疗措施,可迅速停药,若无效,大部分情况下不可在短时间内重复冲击治疗。

（2）短程治疗：疗程小于1个月，包括应激性治疗。适用于感染或变态反应类疾病，如结核性脑膜炎及胸膜炎、剥脱性皮炎或器官移植急性排斥反应等。短程治疗须配合其他有效治疗措施，停药时需逐渐减量至停药。

（3）中程治疗：疗程3个月以内。适用于病程较长且多器官受累性疾病，如风湿热等。生效后减至维持剂量，停药时需要逐量递减。

（4）长程治疗：疗程大于3个月。适用于器官移植后排斥反应的预防和治疗及反复发作、多器官受累的慢性自身免疫病，如系统性红斑狼疮、溶血性贫血、系统性血管炎、结节病、大疱性皮肤病等。维持治疗可采用每日或隔日给药，停药前亦应逐步过渡到隔日疗法后逐渐停药。

（5）终身替代治疗：适用于原发性或继发性慢性肾上腺皮质功能减退症，并于各种应激情况下适当增加剂量。

4. 给药途径：包括口服、肌内注射、静脉注射或静脉滴注等全身用药，以及吸入、局部注射、点滴和涂抹等局部用药。

（三）重视疾病的综合治疗

在许多情况下，糖皮质激素治疗仅是疾病综合治疗的一部分，应结合患者实际情况，联合应用其他治疗手段。如为严重感染患者，在积极有效的抗感染治疗和各种支持治疗的前提下，为缓解症状，确实可以使用糖皮质激素。

（四）监测糖皮质激素的不良反应

糖皮质激素的不良反应与用药品种、剂量、疗程、剂型及用法等明显相关，在使用中应密切监测不良反应，如感染、代谢紊乱（水电解质、血糖、血脂）、体重增加、出血倾向、血压异常、骨质疏松、股骨头坏死等，小儿应监测生长和发育情况。

（五）注意停药反应和反跳现象

糖皮质激素减量应在严密观察病情与糖皮质激素反应的前提下个体化处理，要注意可能出现的以下现象：

1. 停药反应：长期使用中或大剂量糖皮质激素时，减量过快或突然停用可出现肾上腺皮质功能减退样症状，轻者表现为精神萎靡、乏力、食欲减退、关节和肌肉疼痛，重者可出现发热、恶心、呕吐、低血压等，危重者甚至发生肾上腺皮质危象，需及时抢救。

2. 反跳现象：在长期使用糖皮质激素时，减量过快或突然停用可使原发病复发或加重，应恢复糖皮质激素治疗并常需加大剂量，稳定后再慢慢减量。

二、糖皮质激素在儿童、妊娠、哺乳期妇女中应用的基本原则

（一）儿童糖皮质激素的应用

儿童长期应用糖皮质激素更应严格掌握适应证和妥当选用治疗方法。应根

据年龄、体质量(体表面积更佳)、疾病严重程度和患儿对治疗的反应,确定糖皮质激素治疗方案。更应注意密切观察不良反应,以避免或降低糖皮质激素对患儿生长和发育的影响。

(二)妊娠期妇女糖皮质激素的应用

大剂量使用糖皮质激素者不宜怀孕。孕妇慎用糖皮质激素。特殊情况下临床医师可根据情况决定糖皮质激素的使用,例如慢性肾上腺皮质功能减退症及先天性肾上腺皮质增生症患者,妊娠期应坚持糖皮质激素的替代治疗,严重的妊娠疱疹、妊娠性类天疱疮也可考虑使用糖皮质激素。

(三)哺乳期妇女糖皮质激素的应用

哺乳期妇女应用生理剂量或维持剂量的糖皮质激素对婴儿一般无明显不良影响。但若哺乳期妇女接受中等剂量、中程治疗方案的糖皮质激素时不应哺乳,以避免经乳汁分泌的糖皮质激素对婴儿造成不良影响。

三、管理要求

(一)严格限制没有明确适应证的糖皮质激素的使用,如不能单纯以退热和止痛为目的使用糖皮质激素。

(二)冲击疗法需具有主治医师以上的医师决定。

(三)长程糖皮质激素治疗方案,须由相应学科主治医师以上医师制订。先天性肾上腺皮质增生症的长程治疗方案制订须由三级医院内分泌专业主治医师以上医师决定。随访和剂量调整可由内分泌专业主治医师以上医师决定。

(四)紧急情况下,临床医师可以超出上述条例所列权限使用糖皮质激素,但仅限于3天内用量,并严格记录救治过程。

四、落实与督查

(一)建立、健全本机构促进、指导、监督糖皮质激素临床合理应用的管理制度,并将糖皮质激素合理使用纳入医疗质量和综合目标管理考核体系。

(二)医务部组织开展合理用药培训与教育,督导临床合理用药工作;药学部不定期进行监督检查,内容包括糖皮质激素使用情况调查分析等,对不合理用药情况提出纠正与改进意见。

五、糖皮质激素的适用范围和用药注意事项

糖皮质激素属于类固醇激素(甾体激素),生理剂量糖皮质激素在体内作用广泛,不仅为糖、蛋白质、脂肪代谢的调控所必需,且具有调节钾、钠和水代谢的作用,对维持机体内外环境平衡起重要作用。药理剂量糖皮质激素主要有抗炎、免疫抑制、抗毒和抗休克等作用。

（一）适用范围

1. 内分泌系统疾病：用于原发性和继发性肾上腺皮质功能减退症、先天性肾上腺皮质增生症的替代治疗；肾上腺危象、垂体危象、甲状腺危象等紧急情况的抢救；重症亚急性甲状腺炎、Graves 眼病、激素类生物制品［如胰岛素及其类似物、促肾上腺皮质激素（ACTH）等］药物过敏的治疗等。大、小剂量地塞米松抑制试验可判断肾上腺皮质分泌状况，诊断和病因鉴别诊断库欣综合征（皮质醇增多症）。

2. 风湿性疾病和自身免疫病：此类疾病种类繁多，达 200 余种，多与自身免疫有关，尤其是弥漫性结缔组织疾病皆有自身免疫参与，常见的如红斑狼疮、类风湿关节炎、原发性干燥综合征、多发性肌病/皮肌炎、系统性硬化症和系统性血管炎等。糖皮质激素是最基本的治疗药物之一。

3. 呼吸系统疾病：主要用于支气管哮喘、外源性过敏性肺泡炎、放射性肺炎、结节病、特发性间质性肺炎、嗜酸粒细胞性支气管炎等。

4. 血液系统疾病：多种血液系统疾病常需糖皮质激素治疗，主要为两种情况：一是治疗自身免疫病，如自身免疫性溶血性贫血、特发性血小板减少性紫癜等；二是利用糖皮质激素溶解淋巴细胞的作用，将其作为联合化疗方案的组分之一，用于淋巴系统恶性肿瘤如急性淋巴细胞白血病、淋巴瘤、多发性骨髓瘤等的治疗。

5. 肾脏系统疾病：主要包括原发性肾病综合征、多种肾小球肾炎和部分间质性肾炎等。

6. 严重感染或炎性反应：严重细菌性疾病如中毒型细菌性痢疾、暴发型流行性脑脊髓膜炎、重症肺炎，若伴有休克、脑病或其他与感染有关的器质性损伤等，在有效抗感染的同时，可加用糖皮质激素以缓解中毒症状和器质性损伤；严重病毒性疾病如急性重型肝炎等，也可用糖皮质激素辅助治疗。

7. 重症患者（休克）：可用于治疗各种原因所致的休克，但须结合病因治疗和抗休克治疗，如急性肺损伤、急性脑水肿等。

8. 异体器官移植：用于异体组织器官移植排斥反应的预防及治疗；异基因造血干细胞移植后的移植物抗宿主病的预防及治疗。

9. 过敏性疾病：过敏性疾病种类众多，涉及多个专科，许多疾病如严重的荨麻疹等，需要糖皮质激素类药物治疗。

10. 神经系统损伤或病变：如急性视神经病变（视神经炎、缺血性视神经病变）、急性脊髓损伤，急性脑损伤等。

11. 慢性运动系统损伤：如肌腱末端病、腱鞘炎等。

12. 某些炎性反应后遗症：应用糖皮质激素可预防某些炎性反应后遗症及手术后反应性炎症的发生，如组织粘连、瘢痕挛缩等。

（二）不良反应

长期应用可引起一系列不良反应，其严重程度与用药剂量及用药时间成正比，主要有：

1. 医源性库欣综合征，如向心性肥胖、满月脸、皮肤紫纹瘀斑、类固醇性糖尿病（或已有糖尿病加重）、骨质疏松、自发性骨折甚或骨坏死（如股骨头无菌性坏死）、女性多毛月经紊乱或闭经不孕、男性阳痿、出血倾向等。

2. 诱发或加重细菌、病毒和真菌等各种感染。

3. 诱发或加剧胃十二指肠溃疡，甚至造成消化道大出血或穿孔。

4. 高血压、充血性心力衰竭和动脉粥样硬化、血栓形成。

5. 高脂血症，尤其是高甘油三酯血症。

6. 肌无力、肌肉萎缩、伤口愈合迟缓。

7. 激素性青光眼、激素性白内障。

8. 精神症状如焦虑、兴奋或抑郁、失眠、性格改变，严重时可诱发精神失常、癫痫发作。

9. 儿童长期应用会影响生长发育。

10. 长期外用糖皮质激素类药物可出现局部皮肤萎缩变薄、毛细血管扩张、色素沉着、继发感染等不良反应；在面部长期外用时，可出现口周皮炎、酒渣鼻样皮损等。

11. 吸入型糖皮质激素的不良反应包括声音嘶哑、咽部不适和念珠菌定植、感染。长期使用较大剂量吸入型糖皮质激素者也可能出现全身不良反应。

（三）注意事项

1. 尽量避免使用糖皮质激素的情况

对糖皮质激素类药物过敏；严重精神病史；癫痫；活动性消化性溃疡；新近胃肠吻合术后；骨折；创伤修复期；单纯疱疹性角、结膜炎及溃疡性角膜炎、角膜溃疡；严重高血压；严重糖尿病；未能控制的感染（如水痘、真菌感染）；活动性肺结核；较严重的骨质疏松；妊娠初期及产褥期；寻常型银屑病。

但是，若是必须用糖皮质激素类药物才能控制疾病，挽救患者生命时，如果合并上述情况，可在积极治疗原发疾病、严密监测上述病情变化的同时，慎重使用糖皮质激素类药物。

2. 慎重使用糖皮质激素的情况

库欣综合征、动脉粥样硬化、肠道疾病或慢性营养不良的患者及近期手术后的患者慎用。

急性心力衰竭、糖尿病、有精神病倾向、青光眼、高脂蛋白血症、高血压、重症肌无力、严重骨质疏松、消化性溃疡病、妊娠及哺乳期妇女应慎重使用,感染性疾患必须与有效的抗生素合用,病毒性感染患者慎重使用;儿童也应慎重使用。

3. 其他注意事项

(1) 防止交叉过敏,对某一种糖皮质激素类药物过敏者也可能对其他糖皮质激素过敏。

(2) 使用糖皮质激素时可酌情采取如下措施:低钠高钾高蛋白饮食;补充钙剂和维生素 D;加服预防消化性溃疡及出血等不良反应的药物;如有感染,应同时应用抗生素以防感染扩散及加重。

(3) 注意根据不同糖皮质激素的药代动力学特性和疾病具体情况,合理选择糖皮质激素的品种和剂型。

(4) 应注意糖皮质激素和其他药物之间的相互作用:近期使用巴比妥酸盐、卡马西平、苯妥英、扑米酮或利福平等药物,可能会增强代谢并降低全身性皮质激素的作用,相反,口服避孕药或利托那韦可以升高皮质激素的血药浓度,皮质激素与排钾利尿药(如噻嗪类或呋塞类)合用,可以造成过度失钾,皮质激素和非甾体类消炎药物合用时,消化道出血和溃疡的发生率高。

六、分类及常用药物(表 10～表 13)

(一) 按作用时间分类:可分为短效、中效与长效三类。短效药物如氢化可的松和可的松,作用时间多在 8～12 小时;中效药物如泼尼松、泼尼松龙、甲泼尼龙,作用时间多在 12～36 小时;长效药物如地塞米松、倍他米松,作用时间多在 36～54 小时。

(二) 按给药途径分类:可分为口服、注射、局部外用或吸入。

表 10   常用糖皮质激素类药物比较

类别	药 物	对糖皮质激素受体的亲和力	水盐代谢(比值)	糖代谢(比值)	抗炎作用(比值)	等效剂量(mg)	血浆半衰期(min)	作用持续时间(h)
短效	氢化可的松	1.00	1.0	1.0	1.0	20.00	90	8～12
	可的松	0.01	0.8	0.8	0.8	25.00	30	8～12
中效	泼尼松	0.05	0.8	4.0	3.5	5.00	60	12～36
	泼尼松龙	2.20	0.8	4.0	4.0	5.00	200	12～36

类别	药物	对糖皮质激素受体的亲和力	水盐代谢（比值）	糖代谢（比值）	抗炎作用（比值）	等效剂量（mg）	血浆半衰期（min）	作用持续时间（h）
中效	甲泼尼龙	11.90	0.5	5.0	5.0	4.00	180	12～36
	曲安西龙	1.90	0	5.0	5.0	4.00	＞200	12～36
长效	地塞米松	7.10	0	20.0～30.0	30.0	0.75	100～300	36～54
	倍他米松	5.40	0	20.0～30.0	25.0～35.0	0.60	100～300	36～54

注：表中水盐代谢、糖代谢、抗炎作用的比值均以氢化可的松为1计；等效剂量以氢化可的松为标准计。

表 11 呼吸科常用吸入型糖皮质激素的每天剂量(μg)

药 物	低剂量	中剂量	高剂量
二丙酸倍氯米松	200～500	500～1 000	＞1 000～2 000
布地奈德	200～400	400～800	＞800～1 600
丙酸氟替卡松 、	100～250	250～500	＞500～1 000
环索奈德	80～160	160～320	＞320～1 280

表 12 皮肤科常用外用糖皮质激素类药物

作用强度	药 物 名 称	常用浓度(%)
弱 效	醋酸氢化可的松	1.0
	醋酸甲泼尼龙	0.25
中 效	醋酸泼尼松龙	0.5
	醋酸地塞米松	0.05
	丁酸氯倍他松	0.05
	曲安奈德	0.025～0.1
	丁酸氢化可的松	1.0
	醋酸氟氢可的松	0.025
	氟氢松	0.01

作用强度	药 物 名 称	常用浓度（%）
强 效	丙酸倍氯米松	0.025
	糠酸莫米松	0.1
	氟氢松	0.025
	氯氟舒松	0.025
	戊酸倍他米松	0.05
超强效	丙酸氯倍他索	0.02～0.05
	氯氟舒松	0.1
	戊酸倍他米松	0.1
	卤美他松	0.05
	双醋二氟松	0.05

注：表中糖皮质激素类药物大多为乳膏或软膏剂型，少数为溶液剂或硬膏剂型。

表 13　眼科局部常用糖皮质激素类药物

药 物 名 称	常用浓度（%）	
	滴眼液	眼 膏
醋酸可的松	0.5	0.25、0.5、1
醋酸氢化可的松	0.5	0.5
醋酸泼尼松	0.1	0.5
地塞米松磷酸钠	0.025	—
氟米龙	0.1	0.1

药品临时采购审批标准操作规程

一、临时用药申请适用项目

1. 抢救急需。

2. 突发性疾病急需。

3. 外院专家会诊急需。

4. 特殊人群使用需要。

5. 临床特殊使用（提供国际权威指南规范或国内专业学会指南等依据）。

二、申请、审批流程

1. 由科室提出书面申请，填写《医院临时药品采购单》，注明申请理由。原则上申请量为 1 位住院患者一个疗程用量或 1 位门诊患者 2 周用量。对特殊人群和临床特殊使用品种申请量可适当增加。

2. 药学部审核使用该药的合法性，并签署是否为中标品种、医院有无同种可替代药品及申请是否合理等内容。

3. 主管院长审批。

4. 药学部从招标采购中标目录中采购药品。

5. 紧急情况时（涉及突发事件、危及患者生命），可先通知药库购买，事后再补办上述手续。

购入药品保证在申请时限内用完（患者死亡等特殊原因除外，尽快与药学部药库联系，办理退货手续）。药学部每半年将临时申请用药情况汇总，向药事管理委员会报告，讨论结果向院领导及临床科室反馈。

三、相关文件和表单

《临时药品采购单》

临时药品采购单

申请人		创建日期	
申请人部门		是否干保用药	
患者姓名		病历号	
患者科室		临床诊断	

药品通用名		商品名	
剂　　型		规　　格	
给药方案			
给药途径		预计疗程	
医保属性			
用　　途			
用药原因			
科主任申请临时用药			
药库确认			
干保分管领导审批			
科主任执行			

药品目录修订标准操作规程

一、目的

保证《医院药品目录》的时效性，增强《目录》修订的规范性和科学性，满足临床对基本药物的需求。

二、标准

(一) 药事管理委员会是修订《目录》的管理机构，药事管理委员会委托药学部组织参与药品医嘱、药品发放、药品使用和药品监控过程的医疗专业人员完成《目录》的修订工作。《目录》包括三个文件：西药、中成药目录；中药饮片目录；中药颗粒剂目录。

(二)《目录》中药品品种遴选原则：医院药品品种遴选符合国家基本药品遴选的原则，即"临床必需、安全有效、价格合理、使用方便、保证供应、中西药并重"。

(三)《目录》收载的品种范围：包括中药材、中药饮片、中成药、化学原料药及其制剂、抗生素、生化药品、血清疫苗、血液制品和诊断药品等常用药品。罕见的灾情或意外事故所需药物而医院平时很少使用的药品，不收入《目录》。

(四)《目录》的编排顺序：药品目录的编排顺序应按药品的药理作用与适应证及剂型按编码排序。

(五)《目录》中药品应收载的内容：包括药品的通用名称、商品名称、剂型、规格、单位、医保类别标识等。

(六)《目录》修订程序

1. 新增药品：经药事管理委员会讨论通过的新进药品品种，采购到货以后即应收入《目录》以方便临床使用。要对新增药品相应的适应证、如何开具处方 (剂型和给药途径等) 和不曾预料的不良事件或新药前期使用相关的问题进行监控。监控工作由临床医生、护士、药师、患者及家属共同完成，当发现问题时及时向药学部反馈，药学部负责组织整理分析相关资料及处理。

2. 淘汰品种：在医院使用一段时间以后，已被证明疗效不确切，或不良反应较大，确实需要淘汰的，经临床科室有关专家讨论，评审专家审评，药事管理委员会批准，从《目录》中删除；国家药政部门宣布淘汰的品种，从《目录》中删除；供货商不能连续供应的品种，经药事管理委员会批准，从《目录》中删除。

（七）每年至少一次对《目录》进行全面的回顾及修订，如有需收载到《目录》中的新品种应及时增加到《目录》中。

三、职责

（一）《目录》的修订由医院药事管理委员会领导，委托药学部完成。

（二）医院药事管理委员会每次开会确定需新增药品的品种，物资部采购回来后，药学部及时增加到《目录》中。

（三）药学部会同临床科室，确定医院应淘汰的品种，报药事管理委员会批准后交药学部。

（四）药学部提供国家宣布淘汰的医院品种目录，报医院药事管理委员会批准后，修订药品目录，淘汰相应品种。

药害事件监测管理办法和处理程序

为切实加强药品管理，保障患者的安全，特制订本管理办法。

一、药害事件泛指由药品使用导致的患者生命或身体健康损害的事件，包括药品不良反应以及其他一切非预期药物作用导致的意外事件。药品不良反应是指合格药品在正常用法用量下出现的与用药目的无关或意外的有害反应。

二、药害事件类型

1. 由于药品质量缺陷（假药、劣药）导致损害的事件；

2. 由于合格药品使用过错（超剂量中毒、用错药和不合理用药等）导致损害的事件；

3. 合格药品在按说明书在规范使用情况下发生的不良反应损害，即药品不良反应事件。

三、药害事件的预防

1. 药品采购部门要按照 GSP 的要求采购药品，并做好药品保管和养护记录，要及时通过各种渠道了解医院药品的生产厂家的药品质量情况。

2. 调剂人员在发放药品时要检查药品的外观质量，严格执行"四查十对"，同时严格按照"先进先出，近期先出"的要求发放药品。

3. 医护人员要全面了解药品说明书，特别是药品的用法用量、不良反应、注意事项、相互作用和配伍禁忌、禁忌证等内容。

四、药害事件的处理

1. 首先必须保护患者安全，根据病情实施处理，包括停药和必要的抢救治疗措施，同时做好解释工作。

2. 发现药品说明书中未载明的可疑严重药害事件，必须以快速有效方式报告浦东新区临床药品不良反应监测中心，并同时报告上海市药品不良反应监测中心和国家药品不良反应监测中心，最迟不超过 72 小时；其中死亡病例必须在12 小时内报告，并同时报告国家药品监督管理局和卫生部。

3. 发现防疫药品、普查普治用药品、预防用生物制品出现的可疑药品药害事件群体病例，必须立即向浦东新区临床药品不良反应监测中心和国家药品监督管理局、卫生部、国家药品不良反应监测中心报告，同时启动医疗保障紧急预案，对患者实施必要的治疗措施。

4. 药害事件如属于药品质量缺陷（假药、劣药）导致的，必须立即封存现有药品，立即停止该药在医院的使用，同时与有关供货商商量药品处理和患者赔偿相关处理事宜，并报医院分管院长。

5. 由于合格药品使用过错（超剂量中毒、用错药和不合理用药等）导致损害的，按照医院有关规定对相关责任医护人员进行处理，并进行合理用药知识的培训。

6. 合格药品在按说明书正常使用的情况下发生的不良反应损害，应做好不良反应上报工作，按照医院的有关规定为患者退药，并做好解释工作。

召回管理药品不良事件应急处置预案

为加强医院药品安全管理,保障公众用药安全,减少或避免药害事件的发生,根据《药品召回管理办法》和《药品不良反应报告和监测管理办法》等有关法律法规,结合医院实际,特制订本预案。

一、本预案适用范围

1. 药品监督管理部门公告的质量不合格药品,包括假药、劣药或因存在安全隐患而责令召回的药品。

2. 生产商、供应商主动要求召回的药品。

3. 调剂、发放错误的药品。

4. 已证实或高度怀疑被污染的药品。

5. 适用过程中发生影响较大并造成严重后果的药品群体不良事件的药品。

6. 已过期失效的药品。

二、组织机构

(一)领导小组

医院成立召回管理药品不良事件应急处置领导小组,由主管院长任组长,医务处处长和药学部主任任副组长,相关科室负责人为组员。主要职责:领导、组织、协调、部署和指挥医院可能出现的药品召回以及引起的药品不良事件应对工作。

(二)领导小组下设药品召回工作组和诊疗救治工作组

各工作组职责包括:

1. 药品召回工作组:由药学部主任任组长,药学部为药品召回具体落实部门,负责开展药品召回工作,收集和详细登记召回药品信息,保管好召回药品,配合药监部门做好召回、销毁等相关工作,并及时向主管药监和卫生行政部门报告。

2. 诊疗工作组:由医务处处长任组长,医务处为院内总体协调部门,并且负责部署开展患者体检和健康咨询、救治应对工作。督查办在必要时负责协调解决医疗纠纷问题。

(三)办公室设在药学部

药学部主任兼任办公室主任,药学部和医务处设专人负责具体日常工作。

三、总体原则

务必做到尊重患者意愿,流程快捷方便,服务周到热情,解释耐心细致,信息详细准确,处理积极稳妥,确保和谐稳定。

四、工作安排

（一）建立药品安全隐患调查评估体系

1. 药学部负责医院药品召回具体管理工作。完善药品不良反应报告和监测管理制度及相关制度,建立药品安全隐患调查评估体系。

2. 药学部设"药品不良反应监测员",负责收集、记录药品的质量问题与药品不良反应等药品安全隐患相关动态信息。发现问题时,按规定及时报告有关部门,启动药品召回工作。

3. 药品安全隐患调查的内容应当根据实际情况确定,可以包括:

（1）已发生药品不良事件的种类、范围及原因。

（2）药品使用是否符合药品说明书、标签规定的适应证、用法用量的要求。

（3）药品质量是否符合国家标准。

（4）药品储存是否符合要求。

（5）药品主要使用人群的构成及比例。

（6）可能存在安全隐患的药品批次、数量及流通区域和范围。

（7）其他可能影响药品安全的因素。

4. 药品安全隐患评估的主要内容包括:

（1）该药品引发危害的可能性,以及是否已经对人体健康造成了伤害。

（2）对主要使用人群的危害影响。

（3）对特殊人群,尤其是高危人群的危害影响,如老年、儿童、孕妇、肝肾功能不全者、外科患者等。

（4）危害的严重与紧急程度。

（5）危害导致的结果。

5. 根据药品安全隐患的严重程度,药品召回分为:

（1）一级召回:使用该药品可能引起严重健康危害的。

（2）二级召回:使用该药品可能引起暂时的或者可逆的健康危害的。

（3）三级召回:使用该药品一般不会引起健康危害,但由于其他原因需要收回的。

（二）一旦发现问题药品采取的措施

1. 根据不同的情况与召回分级,科学设计相应的药品召回计划并组织实施。

（1）医院在做出药品召回决定或收到药品召回通知后，立即停止采购、销售和使用所涉问题药品。一级召回在 24 小时内，二级召回在 48 小时内，三级召回在 72 小时内，通知相关科室或患者停止销售和使用问题药品，同时向上海市食品药品监督管理局浦东新区分局报告。各病区、各药房的药品退回药库，妥善保管于指定场所，做好下架封存、登记报告工作。

（2）发现假、劣药品时，按规定及时报告有关部门并迅速召回，妥善保存所有原始记录，对假、劣药品，及时查明原因，追究相关责任。

（3）发现调剂错误时，立即追回调剂错误的药品，依据《医疗差错、事故登记报告制度》采取相应措施，对调剂错误，及时分析原因，提出整改措施。

2. 各调剂室负责人指定专人通过查找处方、病历等方式找到用药患者，通知其停止用药，并凭药品、病志（或处方）、收费及挂号凭证等到原处方医师处开具退药处方，再到门急诊药局咨询窗口办理退药手续。

3. 各调剂室负责人指定专人负责登记召回药品相关信息，包括：药品通用名、商品名、剂型、规格、数量、单位、批号、单价、金额，患者姓名、联系方式、身份证号、家庭住址，处方号（或病历号）、登记日期、经手医师和药师姓名。

4. 已召回的药品集中封存，退药处方需单独保存，每月将召回药品信息和处方集中上报医务处。

5. 药库负责人经主管领导审批后与药品供应商联系退药事宜。

6. 确定为不良反应的按不良反应报告程序及时上报。

7. 对于提出体检要求的患者，如证实的确曾服用相关召回问题药品、且有体检必要者，由医务处统一协调安排；如需采集样本检测，按相关操作规程进行采集，样本送上海市卫健委公布和指定的具备相应检测能力和资质的医疗卫生机构进行检测；如患者因使用召回药品而造成人身损害，则立即组织应急团队进行积极救治。

8. 医务处组织全院医师和药师学习相关法律法规，在应对患者咨询时，要按照权威专家解读口径做好解释说明工作。

9. 督查办负责协调解决可能出现的医疗纠纷问题。

（三）积极配合，做好沟通汇报工作

积极配合药品监督管理部门和药品生产企业开展有关药品安全隐患调查、药品召回、销毁等相关工作，做好向卫生行政部门和药品监督管理部门汇报沟通工作。

（四）分析评价召回效果，持续改进管理环节

在召回完成后，应当对召回效果进行评价，评价结果存档备查（图 10）。仔

细分析假、劣药品和调剂错误等药品召回事件的发生原因,加强管理环节,及时修订相关制度,保障用药安全。

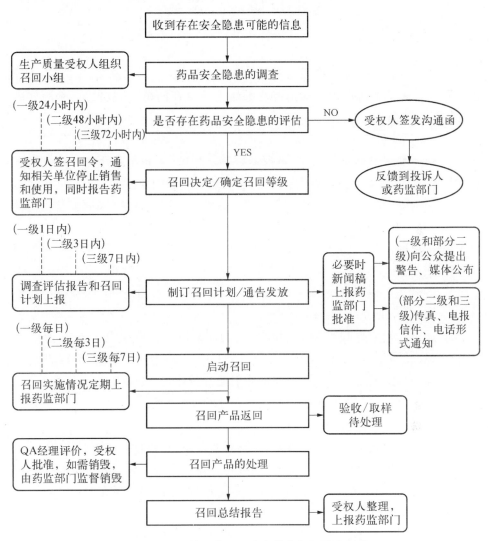

图 10　召回管理药品不良事件应急处置流程图

输液反应应急预案

输液反应是医疗活动中极为常见的现象,其本身并无致死性。但它可诱导患者基础疾病恶化而带来生命危险。临床中应重在防范;一旦发生,判断要准确,处置要果断(图11)。

一、热反应处理方法

(一)不要拔掉静脉针头,一定保留好静脉通道,以备抢救用药。一旦拔掉静脉针头,当患者需抢救时再建静脉通道,会错过抢救时机。

(二)换一套新的输液器管道及与原液体性质不同的液体(如原来是葡萄糖溶液则换成0.9%氯化钠溶液),可暂不加药,待病情稳定后再议加药。

(三)五联用药

1. 吸氧。

2. 静脉注射地塞米松10~15 mg(小儿0.5~1 mg/kg·次)或氢化可的松100 mg(小儿5~10 mg/kg·次)。

3. 肌肉注射或静脉注射苯海拉明20~40 mg(小儿0.5~1 mg/kg·次)。

4. 肌肉注射复方氨基比林2 mL(小儿0.1 mL/kg·次)或口服布洛芬悬液。

5. 如末梢发凉或皮色苍白可肌肉注射或静脉注射654~25 mg(小儿0.1~0.5 mg/kg·次)。一般在用药30分钟后汗出、热退而平稳下来。

二、急性肺水肿处理方法

1. 注意控制输液速度和输液量,尤其对老人、小儿和心肺功能不全的患者。

2. 一旦出现上述症状,立即停止输液并通知医生进行紧急处理。如病情允许,使患者呈端坐位,双腿下垂,以减少下肢静脉回流,减轻心脏负担。

3. 高流量氧气吸入。

4. 遵医嘱给予镇静剂、平喘、强心、利尿和扩血管药物。

5. 给予心理安慰,解除患者的紧张情绪。

6. 必要时进行四肢轮扎。方法:用橡胶止血带或血压计袖带适当加压四肢,以阻断静脉回流,但动脉血仍可通过。每5~10分钟轮流放松一个肢体上的止血带。症状缓解后,逐渐解除止血带。

三、静脉炎处理方法

1. 严格执行无菌操作,对血管壁有刺激性的药物应充分稀释后再用。

2. 有计划地更换输液部位,以保护静脉。

3. 停止出现炎症的静脉输液,并将该肢体抬高、制动,局部用 50%硫酸镁溶液湿敷,2 次/日,每次 20 分钟。

4. 超短波局部理疗,1 次/d,每次 15～20 分钟。

5. 中药治疗,如意黄金散加醋调成糊状,局部外敷,2 次/日。

6. 如合并感染,遵医嘱给予抗生素治疗。

四、空气栓塞处理方法

(一)预防

1. 输液前认真检查输液器的质量,将各部位衔接紧密,防止滑脱。

2. 输液前排尽输液导管内的空气。

3. 输液过程中加强巡视,及时更换输液瓶或添加药物。输液完毕及时拔针。

4. 加压输液时应有专人在旁守护。

(二)处理方法

1. 一旦空气进入血管内,应立即让患者采取左侧卧位并使头低足高,以使气体浮向右心室尖部,避开肺动脉入口,随着心脏舒缩,将空气与血液混成泡沫,分次小量进入肺动脉内,逐渐被吸收。

2. 高流量氧气吸入,提高患者的血氧浓度,纠正缺氧状态。

3. 观察患者的病情变化,如发生变化,及时给予对症处理。

4. 有条件者,可通过中心静脉导管抽出空气。

五、溶血反应

(一)预防

认真做好血型鉴定和交叉配血试验,输血前仔细查对,杜绝差错。严格执行血液保存制度,不可使用变质血液。

(二)处理方法

1. 停止输血并通知医生,保留余血,采集患者血标本,重做血型鉴定和交叉配血试验。

2. 维持静脉输液通道,给予升压药和其他药物。

3. 静脉注射碳酸氢钠碱化尿液,防止血红蛋白结晶阻塞肾小管。

4. 双侧腰部封闭,并用热水袋敷双侧肾区;解除肾血管痉挛,保护肾脏。

5. 严密观察生命体征和尿量,并做好记录,对少尿、尿闭者,按急性肾功能衰竭处理;出现休克症状,立即配合抗休克治疗。

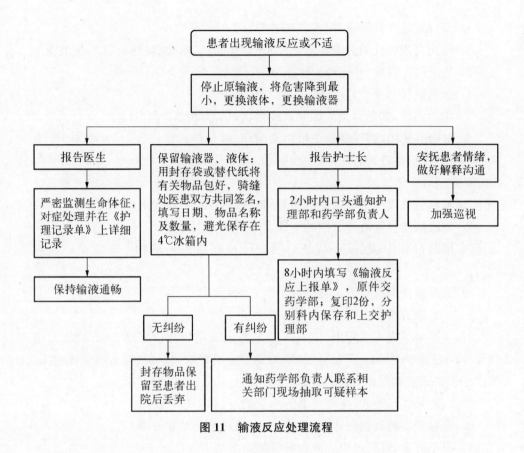

图 11　输液反应处理流程

特殊管理药品应急预案和流程

为加强医院特殊管理药品(包括麻醉药品、精神药品、医疗用毒性药品及药品类易制毒化学品)的监管,有效预防、控制和消除特殊管理药品突发事件的危害,保障公众身体健康和生命安全,根据《中华人民共和国药品管理法》《中华人民共和国药品管理法实施条例》《麻醉药品和精神药品管理条例》《医疗用毒性药品管理办法》《放射性药品管理办法》《易制毒化学品管理条例》,结合医院实际,制订本预案。

一、预案适用范围

本预案适用于特殊管理药品在医院使用、保管等各个环节中,突发造成或者可能造成人体健康严重伤害和严重影响公众健康的社会问题的应急处理。

二、坚持原则

特殊管理药品突发事件应急处理工作,坚持预防为主、常备不懈、反应及时、部门合作、依法处置的原则。

三、组织机构及职责

医院成立由特殊管理药品突发事件应急处置领导小组(以下简称"医院应急领导小组"),由分管副院长任组长,医务部、药学部主任任副组长,成员包括医疗管理、药学、护理及保卫等人员,其职责如下。

1. 制订医院特殊管理药品突发事件应急处理工作措施和程序。

2. 适时修订医院特殊管理药品突发事件应急处理预案。

3. 负责医院特殊管理药品突发事件应急处理专业队伍的建设和培训。

4. 对医院依法处理特殊管理药品突发事件应急工作实施统一指挥、监督和管理,并及时向上海市卫健委、上海市药监局及其他相关部门报告。

四、预防与控制

1. 加强对特殊管理药品相关法律法规和突发事件应急知识的宣传、培训,提高防范意识。

2. 加强日常监管,制定和落实预防特殊管理药品突发事件责任制,一旦发现隐患和突发事故苗头,应及早采取应对措施。相关部门及职能科室,应切实履行职责,加强对特殊管理药品使用的监管。

3. 加强特殊管理药品使用环节的监管,定期检查特殊管理药品使用执行有关法律法规的情况。特殊管理药品的购进、运输、储存、保管、调配、使用必须规范有序；依法对使用特殊管理药品突发事件组织调查、确认和处理，并负责有关资料的整理和情况的综合汇报。

五、报告与处理

如发生特殊药品被盗、被抢、丢失或被骗取、冒领等情形的突发事件，当事人应立即向药学部负责人汇报，药学部负责人再立即向医院应急领导小组汇报，由医院应急领导小组启动应急处理工作程序。具体应急处理工作程序如下：

1. 立即组织力量对报告事项调查核实，对现场进行控制。

2. 按规定立即向市公安局、市卫健委和市食品药品监督管理局报告调查情况。

3. 视情形采取必要的药品救治供应措施。

4. 事故的分析、评估、研究应对措施。

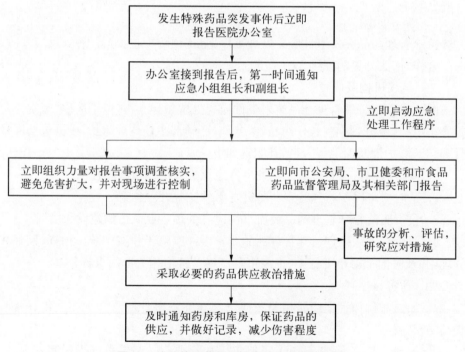

图 12　特殊管理药品突发事件应急预案流程

六、其他情形

1. 有关部门及其工作人员未按预案的规定履行报告职责，对特殊管理药品突发事件隐瞒、缓报、谎报的,对其主要领导人及其责任人依法给予行政处分,情节严重的,依法移送司法部门。

2. 未按本预案的规定履行特殊管理药品突发事件监测职责的,或者未对特殊管理药品突发事件采取控制措施的,给予通报批评,或者行政处分。

药品安全预警和应急处置机制

为切实加强药品管理,保障患者的安全,特制订本管理办法。

一、药品安全预警

1. 药品采购部门要按照 GSP 的要求采购药品,并按照药品的要求规定存放,做好药品保管和养护记录,要及时通过各种渠道了解医院药品的生产厂家的药品质量情况。

2. 药品采购原则上控制有效期在 6 个月以上,3 个月有效期的药品原则上不进入调剂部门,如有特殊需要应贴上"首先使用"的提示标签。

3. 药品的发放、使用时应严格掌握"先产先出""近期先用"的原则,严格执行已过效期的药品不准再出库、再使用的规定。

4. 严格做好过期失效药品的隔离工作,并做到数量正确、批号正确。

5. 各部门负责人每季度检查库存药品的有效期,并做好记录。对有效期在 6 个月以内药品应有明确的一览表,且及时和临床有关科室联系,加快内部调剂使用并联系经销商更换,避免药品失效。凡有效期在 3 个月内的药品必须每月填报《有效期药品催销表》,并应正确填写效期终止日期和库存数量,字迹需清楚易读。对 1 个月内将失效的药品退回药库,存放在红色退药区内并报质量管理小组。

6. 调剂人员在药品调剂、发放、补充工作中应查看药品的有效期,发现近效期和超过有效期的药品,应立即向部门负责人报告。发放距失效期短于 3 个月的药品时应向患者说明药品的有效期情况,叮嘱其及时服用,不要超过效期保存。处方调配时严格执行"四查十对"。

7. 有效期药品在有效期内发生变质(如沉淀、变色、潮解)应停止使用,查明原因,并上报科主任,确保药品受污染不出门、变质药品不出门、过期失效药品不出门、破碎有渗漏和包装损坏的药品不出门、质量有可疑的不出门。

8. 各临床科室对科内基数药品进行定期检查,发现有效期在 6 个月以内药品及时填写《药品退回记录表》并交药学部处理。

9. 药学部每季度下临床抽查 1 次,发现失效药品应立即处理,并在《药品质量检查记录》表中填写相关不合格项。

10. 医院在 HIS 系统中嵌入 PASS 系统,药学部要积极开发和使用智能化合理用药软件,对临床合理使用药物进行指导。

11. 医护人员要努力提高自己的专业水平,医院要定期开展合理用药的宣传教育,提高医生的合理用药水平。

12. 临床药师要下临床,及时发现临床用药中存在的问题,督促临床医生改正不合理用药习惯。

13. 药学部要做好处方点评工作和抗菌药物合理使用的评价工作。

二、应急处置机制

1. 对发现质量有问题的药品(包括药品采购和使用中发现的)采取封存、停止使用等措施。

2. 发现失效药品应立即隔离,并填写《药品报损审批表》,及时与药学部联系,药学部对失效药品进行处理时应填写《报损药品销毁记录》。

3. 发生调剂差错时启动《调剂差错应急预案》进行处理。

4. 发生药害事件时,首先必须保护患者安全,根据病情实施处理,包括停药和必要的抢救治疗措施,同时做好解释工作。

5. 发现药品说明书中未载明的可疑严重药害事件,必须以快速有效方式报告浦东新区临床药品不良反应监测中心,并同时报告上海市药品不良反应监测中心和国家药品不良反应监测中心,最迟不超过 72 小时;其中死亡病例必须在 12 小时内报告,并同时报告国家药品监督管理局和国家卫健委。

6. 发现防疫药品、普查普治用药品、预防用生物制品出现的可疑药品药害事件群体病例,必须立即向浦东新区临床药品不良反应监测中心和国家药品监督管理局、卫健委、国家药品不良反应监测中心报告,同时启动医疗保障紧急预案,对患者实施必要的治疗措施。

7. 药害事件如属于药品质量缺陷(假药、劣药)导致的,必须立即封存现有药品,立即停止该药在医院的使用,同时与有关供货商商量药品处理和患者赔偿相关处理事宜,并报医院分管院长。

8. 由于合格药品使用过错(超剂量中毒、用错药和不合理用药等)导致损害的事件,按照医院有关规定对相关责任医护人员进行处理,并进行合理用药知识的培训。

9. 合格药品在按说明书正常使用的情况下发生的不良反应损害,应做好不良反应上报工作,按医院的有关规定办理为患者退药,并做好解释工作。

医务部与药学部工作协调机制

为了更好地开展医院药事管理与药物治疗学工作,保证医疗质量安全,特制订此工作协调机制。

一、协调专职人员

医务科

药学部

二、协调范围和内容

在医院工作运行过程中出现各种与药剂有关的问题,以及对临床用药进行指导、考核,接受各级部门检查等,需要医务部与药学部的密切配合、相互协调。

三、协调的方式方法

1. 临床科室在用药时发现所需药品不足或药品用完,科室与药学部沟通无果的情况下,上报医务部,由医务部与药学部进行协调解决。

2. 药学部在监督管理医院临床科室用药情况过程中,经药学部检查,需要医务部配合对临床科室进行管理时,由药学部将检查情况报告医务部,由医务部进行处理并将考核结果交绩效办进行奖惩。

3. 医务部定期组织医院专家对临床科室用药进行评价,确保考核工作公平有效,医务部与药学部根据工作特点认真分工共同完成。

4. 当上级部门对药学部进行检查时,医务部要积极配合,与药学部一同接待检查,并根据上级部门反馈意见,配合药学部进行整改。

四、严格落实奖惩

依据影响医院工作的严重程度,制订奖惩制度。对于互相推诿,不认真履行岗位职责,拒不接受新任务的工作人员,经过协调和批评教育仍不改的,扣罚当事人的当月奖金,并扣减科室主任考评分,科室当年取消"评先树优"资格。

对因相互推诿、抢揽职责、拒不办理而造成重大经济损失的,或严重影响医院整体计划目标实现的,撤销该科室负责人的职务,对当事人进行调离工作岗位、待岗或解聘处理。

药学部药事管理

药学部岗位职责

主任（副主任）岗位职责

一、岗位具备条件和基本素质

1. 具有药学本科以上学历，副主任（药师）以上职称。

2. 熟练掌握相应职称本专业有关的理论知识和操作技能。

3. 政治素质好，作风正派，办事公正。

4. 严于律己，以身作则，廉洁奉公。

二、工作任务和要求

1. 在院长的领导下，负责本科室的医疗、教学、科研工作以及人事分配、行政管理工作，完成院部下达的各项常规任务、指令性任务以及院长临时交办的其他工作任务。

2. 负责制订本科室年度工作计划并组织实施，经常督促检查，按期总结汇总。

3. 领导本科人员完成制剂、调剂、药学研究、药事管理等任务，负责对下级药师进行业务指导。

4. 组织本科室人员业务学习，完成科室规定的论文发表任务。

5. 组织制订本科室的各项规章制度和操作规范，督促本科室人员认真执行，严防差错事故，一旦发生，及时正确处理。

6. 根据本科室实际需要合理设岗并组织制订和完善本科室各类人员的岗位职责。

7. 领导本科室人员的业务培训和技术考核，提出升、调、奖、惩的具体意见，妥善安排进修人员的培训工作。

8. 定期组织召开药事委员会会议，药物不良反应监察工作小组会议。

9. 副主任协助主任，并负责分管工作。

三、工作能力

1. 具有较强的药学理论知识水平，具有较强的法制意识。严格执行药品管理法及有关药政法规，做好医院的药事管理工作。

2. 具有较强的组织管理能力,能组织本科室人员规范有序地开展各项业务工作。

3. 具有较强的语言表达能力和协调能力,能组织协调好科内外的各种工作关系,并能处理好科室内自身的矛盾问题。

4. 具有较强的文字书写能力,能起草科室工作规划、总结、有关规章制度及请示报告等文书材料。

药库组长岗位职责

一、工作内容

1. 在科主任领导下,全权负责本小组的日常业务和管理工作,全面完成各项工作指标,及时传达上级精神,向科主任汇报本组人员工作情况。

2. 根据院部和科室的规章制度,负责做好考勤、值班、考核工作。

3. 经常督促小组成员,严格遵守药库各项管理制度和操作规程,保证药品质量。

4. 负责组织药品流通过程中质量管理的实施,负责每月各类报表的制作、收集和归档。

5. 负责药库工作人员的岗位培训。

6. 负责安排和指导进修、实习人员的业务实践。

7. 督促做好班组工作场所的卫生、安全工作。

二、上岗要求

1. 基本素质:主管药师职称且工作出色。

2. 政治素质:有吃苦耐劳、不计个人得失的工作态度。处事公正,廉洁自律。

3. 能力:具有较强的协调能力与管理能力。

4. 具有一定的计算机操作能力。

药库采购人员岗位职责

一、工作内容

1. 在科主任和组长的领导下,根据临床医疗、科研需要,按医院基本用药目录,负责药品的采购、保证正常供应。如遇危重患者用药或突发事件,应设法及时供应,不得有误。

2. 认真做好首营企业资质、营销员合法资料及供货企业的质量信誉的审核工作,不得私开新渠道。

3. 购进新药,需临床科室提出申请,填好新药购买申请单,交药事管理委员会讨论批准后执行。

4. 根据药品使用消耗规律,制订药品计划,经药学部主任审核,报分管院长批准,进行采购。

5. 采购药品在上海市阳光采购平台进行(特殊情况除外)。药品调拨按规定办理。自制制剂调拨按市食品药品监督局规定办理。

6. 药品发生破损变质、污染或包装问题,采购员应立即通知供货商及时处理,同时做好退货药品、不合格药品的管理工作。

7. 对库存量大的药品要及时与有关部门协商调整,并向科主任汇报。

8. 配合医保政策搞好总量,结构调整工作,确保药品结构符合上海市招标办、医保局和医院要求。

9. 协助仓库管理员做好药品入库、储存、出库工作。

10. 及时掌握医药市场动态,收集了解医院用药情况及药品紧缺品种,经常与临床科室联系,沟通,发现问题及时向科主任汇报。

11. 在药品流通过程中必须清正廉洁,不收回扣和索取各种好处。药品均以实价形式进入医院财务账。

二、岗位要求

1. 具有中专或大专学历及药师职称 5 年以上且工作出色,具有一定计算机操作能力。

2. 政治素质好,廉洁奉公,具有奉献精神。

3. 身体健康,能吃苦。

药库保管员岗位职责

一、工作内容

1. 在科主任和组长的领导下,负责药品的验收、储存、养护、出库核发工作。对入库药品质量负具体责任。

2. 严格执行药品入库验收制度。

3. 严格执行药品保管养护制度。

4. 严格执行药品出库复核制度。

5. 严格执行效期药品管理制度。

6. 入库验收如发现不合格药品,应严格按不合格药品管理制度执行。

7. 对库存滞销药品进行质量检查,对外包装或物理外观有变化和即将超过有效期的,应及时通知采购员,按有关规定处理解决。

8. 对抢救、急需药品来货,应及时验明药品合格标识,以便及时供临床使用。

9. 负责每月一次清查药品库存,账物符合率达100%,出现账物不符时应时查明原因,逐级汇报,审批处理后方可调整。

10. 定期上报各种报表。

二、上岗条件

1. 具有药师职称5年以上,具有一定的计算机操作能力。

2. 政治素质好,具有较强的责任心。

3. 吃苦耐劳,能胜任本职工作。

4. 患传染病、皮肤病者不得上岗。

药库账务管理员岗位职责

一、工作内容

1. 负责全院药库药品收支,药品入账必须凭原始发票,有药品进、销、存明细账目以及药品优惠、药价调整等账目,每月汇总报表核对无误后上交财务科。

2. 药品新增或调价时应及时以书面形式通知有关部门执行。

3. 工作严肃认真、及时准确地处理各种数据,随时提供信息。

4. 严格遵守操作程序,爱护设备,经常维护保养,发现问题应及时汇报,请求维修。

5. 根据药品供应的最新动态,对新增药品品种、剂量、零售价、缺货、药品调价的信息做好维护工作。

二、上岗要求

1. 具有中专以上学历。

2. 能熟练操作电脑,具有财务或药学相关知识者更佳。

3. 身体健康,能胜任此项工作。

药库工勤人员岗位职责

一、工作内容

1. 在药学部主任领导和药学人员指导下进行工作,负责药库药品的搬运工作及药库的卫生清洁整理;每周三进行卫生清洁工作。

2. 协助有关部门做好后勤保障工作。

3. 爱护公共财物,妥善保管运输工具,不得私自外借。做到使用、装卸不粗暴,不得损坏和遗失财物,对设备经常进行维护保养。

4. 工作中必须严肃认真,保证运输安全。

5. 必须严格执行各项规章制度和劳动纪律。

二、上岗要求

1. 具有初中以上学历。

2. 身体健康,能胜任此项工作。

3. 职业素质良好。

4. 患传染病、皮肤病者不得上岗。

调剂部门组长岗位职责

一、工作内容

1. 在科主任领导下,负责本部门的日常业务管理工作。全面完成各项工作指标,及时传达上级精神,定期向科主任汇报本部门人员的工作情况,并提出改进意见。

2. 协调本部门与临床各科室业务合作关系,为医护工作提供及时周到的服务。

3. 根据院部和科室的规章制度,负责本部门的考勤、排班、考核工作,对奖惩方案提出意见,每月在规定时间内向人力资源部递交考勤表。

4. 监督本部门人员认真按照操作规程和岗位职责做好药品的配发工作,改善服务态度,保证服务质量。

5. 负责督促检查毒性药品、麻醉药品、精神药品、贵重药品、有效期药品的使用管理登记统计工作,发现问题及时处理。

6. 负责本部门的药品申领、供应、保管、账目登记统计工作。组织做好每月的盘点工作和药品统计报表工作。

7. 负责本部门和临床科室储备药品的质量管理工作,协助做好药物不良反应监测报告工作。

8. 及时准确地进行二级库药品信息维护。

9. 协调和处理发生在本部门内的医患纠纷,力争取得患者的谅解和满意。

10. 组织与指导药学院校学生的实习和医疗单位药学人员的进修学习。

11. 关注危重及抢救患者的用药情况。

12. 负责处方登记统计和处方保管工作。

13. 完成临时应急任务。

14. 密切联系群众,总结和分享经验教训。收集反馈意见,讨论需要与患者或医生沟通的问题。

15. 负责工作场所的环境卫生及安全工作。

二、权责范围

(一)权利

1. 为完成工作计划的执行权。

2. 本部门人员岗位调休和休假的准许权。

3. 对下属人员有考核权。

（二）责任：对本部门完成年度工作计划负组织和协调责任。

三、上岗条件

1. 基本素质：主管药师职称且工作出色。

2. 政治素质：有吃苦耐劳，不计较个人得失的工作态度，处事公正，廉洁自律。

3. 能力：具有较强的协调能力、管理能力和沟通技巧。

4. 有一定的计算机操作技能。

西药调剂人员配方岗位职责

一、工作内容

1. 严格遵守劳动纪律，认真执行各类规章制度和用药政策。

2. 应适当提前到岗，做好开窗准备工作。准时开窗，佩戴工号牌，出示工号牌，仪表端正，不离岗，不干私活；岗上不看报刊，不大声喧哗，不与人私谈，开玩笑。

3. 严格按配方操作规程调配处方。

4. 麻醉药品、精神药品、贵重药品按规定做好日销统计，认真完成每月药品盘点工作。

5. 发生差错应自觉登记，吸取教训。

6. 负责分管范围内药品的补充上架工作，并做到先进先出，勤加少加，仔细核对。发出药品应保持整洁。

7. 负责包干药架的整理、清洁及药品质量的检查。

8. 服从科室和组长安排。

9. 如有实习同学带教，应耐心讲解、指导。若发生差错事故，均由带教者负责。

10. 自觉维护医院和科室利益，注重团队合作精神。

二、上岗要求

1. 具有药学专业毕业的学历。

2. 为人正直，政治素质好，具有良好的职业道德。

3. 患传染病、皮肤病者不得从事直接接触药品内包装的工作。

西药调剂人员发药岗位职责

一、工作内容

1. 严格遵守劳动纪律,认真执行各类规章制度和用药政策。

2. 应适当提前到岗,做好各项准备工作。准时开窗,佩戴工号牌,出示工号牌,仪表端正,不离岗,不干私活;岗上不看报刊,不大声喧哗,不与人私谈、开玩笑。

3. 严格按发药操作规程接方、审方,核对药品无误后发药。

4. 耐心仔细地解答患者提出的问题。

5. 麻醉药品、精神药品、贵重药品等按规定做好日销统计,认真完成每月药品盘点工作。

6. 急诊抢救患者处方随到随配,并积极主动配合。

7. 认真做好交接班工作,特殊药品交接班时要当面点清,否则接班者可以拒绝接班;如遇不能解决的问题,应及时向领导请示汇报。

8. 负责包干药架的整理、清洁及药品质量的检查。

9. 发生差错应自觉登记,吸取教训。

10. 服从科室和组长安排。

11. 如有实习同学带教,应耐心讲解、指导。若发生差错事故,均由带教者负责。

12. 自觉维护医院和科室利益,注重团队合作精神。

二、上岗要求

1. 具有药师及以上职称。

2. 为人正直,政治素质好,具有良好的职业道德。

3. 患传染病、皮肤病者不得从事直接接触药品内包装的工作。

西药调剂室工勤人员岗位职责

一、工作内容

1. 严格遵守劳动纪律，认真执行各类规章制度。

2. 负责本部门的日常清洁工作。

3. 负责空纸盒、纸箱及垃圾的清理回送；保证开水供应。

4. 协助药剂人员做好药品拆箱上架工作。

二、上岗要求

1. 文化程度：初中以上学历。

2. 职业素质良好。

3. 患传染病、皮肤病者不得上岗。

中草药配方岗位职责

一、工作内容

1. 在科主任、组长的领导下负责饮片的配方工作。

2. 严格遵守中药房工作制度，认真执行各项规章制度和用药政策。

3. 应提前到岗，做好准备工作，佩戴胸卡，仪表端正。准时开窗。

4. 严格按中药饮片操作规程完成配方工作任务。

5. 负责包干区域的饮片质量检查。

6. 服从科室和组长的安排。

7. 自觉维护医院和科室利益，注重团队合作精神。

二、上岗要求

1. 具有中药士以上职称或取得中药专业技术资格证书者。

2. 为人正直、政治素质好，具有良好的职业道德。

3. 患传染病、皮肤病者不得上岗。

中草药发药岗位职责

一、工作内容

1. 在科主任、组长的领导下负责饮片的复核和发药工作。

2. 严格遵守中药房工作制度，认真执行各项规章制度和用药政策。

3. 应提前到岗，做好准备工作，佩戴胸卡，仪表端正。准时开窗。

4. 严格按中药饮片操作规程完成发药工作任务。

5. 核对患者姓名和取药号，无误后才能发药，并向患者讲清用法，尽力为患者解决困难。

6. 负责包干区域的饮片质量检查。

7. 服从科室和组长安排。

8. 自觉维护医院和科室利益，注重团队合作精神。

二、上岗要求

1. 具有主管中药师及以上职称。

2. 为人正直、政治素质好，具有良好的职业道德。

3. 患传染病、皮肤病者不得上岗。

中药调剂室工勤人员岗位职责

一、工作内容

1. 严格遵守劳动纪律,认真执行各类规章制度。
2. 完成中药房日常清洁卫生工作和勤杂工作。
3. 定期做好药柜、格斗、药盘等设备的清理工作。
4. 负责中药库、中药房药品的搬运。
5. 完成科内交办的临时性任务。

二、上岗要求

1. 职业素质良好。
2. 患传染病、皮肤病者不得上岗。

病区药房组长岗位职责

一、工作内容

1. 在主任领导下,负责本部门的日常业务管理工作。全面完成各项工作指标,及时传达上级精神,定期向科主任汇报本部门人员的工作情况,并提出改进意见。

2. 协调本部门与临床各科室业务合作关系,为医护工作提供及时周到的服务。

3. 根据院部和科室的规章制度,负责本部门的考勤、排班、考核工作,对奖惩方案提出意见。

4. 监督本部门人员认真按照操作规程和岗位职责做好药品的配发工作,改善服务态度,保证服务质量。

5. 负责督促检查毒性药品、麻醉药品、精神药品、贵重药品、有效期药品的使用管理登记统计工作,发现问题及时处理。

6. 负责本部门的药品请领、供应、保管、账目登记统计工作。组织做好每月的盘点工作和药品统计报表工作。

7. 负责本部门和临床科室储备药品的质量管理工作,协助做好药物不良反应监测报告工作。

8. 及时正确地进行二级库药品信息维护。

9. 组织与指导药学院校学生的实习和医疗单位药学人员的进修学习。

10. 关注危重及抢救患者的用药情况。

11. 完成临时应急任务。

12. 密切联系群众,总结和分享经验教训,收集反馈意见,讨论需要与患者、护士或医生沟通的问题。

13. 督促工作场所环境卫生、安全检查工作。

二、权责范围

(一)权利

1. 为完成工作计划的执行权。

2. 本部门人员岗位调休和休假的准许权。

3. 对下属人员有考核权。

（二）责任：对本部门完成年度工作计划负组织和协调责任。

三、上岗条件

1. 基本素质：药师职称 5 年以上或主管药师职称且工作出色。

2. 政治素质：有吃苦耐劳、不计较个人得失的工作态度，处事公正，廉洁自律。

3. 能力：具有较强的协调能力、管理能力和沟通技巧。

4. 技能：有一定的计算机操作技能。

病区药房摆药岗位职责

一、工作内容

1. 严格遵守劳动纪律，认真执行各类规章制度和用药政策。

2. 准时到岗，佩戴工号牌，仪表端正，不离岗，不干私活。

3. 负责各病区临时医嘱、长期医嘱和出院带药的摆药工作。

4. 电脑配药单核对无误后进行摆药，如发现药品或剂量不符时，及时与临床科室联系，确认后再摆药。

5. 麻醉药品、精神药品、贵重药品按规定做好日销统计，做到账物相符。

6. 严格执行操作规程，如有差错及时更正并采取纠正措施。

7. 定期检查片剂的药品质量，每月盘点一次，月底进行效期药品的登记及滞销药品的处理。

8. 负责分管范围内药品的补充上架工作，并做到先进先出，仔细核对。

9. 负责本室内卫生清洁工作，做好各类设备管理记录和温湿度记录。

10. 服从科室和组长安排。

11. 自觉维护医院和科室利益，注重团队合作精神。

二、上岗要求

1. 具有药学或护理专业背景。

2. 为人正直、政治素质好，具有良好的职业道德。

3. 身体健康，能胜任此项工作。

病区药房针剂发药岗位职责

一、工作内容

1. 严格遵守劳动纪律,认真执行各类规章制度和用药政策。

2. 准时到岗,佩戴工号牌,仪表端正,不离岗,不干私活。

3. 负责各病区针剂的配发,每周一、四负责药品的请领,保证及时供应。

4. 电脑配药单核对无误后进行发药,如发现药品或剂量不符时,及时与临床科室联系,确认后再摆药。

5. 麻醉药品、精神药品、贵重药品按规定做好日销统计,做到账物相符。

6. 严格执行操作规程,如有差错及时更正并采取纠正措施。

7. 定期检查针剂的药品质量,每月盘点一次,月底进行效期药品的登记及滞销药品的处理。

8. 负责分管范围内药品的补充上架工作,并做到先进先出,仔细核对。

9. 负责本室内卫生清洁工作,做好各类设备管理记录和温湿度记录。

10. 服从科室和组长的工作安排。

11. 自觉维护医院和科室利益,注重团队合作精神。

二、上岗要求

1. 具有药师及以上职称。

2. 为人正直,政治素质好,具有良好的职业道德。

3. 身体健康,能胜任此项工作。

临床药学室的岗位职责

一、工作内容

1. 与医生一起查房,掌握患者的病情变化和各种检查及化验数据等基本参数,为医生正确地选择药物及剂量当好参谋。

2. 向医生解析患者药动学参数及临床意义,并根据患者个体或群体的药动学参数及体内药物浓度,设计或调整个体化给药方案。

3. 定期深入临床,与医师合作进行合理用药探讨。药师在临床直接了解病房用药情况、药物疗效、不良反应等资料。参加查房与医师讨论有关用药方面的疑难问题,提出建议,并为临床一线提供药物服务。

4. 开展治疗药物监测,通过血药浓度测定,制订个体化给药方案,达到合理使用药物。

5. 适时并正确地采集样品,供体内药物分析之用。对药物治疗全过程进行监护。

6. 参与危重、中毒患者的抢救及疑难病的会诊工作,提供相关资料和信息。协助医师处理药物中毒急救工作。

7. 为临床医护人员和患者提供药物情报和咨询服务。及时收集国内外新药的生产和临床研究报告,掌握新药动态。

8. 收集药物不良反应情况和对新老药物评价的资料。开展药物不良反应监察工作,处理医院的临床药品不良反应监测工作。

9. 参与有关药学和药物治疗学课题的研究工作。

10. 对实习生和进修生进行临床药学知识教育,指导其完成实习任务。

11. 负责出版《药讯》(季刊),介绍国内外有关药品和药事方面的发展动态,及时向临床提供临床药学、合理用药、药物不良反应和新药等信息。

12. 对全院医务人员进行用药方面的培训。

二、上岗要求

1. 具有药学本科及以上学历。

2. 为人正直,政治素质好,具有良好的职业道德。

静脉用药调配中心组长岗位职责

目的：明确静脉用药调配中心组长岗位职责，促进各项工作有序进行。

范围：静脉用药调配中心各项工作。

责任者：静脉用药调配中心组长。

制度：

一、资质

具有药学专业专科以上学历，本专业中级以上专业技术职务任职资格。

二、工作内容

1. 在科主任领导下，负责本中心日常行政及业务管理。传达、贯彻院部及科主任布置的各项工作。

2. 根据本中心工作特点，进行科学分工，合理安排药师、护士、工勤人员的日常工作。

3. 协调药师与护理人员的工作关系，协调本中心与临床科室的关系，遇特殊情况及时向科主任汇报。

4. 组织制定本中心 SMP、SOP 等相关文件。规范各项工作，自查各环节质量，避免差错发生。有差错事故时，做好相应处理及《差错记录》登记，并分析、总结，提出有效防范措施。

5. 制订本中心内部培训计划，提高在岗人员专业技术水平。负责考核评定工作人员岗位技能水平（每年一次）。落实下级药师、进修人员、药学实习生的带教工作。

6. 负责检查本中心药品、器材、设备的养护及维修情况。

7. 负责检查一次性物品、医疗废弃物等处理情况。

8. 负责考核本中心工勤人员的工作质量。

静脉用药调配中心护士长岗位职责

目的：明确静脉用药调配中心护士长岗位职责，确保工作有序进行。

范围：负责静脉用药调配中心所有护理人员及加药调配相关工作。

责任者：静脉用药调配中心护士长。

制度：

一、静脉用药调配中心护士长岗位由主管护师职称以上者担任。

二、负责管理静脉药物调配中心加药调配岗位具体工作。

三、负责监督本中心输液调配过程的各个环节，严格把握输液加药的调配质量，严控输液调配的差错发生。

四、督促冲配人员严格遵守无菌操作技术及规范加药调配制度，负责考核本中心冲配人员的工作质量。

五、负责中心内使用的各类物料的领用、管理工作。

六、安排、检查工勤人员的工作。

七、做好静脉药物调配中心与各病房的协调工作，善于发现问题并能及时解决。

八、协调好护理人员与药师的工作关系。

九、组织护理人员的业务学习和培训、考核，不断提高护士的医德水准及技术操作水平。

十、负责洁净室的日常管理、维护及记录登记工作。

十一、认真做好下级护理人员、进修人员的带教工作。

静脉用药调配中心审方药师岗位职责

目的：明确静脉用药调配中心审方药师的岗位职责。

范围：静脉用药调配中心审方工作。

责任者：静脉用药调配中心审方药师。

制度：

一、处方审核

处方审核是指处方审核岗位的药师对通过医院信息系统（HIS）发送至静脉用药调配中心的医师开具的静脉用药医嘱，就处方药品的名称（包括商品名）、规格、用法、用量、药品相互作用、配伍禁忌以及选用的溶媒的适宜性、相容性等进行适宜性审核。

二、审方药师资质

药学专业硕士学历、3年以上临床调剂工作经验；或药学专业本科学历、5年以上临床用药调剂工作经验；或药学专业大专学历、8年以上临床用药调剂工作经验并获得中级技术职称专业技术职务任职资格的药师。

三、岗位职责

（一）审核

1. 审方药师应依据《处方管理办法》，逐一审核电子医嘱，就处方药品的名称、规格、用法、用量、药品相互作用、配伍禁忌以及药品选用溶媒的适宜性、相容性等进行适宜性审核。

2. 发现不适宜处方或不合理用药应及时联系病区处方医师或护士，反馈至临床医师修改。不得擅自修改医嘱，并做好《审方情况记录表》登记。

3. 医嘱审核通过后，汇总数据生成输液瓶贴并打印。

（二）退药

1. 负责每日 6:30～15:30 的病区长期补液的退药。

2. 根据病区退药信息，核对药品数量、有效期进行退药。

四、其他

1. 接听电话，处理常规病区反馈的问题，如成品输液漏液、未冲配输液药品破损等，并做好相应记录。

2. 审核病区肠外营养液（三升袋）处方的适宜性，发现不适宜或不合理用药应及时联系病区处方医师,经医师修改后方可配置。

3. 协助组长,做好和其他各班组间药品的内部调拨等协调工作。

4. 每日工作结束后,负责水、电、电脑、门窗的关闭。

5. 协助组长参加每月药品的盘点工作。

静脉用药调配中心贴签、摆药、核对人员岗位职责

目的：明确贴签、摆药、核对岗位职责，确保工作顺利开展。

范围：静脉用药调配中心贴签、摆药、核对岗位。

责任者：静脉用药调配中心贴签、摆药、核对工作人员。

制度：

一、贴签

1. 岗位资质：药学人员、护理人员均可承担。

2. 根据瓶贴信息，正确选择输液品种、药篮颜色，并按科室、批次分类摆放。

二、摆药

1. 岗位资质：药学人员、护理人员均可承担。

2. 根据瓶贴信息，正确摆放药物品种、数量。

3. 每日工作结束，负责药品补给。

三、核对

1. 岗位资质：药学人员、护理人员均可承担。

2. 核对内容：

(1) 瓶贴信息是否完整；

(2) 药篮颜色和批次是否相对应；

(3) 药品和瓶贴内容是否相符；

(4) 药品质量是否完好。

3. 完成核对后，药篮按病区、批次分开放置。药品需冷藏的则置于冰箱保存。

静脉用药调配中心拆药人员岗位职责

目的：明确静脉用药调配中心拆药人员岗位职责，确保药品供应。

范围：负责静脉用药调配中心拆药工作。

责任者：静脉用药调配中心拆药岗位人员。

制度：

工作内容

1. 本中心大输液拆包装由工勤人员负责完成。

2. 本中心注射液、粉针剂等药品拆包装由药学人员完成。

3. 拆药原则应遵循：近效期先拆，按需拆药，以避免药品长期裸包装。

4. 拆包装完成后，药品应根据不同贮藏条件摆放。

5. 药品内外包装及说明书应进行毁形处理，垃圾处理按科室《医疗废弃处理规定》处理，并填写《药品废弃包装处置登记表》。

静脉用药调配中心加药混合
调配人员岗位职责

目的：明确静脉用药调配中心加药混合调配人员岗位职责，确保准确。

范围：静脉用药调配中心加药混合调配岗位。

责任者：静脉用药调配中心加药混合调配工作人员。

制度：

一、加药混合岗位资质

接受岗位专业知识培训，经考核合格后方可上岗。

二、岗位职责

1. 严格遵守《静脉用药调配质量管理规范》《静脉用药调配中心加药调配岗位操作规程》相关制度，规范操作。

2. 提前10分钟上岗，做好无菌操作的各项准备工作。

3. 进入十万级洁净区规程（一更）：换下普通工作鞋，更换洁净区专用鞋。按"六步手清洁消毒法"消毒手并烘干；进入万级洁净区规程（二更）：穿好指定服装并戴好发帽、口罩。

4. 加药前对输液进行计费确认，复核瓶贴信息与药品是否一致，严格执行"三查七对"，发现问题及时反馈处理，做好相关（差错或破损）登记。停止医嘱输液分开摆放。

5. 在操作过程中不能随意离开，确保调配工作的连续性及调配质量。若要临时外出则：

（1）在二更室脱下洁净隔离服及帽子、口罩整齐放置，一次性手套丢入污物桶内；在一更室应当更换工作鞋；

（2）重新进入洁净区时，必须按以上更衣规定程序进入洁净区。

6. 加药混合调配结束，冲配人员在瓶贴上盖上签章，成品输液及空安瓿送入传递窗，交予核对人员核对。停止医嘱输液送入指定传递窗，交予核对人员核对。

7. 随时保持洁净室、工作台的清洁和整齐，冲配完成后将所有器具归位，清洁消毒工作台面，关闭净化系统。

静脉用药调配中心核对、包装人员岗位职责

目的：明确静脉用药调配中心核对、包装人员岗位职责，确保工作准确。

范围：静脉用药调配中心成品输液核对、包装岗位。

责任者：静脉用药调配中心核对、包装人员。

制度：

一、核对、包装人员岗位资质

岗位资质：药学人员、护理人员均可承担。

二、岗位职责

（一）成品输液复核内容

1. 空西林瓶（安瓿）与瓶贴信息是否一致。

2. 非整支（瓶）药物、特殊用量药物、留样药品是否有冲配人员的确认记号。

3. 检查输液颜色、密闭性、澄清度（胶塞、沉淀等）。

4. 瓶贴冲配与打印时间是否相符。

5. 排药、冲配人员是否盖章。无误后复核人员盖章确认。

（二）成品输液复核完成后，统计数量，确认无误后按病区打包、装箱、贴封条，交工勤人员配送。

（三）复核工作结束后对工作区域进行清场。

静脉用药调配中心工勤人员岗位职责

目的：明确静脉用药调配中心工勤人员岗位职责，确保日常工作的正常进行。

范围：负责静脉用药调配中心送药及清洁工作。

责任者：静脉用药调配中心工勤人员。

制度：

一、岗位划分

本中心工勤人员分为以下岗位：送药岗位、清洗药篮岗位、控制区清洁岗位、洁净仓清洁岗位、大输液库洁净岗位。

二、工作内容

1. 送药岗位：经岗前培训合格的工勤人员担任，负责本中心成品输液运送工作。按科室运送次序，将成品输液装于专用送药车，由药剂人员检查后，在指定时间内准确送达各病区，病区接到药品后由病区护士核对数量及质量后在《输液配置室补液接受时间记录》单上签字确认。

2. 清洁药篮岗位：负责本中心所用药篮清洗、分药篮以及辅助用房清洁工作。包括：① 每日清洗、消毒、擦拭药篮，保障清洁药篮的供应；② 协助仓外药篮的搬运工作；③ 负责本中心辅助用房（更衣室、厕所）清洁卫生。

3. 控制区清洁岗位：负责本中心控制区内清洁卫生及垃圾清理工作。包括：① 每日清洁控制区地面、办公桌面、传递车、电脑、打印机、送药箱；② 定期清洁控制区墙面（每周 2 次）；③ 每日收集空安瓿、空西林瓶等医疗废弃物，按《医疗废弃物管理规定》《静脉用药调配中心废弃物管理制度》要求倾倒各类垃圾，并做到垃圾不过夜；④ 协助本中心物料领用工作。

4. 洁净仓清洁岗位：负责本中心洁净仓内清洁卫生及垃圾清理工作。包括：① 每日清洁仓内地面、台面、传递车；② 清洗抹布、洁净服；定期清洁仓内墙面（每周 3 次）、拖鞋（两天 1 次）；③ 每日收集空安瓿、空西林瓶等医疗废弃物，按《医疗废弃物管理规定》《静脉用药调配中心废弃物管理制度》要求倾倒各类垃圾，并做到垃圾不过夜；④ 协助仓内药篮的搬运工作。

5. 大输液库岗位：在药师的指导下，负责大输液拆包及上架工作。

公药室岗位职责

一、贯彻"药品法"坚决执行国家颁布的各项药政法令。

二、配制时按操作程序规范工作，及时填写"公药生产记录单"及"成品报告单"。

三、每个公药配制后，按要求进行定性、定量或外观等检查，经检验合格后，方可使用。

四、严格执行原料药品、包材等进货验收制度。

五、及时做好清场处理，保持配制室内卫生，注意用具、量具的清洁，经常对室内环境进行清洁消毒。

六、做好原料、包材、成品的进、出库记录，每月盘点一次物品，做到账物相符。

七、保障公药供应，保证药品质量，确保成品合格率在95％～100％。

八、做好公药室的安全和危险物品的保管工作。

九、坚持"三清三关"制度，严格电、火、水的管理，确保安全。

公药室业务人员岗位职责

一、在科主任领导下,负责公药生产、配制、质量分析和教学工作。

二、负责公药室物料的申领、记账、盘点、结算和呈送财务报表工作。

三、负责公药室生产台账,质检记录、成品报表、报损等文字记载工作。

四、参加配制、保管、安全、防火和"三清三点"工作。

五、严把质量关,保证患者用药的安全有效。

六、指导非业务人员做好分装、物料管理、仪器养护等工作。

七、认真贯彻"药品法"严格各项规章制度,规范操作科学检验,杜绝差错事故的发生。

八、负责跟踪公药质量,主动征求临床科室对公药品种及质量的意见,采取改进措施,不断提高公药质量。

九、积极参加学术活动,努力学习新理论、新知识、新技术,不断给自己加油、充电。

十、负责公药的发放工作。

十一、完成科主任交办的临时性任务。

公药室工勤员岗位职责

一、在科主任和组长的领导下进行工作。

二、负责公药的分装、贴签及装箱入库工作。

三、负责制作纯化水，打印产品批号。

四、负责药品、包材及危险品等物料的保管工作。

五、负责公药室的卫生、消毒、清洁工作。

六、负责公药室设备、仪器的保养、维护工作。

七、做好公药发放和运送工作。

八、做好"三清三关"安全防范工作。

九、根据需要，做好主任指派的相关工作。

主任(副主任)药师职责

一、岗位必备条件和基本素质

1. 具备药学本科以上学历,经有关部门认定获得主任药师任职资格;大专以上学历,经有关部门认定获得副主任药师资格。

2. 敬业爱岗,具有良好的职业道德和职业素质。

3. 具有较强的专业理论水平、操作技能,和药品质量把关能力。

4. 具有较高的带教能力,培养和提高下级药师的专业水平。

5. 在科主任领导下,搞好科内外团结协作,同事之间相互尊重、相互配合、相互支持。

二、业务工作要求

1. 在科主任领导下,负责本科的日常药学技术工作,组织制定技术操作规程和自制制剂的质量标准并组织实施。

2. 组织领导本科室的业务技术工作,指导调配复杂的方剂、制订,能研究解决技术上的疑难问题。

3. 积极组织开展科研工作,审议成果,及时总结和撰写论文,每年在核心期刊上发表论文至少1篇。

4. 收集国内外药学技术信息,积极参加院、科组织的学术活动。介绍国内外有关药品发展动态,至少在科内进行一年一次的大业务讲课;完成继续教育规定学分。

5. 督促检查本科室人员的业务技术学习,组织有关人员经常深入各临床科室,检查药品质量和使用、保管情况,发现问题及时处理。

6. 制订本科室药学人员和进修生、实习生的培训计划,以及本科室人员的技术考核内容。

三、业务能力要求

1. 具有坚实的本专业理论基础知识,并坚持阅读3~5种以上中外文期刊,通过学习达到本人和科室共同提高的目的。

2. 具有较强的专业理论水平,及时了解国内外本专业动态,充分运用国内外先进知识和技术指导专业工作。

3. 具有较全面丰富的药学专业知识、具备研究、解决药学专业疑难问题的能力。

4. 熟练掌握一门外语,能阅读本专业外文期刊;全国外语职称考试达 A 级。

5. 具有较高的带教水平和组织实施科研的能力,能指导下级药师熟练掌握基础操作和科研实施能力。

6. 掌握电脑的基本操作技术,应达国家规定的与职称相符的计算机操作能力。

主管药师职责

一、岗位必备条件和基本素质

1. 具有药学大专以上学历,具职能部门认定的主管药师资格。

2. 敬业爱岗,具有良好的职业道德和职业素质。

3. 政治素质良好,严于律己,以身作则。

4. 具有一定的专业理论水平和实际操作技能,能把控质量关。

5. 具有一定的带教能力,能培养和提高下级药师的业务水平。

6. 在科主任领导下,科内外团结协作,同事之间相互尊重、相互配合、相互支持。

二、业务工作要求

1. 在主任(副主任)药师指导下,履行主管药师的岗位职责,并对下级药师作技术指导。

2. 根据科主任安排,参加和指导调剂、制剂、药品研究等工作。

3. 严格执行技术操作规范,努力提高药品质量和配方质量。

4. 认真做好下级药师的带教工作,每年一次作科内业务讲座。

5. 认真完成药学继续教育计划,按时完成所需学分。

6. 积极参加院内外学术活动,并踊跃发言。

7. 每2年发表1篇论文,5年内在省市级以上杂志发表论文1篇。

8. 在完成职责范围内业务工作时,遇到难以解决的业务问题,必须及时向科主任汇报请示。

三、业务能力要求

1. 熟练掌握药学基础理论和专业理论,阅读2~3种中外文期刊,及时了解本专业发展动态。

2. 负责药品检验、鉴定,保证药品符合《中华人民共和国药典》规定,负责毒性药品、麻醉药品、精神药品、贵重药品等的使用、管理,具有发现和处理问题的能力。

3. 积极参加药学研究,配合临床研制新制剂、新剂型,并了解使用效果,不断改进,提高疗效。

4. 熟悉和掌握常用药品的理化性质、药理作用、不良反应以及用量、用法等,有较强的审方能力。

5. 具有一定的协调能力和语言沟通能力,做好医护人员和患者的用药咨询工作。

6. 努力学习一门外语,全国外语职称考试达 B 级。

7. 必须掌握电脑基本操作,应达国家规定的与职称相符的计算机操作能力。

药 师 职 责

一、岗位必备条件及基本素质

1. 具有药学中专及以上学历,具有国家认可的资格证书。

2. 掌握相应的业务理论和操作技能。

3. 认真贯彻执行本科室各项规章制度和各种操作规范。

4. 在科主任的领导和上级药师的指导下,工作尽职,同事之间相互尊重、相互配合、相互支持。

5. 具有良好的职业道德和职业素质。

二、业务工作要求

1. 服从科主任安排,在上级药师的指导下,具体参加制剂、调剂,药品管理工作,把好药品质量关,确保服务质量。

2. 积极参加各类学术活动,系统学习专业理论知识。在上级药师带领下参与科研工作,及时总结,学会撰写综述和论文。

3. 本科学历者,须完成 5 年培养计划中规定的学分。

三、业务能力要求

1. 具有相应的专业理论基础,熟悉处方制度,掌握整个药剂工作的流程。

2. 严格遵守各项技术操作规程,熟练调配处方,制备制剂,提出技术上的疑难问题。

3. 能处理日常工作中经常碰到的药物相关问题,做好患者基本用药教育。

4. 熟悉常见的药物配伍禁忌及药物不良反应,具有较强的审方能力。

5. 具有对下级技术人员的工作进行技术指导的能力。

6. 逐步掌握一门外语,借助词典查阅外文资料。

7. 掌握计算机的基本操作,应达到医院规定的与职称相应的计算机运用能力。

药 士 职 责

一、岗位必备条件和基本素质

1. 具有药学中专学历,具有国家认可的资格证书。

2. 基本掌握本专业的业务理论和操作技能。

3. 认真贯彻执行本科室的各项规章制度和各种操作规范。

4. 具有良好的职业道德。

5. 在科主任领导和上级药师指导下尽职工作,同事之间相互尊重、相互配合、相互支持。

二、业务工作要求

服从科主任安排,在上级药师指导下进行以下工作:

1. 担任药品的收方、调剂、核对工作。

2. 担任药品的保管统计工作。

3. 担任药品的分装工作。

4. 担任药品的制剂工作。

5. 积极参加各类学术活动,在上级药师带领下参与科研工作,善于总结,2年至少交1篇工作经验小结。

三、工作能力要求

1. 具有一定的专业理论基础,严格按操作规程进行调剂、制剂和药品管理,防止差错。

2. 能深入临床科室,征求意见,不断改进药品供应工作,做好药品的检查、使用、管理工作,发现问题及时处理,并向上级报告。

3. 熟悉基本、常见的配伍禁忌及药物的不良反应,有一定的审方能力。

4. 掌握电脑基本操作,应达到和职称相应的计算机应用能力。

危险品管理人员岗位职责

一、管理人员须经过专业培训并取得相应证书。

二、严格化学危险品存、出库手续，做到账物相符。发现差错，及时查明原因并予以纠正。

三、爆炸品、剧毒品严格执行"五双"制度（双人、双锁、双人收发、双人运输、双人使用）。

四、存放易燃易爆品的库房，应有良好的通风条件，夏季应采取洒水降温措施，务必使库内温度不超过 30℃。

五、经常巡视化学危险品仓库及周围环境，严禁明火、电气设备防爆，消除事故隐患。

六、对寄存的化学危险品，应定期检查，旋紧瓶盖。

七、各种压缩气体钢瓶，应按规定每年检查一次，危险品按类分仓，按部门分格。

八、严格遵守作息时间，遇有意外情况，及时向领导及主管部门汇报。

九、每月进行一次检查工作，做好书面文字记录，其中包括危险品存、出库情况，安全情况和废液、废渣情况。

管理制度和操作规程

药 库

药库流程及要求识别

流　　程	要　　　求	相关文件	责任人
编制计划　新药申请	一、编制计划 　　根据医院用药情况和总控要求，由采购人员编制采购计划。 二、新药申请 1. 申请的新药原则上应是临床必须且无同类品种的药物；有同类品种的药物应在价格、疗效、安全性和质量等方面具有优势。 2. 新药申请时应提供有关新药的详细资料和相关资质证明材料。 3. 新药申请由各临床医师提出，填写新药申请单并附加相关材料，科主任初审。	药库（中、西药）工作制度 药库采购员岗位职责 药品采购工作制度 药库工作制度	采购员 临床医师 科主任
审批	三、审批 1. 采购计划由药学部主任审查。 2. "新药申请"经药学部主任审核同意后，提交药事管理与药物治疗委员会讨论。 3. "新药申请"经分管院长批准后由药学部具体负责实施。		
阳光平台采购	四、采购 1. 采购药品应严格按照采购计划实施。	药库工作制度 药事管理和药物治疗委员会	药学部主任 药事管理和药物治疗委员分管院长

流　　程	要　　求	相关文件	责任人
购入	2. 采购人员运用上海市阳光采购平台，根据编制的采购计划进行采购。 3. 市场竞价和招标品种必须按照国家和上海市的相关法律法规进行采购。 五、购入 　供应商根据要货单的药品要求将药品送到药库。	药品采购工作制度 药库采购员岗位职责 药库（中、西药）操作规程	采购员
验收	六、验收 1. 原则上应在当天验收完毕。 2. 验收员根据送货清单对相关内容逐一验收（包括药品名称、规格、数量、生产厂家、批号）。 3. 有效期、药检报告等进口药品必须有进口药品注册证、该药品此批号的进口药检报告复印件，并加盖供应单位章）。 4. 效期药品有效期低于6个月的原则上不予入库。 5. 验收合格后，保管员在送货回单上签名或盖章，以示货已收到。 6. 验收不合格药品退回供应商，并予以调换或作退货处理。	药品入库验收制度 饮片入库验收制度 药库（中、西药）操作规程 药库（中、西药）岗位职责 麻醉药品管理制度 毒性药品管理制度	验收员
入库	七、入库 1. 药品验收合格后，保管员应按药品性质、剂型、保管要求进行分类存放、分类保管。 2. 验收后药品由统计员按发票的数量、金额、批号、有效期和生产厂家输入电脑，并打印验收清单。	药品入库验收制度 饮片入库验收制度 药品统计报告制度 药库统计员岗位职责	验收员 保管员 统计员
在库保管、保养	八、在库药品保管、保养 1. 保管员和养护员应按照药品的保管和养护要求做好日常的保管、养护工作。	麻醉药品管理制度 毒性药品管理制度 药库（中、西药）工作制度	

流　　程	要　　求	相关文件	责任人
↓ 出库	2. 保管员应每月清点一次库存。做好药库温湿度记录,温度调控和设备管理。 3. 对效期公示的效期一览表每 3 个月调整一次;每月盘点时,注意电脑显示的效期药品出入库后的有效期变化。 4. 应有保管和养护记录。 九、出库 1. 一般药品由保管员按各部门递交的电子申领单配发药品,核对签名或盖章并留存。由药库统计员按实际发药品种和数量进行电子出库处理,各部门凭药库反馈的电子出库单核对药品实发品种和数量并做入账处理。 2. 配发时按近期先出、先进先出、易变质先出、按生产批号先后顺序出库。 3. 配发核对过的药品,由勤务工送到各部门。勤务工送完药品,做好卫生清洁整理工作。 4. 特殊药品凭各部门领药单,由药库保管员二人核对、配发并签名或盖章,当面点交给领药人,并在专用账册上登记,药库保管员二人、领药人签名或盖章。	药品保管养护制度 饮片储存养护制度 药库(中、西药)操作规程 药品出库复核制度 药品统计报告制度 药库(中、西药)操作规程	保管员 养护员 保管员 统计员

西药库工作制度

一、在科主任领导下，负责医院各临床科室相关的治疗、诊断、科研等所需药品的采购、供应及管理工作。

二、采购人员负责全院药品的采购供应工作，根据医院医、教、研的实际需要，按时编制药品采购计划交科主任审查，由分管院长批准后执行。

三、严格按"药品管理法"规定采购。药品采购在上海市阳光采购平台内进行。采购的药品必须有批准文号、生产批号、注册商标和生产厂名，进口药品必须有进口许可证号及口岸检验报告单复印件并有供货单位加盖的红印章。

四、采购人员应自觉遵守财务管理的有关规定，廉洁自律，不以权谋私。认真把好药品质量关。坚持按上级卫生主管部门规定采购药品。

五、认真执行药品采购计划，积极组织货源，保证药品供应。维持合理库存，确保资金合理周转，避免药品积压和浪费。

六、新药采购严格按审批顺序进行，必须经药事管理与药物治疗委员会审批同意后才能进货。

七、严把药品入库验收关，按规定详细填写入库验收记录，拒收不合格药品。

八、药库人员要认真执行药政法规，对麻醉药品、毒性药品、精神药品和易制毒药品必须按有关规定严格管理。

九、库存药品应按性质、剂型分类保管，经常保持仓库整洁，注意室内温度，（常温库 10～30℃，阴凉库＜20℃，冷库 2～10℃），湿度（湿度 45％～75％），通风、避光及药品的有效期，需低温保存的药品，应储于冰柜内，做好防霉、防虫和防鼠等措施。

十、必须建立健全各种账册、统计、登记等制度，设立药品有效期表，并放在明显位置。药库药品定期清查盘点，必须做到账物相符。

十一、凭"领药申请表"发药，坚持"近期先用"的原则，加强复核双签，未经领导同意，不得配发处方（急救、特殊情况除外），不得对外代购转让药品。

十二、药品库应经常检查，确保安全。药库内严禁吸烟，非药库工作人员不得擅自进入药库。药库人员离开药库时应关锁好门窗，注意水电安全。

西药库操作规程

一、采购

1. 根据医院用药情况,每月月底编制次月药品采购计划,交科主任审阅,并交分管院长批准后执行。

2. 采购药品必须符合上级卫生主管部门规定,应在上海市阳光采购平台进行。采购的药品应有药品生产、经营资格(有药品生产许可证、药品经营许可证及营业执照的单位),且在生产、经营、销售管理功能各方面规范大小型医药企业进货。

3. 采购的药品必须有批准文号、产品批号、生产日期、效期、注册商标和生产厂名;进口药品必须有进口许可证复印件,并加盖供货单位印章,存档,以备查考。

4. 采购新药必须持有经药事管理与药物治疗委员会审批同意的"新药购买申请单"。

5. 采购人员必须自觉遵守财务管理廉洁行医各项规定,不准收受药品回扣。保证药品供应。加快资金周转,药品库存一般不超过一个月常用量(个别特殊药品除外)。

二、保管

1. 对药品逐一进行验收,按规定验明药品合格和其他标识,详细填写入库验收记录;不符合规定要求的药品不得购进和使用。

2. 定点外加工制剂需有该制剂批号的厂检报告和区级或区以上药检所复检报告,经检验合格后才能使用。

3. 药品按性质、剂型定位,分类保管,排列有序,做到整箱上架,拆零上柜。有特殊存储条件的药品按要求存储;化学危险品应另设库(柜)存放,并定期检查;每季度检查药品效期,并设有效期表。

4. 麻醉药品、毒性药品、精神药品和易制毒药品必须双人保管,专柜加锁,使用专用账册。

5. 随时观察药品数量、有效期的变化;每月盘点一次,做到账、物相符,因故报损按医院质控规定的操作程序进行核销,并做好记录统计工作。

6. 经常保持药库整洁,注意库内温、湿度变化。每工作日分上下午各记录一次，并采取相应的措施。经常检查防火、防盗器材等安全设施，下班前进行电源、门窗等全面检查，确保安全。

三、领发

1. 药库凭"领药申请单"配发药品，上联药库留存做销账凭证，下联交领用部门入账；对电脑领药的部门以电脑传递的领药信息发药。

2. 仔细配发，认真核对，贯彻"近期先出""先进先出"等原则，发药完毕，经手人必须在领药申请单签名。如遇到特殊情况，临时需要发放药品，应做暂时记录。

3. 未经领导同意，不得配发处方（急救、特殊情况除外），不得对外代购，转让药品。

4. 领发麻醉药品、毒性药品、精神药品和易制毒药品时，不允许让他人转送，必须与领药人当面点交，请领药人清点核对后签收。

5. 发药完毕，应及时整理、清洁库房，做到整洁有序。

四、统计

1. 对药品原始发票认真复核，"进货通知单"一联随同发票交药品会计审核后付款，另一联由药库留下作账。

2. 做好药品购、销、存明细账以及药品优惠、药价调整等账目，每月汇总报表，交药品会计审核，不应有误差。

3. 药品新增或调价应及时以书面形式通知药品会计，如期执行。

中药库工作制度

一、药库负责医院治疗和科研所需的各类中药的采购、供应及管理工作。

二、为保证临床药品供应,药库应按药品采购计划进行采购。

三、所采购的药品必须有批准文号、生产日期、注册商标及生产单位的厂名和地址;外地购入的药品必须具有质量检验报告单,并经有关辖区药检所同意方可使用。

四、建立、健全药品验收制度。购进的所有中药饮片质量必须符合《中华人民共和国药典》《全国中药炮制规范》《上海市中药炮制规范》《中药质量标准通则(试行)》《医院中药饮片管理规范》的要求严格进货验收,对不合格的药品应予拒收。

五、药库应做到账、物分工负责,建立供、销、存明细流水账,成药每月盘点一次,饮片每半年盘点一次,要做到账物相符。

六、库存药品应视其性质、特点划分仓位,定位储藏,陈列整齐,标签明显,经常检查,发现问题及时处理。

七、根据药材特性,标明三色标记,掌握天气季节变化,定时采取防霉变和防虫蛀的措施。

八、凡向药库领取药品时,应按规定手续填写请领单。如遇药品调价应及时通知各有关人员。

九、药库不得凭处方直接向患者发放药品;未经主任同意,库存药品不得对外转让和外借。

中药库操作规程

一、根据医院用药情况，每月月底编制次月药品采购计划，交科主任审阅，并交分管院长批准后执行。

二、药品逐一进行验收，按规定验明药品规格和其他标识，详细填写入库验收记录；中药材除验收药材的品种、数量外，还有验收药材的质量、检验规格、等级、有无伪劣残次、虫蛀、霉变、泛油等情况，防止以假乱真。

三、特殊饮片（毒性、麻醉、细贵）必须按有关规定执行双人验收制度。易串味的中药饮片分开存放，毒、麻类饮片专柜存放，双人双锁保管，专账记录，做到账货相符。

四、结合各种中药饮片的性质和不同季节气候特点，采取有效措施，做好养护工作。正确标明三色标记。

五、在储存期中定期检查，保管过程中贯彻"近期先出""先进先出"等原则。

六、经常保持药库整洁，注意库内温、湿度变化，每工作日上下午各记录一次，并采取相应的措施。经常检查防火、防盗器材等安全设施，下班前进行电源、门窗等全面检查，以确保安全。

七、药库凭"领药申请单或原材料调拨单"配发药品，上联药库留存做销账凭证，下联交领用部门入账；对电脑领药的部门以电脑传递的领药信息发药。

八、药品新增或调价应及时以书面形式通知药品会计，如期执行。

首营企业和首营品种审核制度

为了贯彻落实《上海市医疗机构药剂管理规范(试行)》,进一步推行ISO9000系列标准,对购进的药品严格按照进货验收制度进行,保障购进药品质量,杜绝假冒、劣质药品进入医院,特制订本制度。

一、首营企业系指购进药品时,与医院首次发生供需关系的药品生产或经营企业。

二、首营品种系医院首次购进的药品,包括新品种、新剂型、新规格。

三、必须从有药品生产、经营许可证合法资格及质量信誉好的药品生产、经营公司采购药品。

四、首营品种需提供营业执照、许可证、批准文号证书、质量标准、核价依据、生产厂家GMP证书、药品说明书和该品种该批号的市药检报告等有效证件,进行合法性和质量可靠性验证。

五、首营企业需提供营业执照、GSP证书、经营许可证等相关资质的证明文件,并进行供方评定。

六、进口药品需提供由国家药品监督管理指定口岸检验所出具的《进口药品检验报告》;由国家药品监督局核发的有效期内的《进口药品注册证》或《一次性进口药品批件》,并加盖单位公章。

七、相关文件和表单

《供应能力调查表》

政府采购目录外药品采购管理制度

为规范药品的采购管理,确保临床安全用药,减轻患者的药费负担,特制订本制度。

一、政府采购目录外药品主要是指未进行招标的药品(主要是自费药品)。

二、政府采购目录外药品采购必须严格按照国家的法律、法规和医院的各项规章制度执行。

三、招标采购目录内进行招标但未中标的药品原则上不予采购,特殊情况除外。

四、未进行招标的药品的采购须由临床科室申请、科主任同意后交药学部审核,经药学部主任和药事管理与药物治疗委员会主任审批同意后方可采购。

五、同意采购的药品必须提供首营品种的相关资料,资料齐全后方可进行采购。

六、采购的药品必须按照相关的药品验收要求进行验收,确保药品质量合格、数量准确。特殊药品的采购按照特殊药品的管理条例采购。

七、采购药品必须在上海市阳光采购平台进行(特殊情况除外)。

八、药品采购人员在采购活动中不得接受任何形式的回扣,如有违反,将按照国家的相关法律法规进行处罚。

九、药品采购人员必须不断学习相关的法律法规和相关规定以及药品管理知识,以提高药品的采购管理水平。

十、相关文件和表单

《新药申请表》

中药饮片采购工作制度

为规范中药饮片采购供应行为，根据《医院中药饮片管理规范》等，制订本管理制度。

一、中药饮片采购必须严格遵守国家法律、法规及各项规章制度。

二、中药饮片采购员必须根据医院中药饮片使用消耗规律，及时采购，确保临床用药需要。

三、采购中药饮片，应当验证生产经营企业的《药品生产许可证》或《药品经营许可证》《企业法人营业执照》和销售人员的授权委托书、资格证明、身份证，并将复印件存档备查。购进国家实行批准文号管理的中药饮片，还应当验证注册证书并将复印件存档备查。

四、购进进口中药饮片应有加盖供货单位质量管理机构原印章的《进口药材批件》及《进口药材检验报告书》复印件。

五、应炮制而未炮制的中药饮片不得购入。

六、购进的饮片必须按照相关的验收要求进行验收，确保饮片质量合格、数量准确。

七、中药饮片采购人员在采购活动中不得接受任何形式的回扣，如有违反，将按照国家的相关法律法规进行处罚。

八、中药饮片采购人员必须不断学习相关的法律法规和相关规定以及药品管理知识，以提高药品的采购管理水平。

九、相关文件和表单

《供方能力调查表》

《质量保证协议书》

药品入库验收制度

为加强药品入库检查验收环节的质量管理,确保在库药品质量稳定,保证临床科室及患者用药安全,特制订本制度。

一、药品入库验收包括购进药品和发出退回药品的检查验收。

二、药品到达库房,放入待验区。收货人员按发货凭证、药品采购计划对大包装药品进行数量清点,检查药品的包装是否完整,有无受潮、水浸污染或破损等异状包装,发现问题可拒收或在送货单上详细注明。清点后,收货人员在送货回单上盖章或签字。

三、药品验收一般在当日内完成,贵重药品、特殊药品、需低温存放的药品必须按照药品贮藏要求及时验收。

四、库管员对药品质量进行逐项验收,包括药品外观的性状检查和药品外包装及标识的检查。包装、标识主要检查以下内容:

1. 验收整件包装应附有产品合格证。

2. 药品包装的标签和说明书要符合《药品说明书和标签管理规定》,有药品生产的公司名称、地址,有药品的品名、规格、批准文号、产品批号、生产日期、有效期等;标签或说明书上还应有药品的成分、适应证、功能主治、用法、用量、禁忌、不良反应、注意事项及储藏条件等。

3. 特殊管理药品、外用药品包装的标签或说明书上应有规定的标识和警示说明。

4. 进口药品的包装标签上应有中文注明的药品、主要成分以及注册证号,并有中文说明书。进口药品应有符合规定的《进口药品注册证》和《进口药品检验报告书》复印件;进口预防性生物制品、血液制品应有《生物制品进口批件》复印件;进口药材应有《进口药材批件》复印件。以上批准文件应加盖供货单位质量检验机构或质量管理机构原印章。

五、对购进及发出退回的不合格药品,按药学部《不合格药品管理制度》执行。

六、相关文件和表单

《药品验收记录》

药品出库复核制度

为加强在库药品的管理,确保出库药品的质量,特制订本制度。

一、保管员要贯彻"先产先出,近期先出"的原则,按批号进行发货。

二、药品出库时,发货人依据各部门领单所列的药品品名、规格、数量、剂型、生产厂名等与实物逐项核对,经复核人复核后,发到各领用部门。发货人、复核人应在领单上签名或盖章。

三、出库单由药库统计员按实际发药品种和数量进行电子出库处理,各部门凭药库反馈的电子出库单核对药品实发品种和数量并做入账处理。

四、药品如有以下情况之一不得出库:

1. 药品受污染。

2. 变质药品。

3. 过期失效药品。

4. 无瓶盖、无牌贴、破碎有渗漏和包装损坏的药品。

5. 质量有可疑的。

五、麻醉药品、一类精神药品、毒性药品、易制毒类药品应严格执行双人双签发货制度,并由领药人核对签收。

六、药品包装(拼箱)应遵循如下原则:

1. 一般药品不能同特殊药品混装。

2. 麻醉药品、剧毒药品、精神类药、危险品、性质互抵药品、贵重药品必须分别安装。

3. 内服药和外用药要分开装箱。

七、液体药、易碎品应在外包装上加注标识,必要时还应注明"不要倒置""小心轻放"等字样。

八、相关文件和表单

《药品出库记录》

药品贮存养护制度

为加强在库药品的养护检查，确保储存药品的质量，特制订本制度。

一、药品养护指在药品储存过程中，对药品进行科学保养的工作，是保证药品在储存期间保持质量完好的一项重要措施。

二、库房管理员负责在库药品的养护工作。

三、每日对库房（包括冰箱）温度、湿度进行检测，并做好记录。发现库房温度、湿度超过或临界规定范围时，及时采取降温或增温、除湿或增湿措施，使其恢复到规定的温度、湿度范围内，并予以记录。

四、对储存的药品根据流转情况定期进行养护和检查，并做好记录。一般在库药品每季度检查一次；重点养护品种在库每月检查一次，重点养护品包括效期在 6 个月以内的药品，特殊药品，易氧化、易潮解等易变质药品，已发现质量问题药品的相邻批号药品和储存时间在一年以上的药品。养护中发现药品质量疑问，应暂停发货，并尽快告知质量管理负责人并经科主任批准后交有关部门予以处理。

五、每月清点药品一次，如有不符及时查找原因并妥善处理。有效期药品每季度检查一次，发现临期，及时与有关部门联系解决。

六、库房管理员应随时根据国家质量公告不合格药品、药监部门抽检不合格药品等情况，对在库药品进行检查。

七、库房管理员负责养护仪器、设备（如冷藏设备）等的管理工作，检查养护设备的运行情况。

八、库内应设有冷藏、避光、防潮、防虫和防鼠等设施，以保证药品质量。

九、相关文件和表单

《药品养护记录》

《温湿度监测记录》

饮片入库验收制度

为加强中药饮片入库检查验收环节的质量管理，确保在库质量稳定，保证临床科室及患者用药安全，特制订本制度。

一、验收人员应熟悉饮片性能，掌握饮片鉴别技能和炮制规范，有实践经验，坚持原则，具有中药专业中级及以上职称。

二、验收质量内容：购进的所有中药饮片质量必须符合《中华人民共和国药典》《全国中药炮制规范》《上海市中药炮制规范》《中药质量标准通则（试行）》《医院中药饮片管理规范》的要求严格进货验收，验收人员应当对品名、产地、生产企业、产品批号、生产日期、合格标识、质量检验报告书、数量、验收结果及验收日期逐一登记并签字。购进国家实行批准文号管理的中药饮片，还应当检查核对批准文号。

三、凡验收中发现下列情况之一的不准入库：

1. 不符合《药典》《规范》《通则》的饮片。

2. 来货品种没有合格检验证的。

3. 质量有疑问或变异的。

4. 药品包装不洁、不牢或破损，标志模糊不清或不符合标准规定的饮片。

5. 包装上未标明品名、产地或批号。

四、对不合格饮片应单独存放异常区，按不合格药品有关制度及时处理。

五、发现假冒、劣质中药饮片，应当及时封存并报告当地药品监督管理部门。

六、做好各项质量验收记录工作，定期分析逐级上报。

七、相关文件和表单

《中药饮片验收记录》

饮片贮存养护制度

为加强在库中药饮片的养护检查,确保储存中药饮片的质量,特制订本制度。

一、从事中药饮片保管人员必须熟悉中药饮片性质,掌握保管方法。

二、库房应具备防虫、防霉、防潮、防污染的措施以及相应设施。

三、储存中药饮片应结合中药饮片的性质,分类存放在货架上,注明品名,防止混淆。同时做到合理放置,便于取货。

四、易串味的中药饮片及危险品必须分开存放,毒、麻类饮片必须专柜存放,双人双锁保管,专账记录,做到账货相符。

五、仓库负责结合各种中药饮片的性质和不同季节气候特点,采取有效措施,做好养护工作。正确标明标识。

六、对在库饮片开展经常性的质量检查,发现问题及时处理,并做好饮片养护的质量检查记录。

七、发现质量不合格或与货单不符合的,质检人员和库房保管员有权拒收(发),饮片入(出)库要有完整记录。

八、相关文件和表单

《中药饮片养护记录》

《中药饮片翻斗记录》

《中药饮片质量评估记录》

药品价格管理制度

为保证药品价格的准确性,维护患者利益,特制订本制度。

一、药品价格关系到政策法规,也关系到医院经济利益和患者的切身利益。由统计员专人负责,必须严格执行准确的药价并及时调整。

二、收到上海市药品价格通知单后,由药库统计员将医院现有品种摘出,再由药库他人核对后,输入电脑,并将《上海价格信息医药专刊》交财务科药品会计签字确认。调剂当日由药品会计进行电脑确认。

三、药库应及时将调价信息通知各调剂部门。

四、药库以及药房应于调价当日及时盘点调价品种、数量,并报药品会计核算盈亏值。

五、《上海价格信息医药专刊》妥善保存 3 年备查。

六、相关文件和表单

《上海价格信息医药专刊》

门急诊药房调配药品流程及要求识别

流　　　程	要　　求	相关文件	责任人

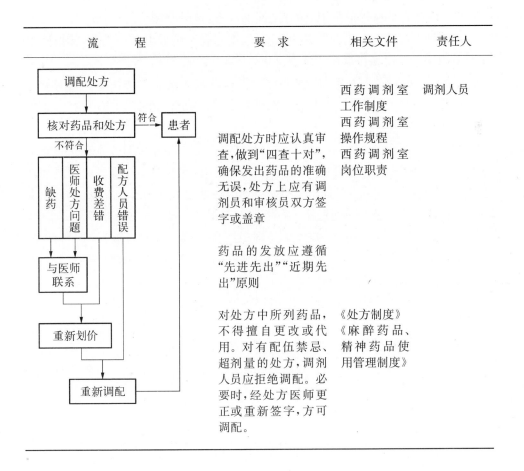

西药调剂室
工作制度
西药调剂室
操作规程
西药调剂室
岗位职责

调剂人员

调配处方时应认真审查，做到"四查十对"，确保发出药品的准确无误，处方上应有调剂员和审核员双方签字或盖章

药品的发放应遵循"先进先出""近期先出"原则

对处方中所列药品，不得擅自更改或代用。对有配伍禁忌、超剂量的处方，调剂人员应拒绝调配。必要时，经处方医师更正或重新签字，方可调配。

《处方制度》
《麻醉药品、精神药品使用管理制度》

西药调剂室工作制度

一、在主任领导下,认真执行药学部各项规章制度和操作规程,负责组织实施医院门、急诊处方的调配工作。

二、调剂人员应提前到岗,做好上岗前准备,按时开窗、开机。

三、调剂人员要以认真负责的态度,根据医院医师处方调配发药,非医院处方不予调配。不得私自挪用或随意外借,严禁无凭证给药。

四、配方时应认真执行"四查十对"制度,审查无误后方可调配。如遇处方内容有疑问或配伍禁忌等,应及时与医师联系更正或重新签字后方可调配,不得擅自更改或代用。

五、发药时应严格执行核对制度。将患者姓名、用药方法在药袋和瓶签上写明,处方调配完成后严格查对,无误后方可发出,并向患者详细说明用法和注意事项。处方调配完毕,配方及发药人员均应在处方上签名或盖章以示负责。

六、急诊处方必须随到随配。有抢救患者用药时,应积极主动配合。

七、调剂室内应保持整洁,药品及调配用具必须定点定位放置,排列有序;贮药瓶及药架(橱)标签应按规定用中文或英文书写清楚,注明规格;配方台上不得放置任何与配方无关的物品。

八、药品应按不同剂型、药理作用和使用频率合理摆放,急救药品可集中贮存,以便及时供应。

九、建立整瓶药品拆零登记本,记录所拆药品的品名、规格、数量、产地、批号、日期、拆零及核对人的签名;补充装置瓶内药品时,应认真查对药名、规格、形状、大小、颜色、有效期等。

十、严格执行特殊药品的使用管理制度。

十一、根据实际情况,药品储存量应控制在1周;补充药品时必须核对确认后,按效期先后摆放,严格遵循"先进先出原则"。特殊情况,患者需要时,个别药品应及时向药库领取。

十二、定期检查药品的质量,进行药品养护,每月做好有效期1年的药品报表,滞销药品报表,注意动态,防止药品过期失效和质变。

十三、根据卫生部《医疗机构药事管理暂行规定》对已发出的药原则上不予退回,特殊情况按《退药管理制度》执行。

十四、建立健全各类账册，及时做账，每月盘点一次，如有异常，查明原因并及时报告。

十五、严格执行《差错事故管理制度》，发生差错，事故者应按性质如实逐级上报，不得隐瞒。

十六、加强与各临床科室的联系，积极配合，定期了解临床药品质量及使用情况，避免积压和浪费，做好登记备案工作。

十七、深入临床，监督合理、安全用药，做好用药咨询，收集药物不良反应情况。不断总结临床用药经验，协助临床做好新药试用和药品疗效评价工作。

十八、非本科室人员未经允许禁止入内。

西药调剂室操作规程

一、审方和配方

1. 按照程序要求打开前后台电脑,前台进入药房系统,输入发药人工号,启动发药界面,后台进入配药机 HIS 系统,选定配药人员姓名,启动配方界面,显示电子处方清单。

2. 调配处方前应严格执行"四查十对",仔细审查处方内容,审方包括以下内容:

(1) 处方项目填写是否完整正确。

(2) 是否系说明书适应证外用药。

(3) 药品剂型、规格、数量、用量、用法、疗程等是否有误。

(4) 是否有配伍禁忌和有害的药物相互作用、超剂量、重复用药。

(5) 是否有患者禁忌证。特别注意特殊人群用药。

(6) 皮试结果。

(7) 是否符合法律、法规、医疗保险等有关规定。

如有任何一项不符,应在电脑上按错误类型做好标识,暂停该处方的调配,告知发药人需联系处方医师进行修正。

3. 按电子处方清单依次将药品调配,机器外药品人工配方,配方人应核根据电子处方对调配的药品进行核对。如发现疑问,应与审方药师共同核对解决,确认无误后方可放在药架上。调配处方时要专心、认真,特别是对一些药名易混淆的药品,要仔细辨认清楚后再调配。

4. 遇上临时调配的分包装药品,配方药师应按配方单要求在所调配药品的包装上填写好药名、规格及数量,然后传递给发药窗口的药师。

5. 贵重药品要认真出账,字迹清楚,并做到账物相符。

二、刷卡、审方、核对和发药

1. 刷卡后显示电子处方清单,发药人应按配方时审方的内容对电子处方再次仔细审查。

2. 如对处方上的药品名称不清楚或对所用剂量有疑问,应向开方医师询问或与其他药师商讨和确认,必要时向医师提出。

3. 处方如有超剂量使用或更改时,需医师再次签字或盖章或电子确认。

4. 发药时,应认真全面审核一遍处方内容。逐个核对处方与调配药品的药名、规格、剂量、用法、用量是否一致;逐个检查药品的外观是否合格(包括性状、色、嗅、味和澄明度);认真核对取药患者的姓名,贴上服用方法标签,标明用药次数及用药单次剂量,以确保患者了解药品的名称、药品的正确服用方法及用药注意事项,对患者的询问要耐心解释。

5. 每日工作完毕时清点处方,按日分类装订成册。

三、二级库管理

1. 负责向各小组发放贵重药基数,发药时要认真核对领药单。接收贵重药品的窗口必须仔细复核。

2. 定期检查药品的有效期。

3. 负责每周两次的贵重药的申领计划和上药工作。上药时要认真清点药品的数量,核对药品的包装及效期。

4. 负责计算机的维护(清结、药品的数据维护及药品包装规格),药品的确认工作,确认时要认真核对药价、剂量、规格是否有变动。

急诊值班制度

一、值班员应由药剂师、药剂士或具有单独工作能力的人员担任。

二、值班员负责急诊处方的调配、急诊抢救药品的供应。

三、严格执行《处方制度》《麻醉药品、精神药品管理制度》《贵重药品管理制度》和其他有关药品管理规定。

四、克服粗疏的工作作风,严防差错事故,认真执行"四查十对"制度。

五、认真做好交接班工作,凡列入交班的药品应当面点清,处理未尽事项应交代清楚。

六、下班前做好药品补充和室内卫生工作。

七、严格执行岗位责任制,值班员应按时交接班,不得擅离职守,遵守劳动纪律。

八、严守药学部相关规定,不得在工作时间接待客人,上班时间不得做私事。

九、如遇超出值班员范围而不能解决的问题,应及时向医院总值班或药学部主任请示报告。

十、因故调班,须经药学部主任批准,并在值班表上备案。

中药调剂室工作制度

一、在药学部主任领导下,负责医院门、急诊和住院处方的调配工作。

二、调剂人员应提前5分钟到岗,做好上岗前准备,按时开窗,开机。

三、调剂人员要以认真负责的态度,根据医院医师正式处方调配发药,非医院处方不予调配。不得私自挪用或随意外借药品,严禁无凭证给药。调剂人员不得配发本人及亲属的处方。

四、配方前应认真审查处方中患者的姓名、年龄、药名、剂量、剂数、服法、配伍禁忌,以及是否计价、交费;无误后方可配方。对不合格的处方,应及时与医生取得联系,由医生更改,药剂人员不得擅自修改处方。

五、对违反规定滥用药品、有配伍禁忌等不合理用药的处方,药剂人员有权退方或拒绝配方,情节严重者应上报主管部门或分管院长。

六、凡医生注明的急、重患者及便民措施规定的各类患者,一律优先配方,其余按先后顺序配发。

七、配方时要细心、准确称准,分剂要均匀,严禁估量抓药;称量误差应不超过±2%,分包误差不超过±5%。

八、处方调配完毕,经全面复核无误后方可发出,并向患者详细说明用药注意事项及用法。

九、建立差错登记簿,发生严重差错、事故,按性质逐级上报,不得隐瞒或私了。

十、经常清查药斗内的药物,保持格斗清洁,装斗前应进行质量复核,不得错斗、串斗、不同批号不应混放;装斗不可太满,以防串斗,并遵循"先进先出"的原则。

中草药岗位操作规程

一、审方

1. 综合审查：首先审查处方台头、处方日期，再审查患者姓名、年龄、性别及医生签名，处方药味、剂数要确认无误后方可配方，若无医生签名应拒绝配方或与医生联系后再行配方。住院处方还要审科别、住院号及床号。

2. 单独审查：主要审查有无"相反""相畏""定性"中药，如有原则上不给配方，只有在医师同意下加盖印章后给予配方。

3. 不适合本煎剂的药物应退回医师更正，对剧毒药物更应慎重，必须持有"毒剧"处方权的医师，才能调配。

4. 对药名不清、重味、药量模糊、遗漏的地方，应检查清楚后再行调配。

5. 如处方中缺味中药，应事先告知患者，并征得医师同意更换药味，配方人员不得私自更改处方。

6. 处方中的自备药剂，应向患者交代清楚，并说明自备方法。

二、配方

1. 再次审核各项，注意有无相反、相畏、禁忌及剧毒药品，无误后，对处方中药味逐一调配。

2. 调配小包装中药饮片需依据处方显示的规格调配。

3. 调配散装饮片时，按处方药味程序调配，顺序间隔摆放，不可混成一堆。

4. 调配的各种饮片，应保证不发霉、不变质、不虫蛀等。

5. 处方中"先煎""后下""烊化""冲服""包煎"等品种，均应按照煎药常规单独包装并注明。

6. 称量检查时，每剂误差不得超过±5%。

7. 调配完毕，调剂员签字或盖章。

三、复核

1. 首先核对调配的药品是否符合处方所开的药味剂量和剂数，确保无多配、漏配、错配或掺混异物的现象。无相反、相畏、禁忌及超剂量等。

2. 复核药量是否准确（称准分匀）。复核总量和每剂重量是否准确（误差总量为±2%）。

3. 药品无虫蛀、不发霉、不变质等。

4. 包扎饮片。备付纱袋。

5. 复核员签字或盖章。

四、发药

1. 将包好的药品按姓名、号码发给患者,在发药时除核对号码、药品外,还要核实患者姓名、剂数,以防张冠李戴,错发药品。

2. 详细说明用法用量,煎药方法,如有先煎、后下、布包煎等给予提示。

3. 耐心解答患者有关药品的功能、主治、用法等问题。

4. 核对正确后,在处方上签字或盖章。

5. 每日工作完毕后清点处方,按日分类装订,妥善保存。

中药煎药委托加工管理制度

一、目的

近几年医院中药房门诊量逐渐增长,而中药房饮片调剂室面积无法扩展,造成患者等候中草药时间较长,矛盾较为突出。为此,医院决定将煎药和代配中药委托加工单位帮助完成,特制订本制度。

二、适用范围

医院中药房相关工作人员及委托加工单位相关人员。

三、内容

(一)处方传递方法

1. 中药房通过传真将处方传至委托单位,为防止处方遗漏,中药房在每张门诊处方上编写当天号码,委托单位如发现缺号应及时与中药房联系。

2. 委托单位根据处方准确打印或书写标签。门诊处方的标签内容包括患者姓名、领药号、贴数、日期、标签,贴在外袋上。住院处方的标签包括患者姓名、床位号、日期、标签,贴在包装上,每日 2 包。外用标识明确,用红色标签。

3. 委托单位如发现处方中所写药品加工方式不详,应与中药房联系。

(二)送药时间规定

每天上午 11 点之前传达的处方于当天下午 3:00 之前送达,11 点之后的处方于第二天下午 10:00 之前送达。如委托单位未能在约定时间内准时送达,所造成的后果由委托单位自行负责,如遇特殊情况应及时与医院沟通。

(三)调剂和煎药的质量要求

1. 调剂质量

(1)其从事调剂的人员资质必须符合相关要求。

(2)用于调剂的饮片必须符合《上海市中药饮片炮制规范》的标准,调配必须严格按照上述《规范》中的"处方应付"之规定操作。

(3)严格按照处方调剂。

(4)称量必须准确,每张处方总分量误差应小于±2%。

(5)每张处方调剂完美,必须由专人复核,复核率达到 100%。

2. 煎药质量

(1)严格按照《中药煎药管理制度》《煎药操作规范》管理和操作,包装材料必须符合国家标准。

（2）对所煎中药的质量负全部责任，如患者投诉，经医院或相关部门分析、判断确系配药或煎药差错的（含破损）需重煎、补煎；患者已服用，造成一定后果的，由委托单位承担全部责任。

（四）质量监控管理

1. 检查是否具有上海中药行业"中药煎药"管理达标单位的资格证书。

2. 调配、复核、煎药人员是否符合相应的资格要求；每年是否进行健康体检。

3. 根据《上海市中药饮片炮制规范》中的相关规定，每月对委托加工单位进行一次质量监控检查。每次抽取 5 张处方进行考核，主要考核项目包括煎药操作规范、药方调配、煎药质量、环境等方面。

4. 每季度随机抽取两个病区科室，对病房中煎药质量进行反馈调查。主要内容包括配送及时度、煎药外观及煎药质量。

中药饮片处方点评工作制度

为了加强中药饮片处方质量管理，促进合理用药，根据《医院处方点评管理规范（试行）》（卫医管发〔2010〕28号）、《中药处方格式及书写规范》（国中医药医政发〔2010〕57号）和《国家中医药管理局关于进一步加强中药饮片处方质量管理强化合理使用的通知》（国中医药医政发〔2015〕29号）等有关规定，特制订本制度。

一、处方点评是根据相关法规、技术规范，对处方书写的规范性及药物临床使用的适宜性（辨证论治、药物名称、配伍禁忌、用法用量等）、每剂味数和费用进行评价，发现存在或潜在的问题，制订并实施干预和改进措施，促进中药饮片合理应用。

二、组织管理

1. 医院处方点评工作应在医院药事管理与药物治疗学委员会和医疗质量管理委员会领导下，由医院医疗管理部门、中医科和药学部共同组织实施。

2. 医院成立医院药学、临床医学、临床微生物学、医疗管理等多学科专家组成的处方点评专家组，为处方点评工作提供专业技术咨询。

3. 药学部和中医科成立处方点评工作小组，负责处方点评的具体工作。

三、处方点评的实施

1. 每月至少开展一次中药饮片处方点评，门急诊中药饮片处方的抽查率应不少于中药饮片总处方量的0.5%，每月点评处方绝对数不少于100张，不足100张的全部点评；病房（区）中药饮片处方抽查率（按出院病历数计）不少于5%，且每月点评出院病历绝对数应不少于30份，不足30份的全部点评。

2. 处方点评工作要有完整、准确的书面记录。

3. 处方点评的结果

（1）处方点评结果分为合理处方和不合理处方（具体标准见卫医管发〔2010〕28号《医院处方点评管理规范（试行）》）。

（2）有下列情况之一的，判定为超常处方：① 无适应证用药；② 无正当理由开具高价药的；③ 无正当理由超说明书用药的；④ 无正当理由为同一患者同时开具2种以上药理作用相同药物的。

四、点评结果的应用与持续改进

1. 处方点评工作应坚持科学、公正、务实的原则，有完整、准确的书面记录，并通报临床科室和当事人。

2. 处方点评小组在处方点评工作过程中发现不合理处方,应当及时通知医疗管理部门和药学部门。

3. 药学部会同医疗管理部门对处方点评小组提交的点评结果进行审核,定期公布处方点评结果,通报不合理处方;根据处方点评结果,对医院在药事管理、处方管理和临床用药方面存在的问题,进行汇总和综合分析评价,提出质量改进建议,并向医院药事管理与药物治疗学委员会和医疗质量管理委员会报告;发现可能造成患者损害的,应当及时采取措施,防止损害发生。

4. 医院药事管理委员会和医疗质量管理委员会应当根据药学部门会同医疗管理部门提交的质量改进建议,研究制订有针对性的临床用药质量管理和药事管理改进措施,并责成相关部门和科室落实质量改进措施,提高合理用药水平,保证患者用药安全。

5. 医院医疗管理部门将处方点评结果纳入相关科室及其工作人员绩效考核和年度考核指标,建立健全相关的奖惩制度。

6. 药学部对不合理使用情况严重的药品实行控量、限制使用和停止使用等方法进行处罚。

7. 对检查中发现的不合理用药的医师,由医务部和门急诊办公室予以处罚。对出现超常处方3次以上且无正当理由的医师提出警告,限制其处方权;限制处方权后,仍连续2次以上出现超常处方且无正当理由的,取消其处方权;连续多次处方金额排在前位的医师,存在不合理用药的,对医师进行以上处罚,严重违规的按处方管理办法第四十五条进行处罚;一个考核周期内5次以上开具不合理处方的医师,应当认定为医师定期考核不合格,离岗参加培训;对患者造成严重损害的,由卫生行政部门按照相关法律、法规、规章给予相应处罚。

8. 药学部负责对开具不合理处方的医师进行合理用药的教育培训、批评等措施。

9. 对点评中存在的不合理处方的其他处罚,按照医院合理用药管理办法执行。

五、相关文件和表单

《处方点评工作表》

中药饮片配送管理制度

一、目的

为进一步加强中药饮片配送管理,保证配送药品的质量(图 13)。

二、适用范围

适用于中药饮片的配送。

三、责任

1. 医院负责对本制度执行情况的监督检查;

2. 中药饮片生产企业负责贯彻实施本制度。

四、内容

1. 医院与中药饮片生产企业签订中药饮片配送质量协议书。

2. 中药饮片生产企业应根据医院要货信息在电脑中生成《发货清单》,根据"先产先出,近期先出"的原则向医院配送药品。

3. 中药饮片生产企业必须确保医院提出要货后 1 个工作日内送达。医院另有特殊需求的,必须按照其要求及时送货。

4. 饮片运输中必须确保质量,防止药品破损,保证外包装完整清洁。

5. 中药饮片生产企业在配送药品的同时必须开具合法票据,做到票货相符。

6. 对已配送的药品,医院若发现质量问题,应立即通知厂方退回。

7. 医院应及时对配送药品的信息进行收集和反馈。

8. 医院一旦发现药品有不良反应报告和患者对药品质量查询、投诉信息时,应及时联系厂方质量部共同查明原因,并妥善处理。

五、责任认定

对于药品配送过程中产生的药品数量、种类不一致,包装破损等问题,原则上由具体操作人负责。

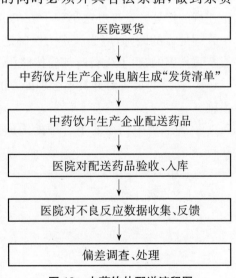

图 13　中药饮片配送流程图

急煎中药制度

一、根据《中药煎药室管理规范》的规定，对要求急煎的中药须在 2 小时内完成。

二、煎药人员领取中药剂时，应核对患者姓名、科别、性别、年龄、床号、日期、贴数以确保无误。

三、煎药要严格遵守计数操作规程和医嘱，按浸泡后，根据药剂性能选择火候时间，进行煎煮，药汁量（口服 100～150 mL）要符合要求，外用可达 500 mL。

四、煎药时应坚守岗位，防止药汁煎干，保证药液质量。药材必须煎煮两遍，按药材的性质掌握煎煮时间。需灌服或外用特殊处理者，遵医嘱执行。药渣应保存 24 小时，以备查对。

五、凡注明有先煎、后下、另煎、兑服、烊化等特殊用药的煎煮，要按医嘱执行，确保煎药质量。

六、汤药送抵病房，应由护士或收药人核对后在送药登记本上签收。

七、煎药人员应穿工作衣，戴工作帽，做好个人卫生。注意安全，做好防火、防毒、防盗措施。

病区药房调配药品流程及要求识别

流　　程	要　　求	相关文件	责任人
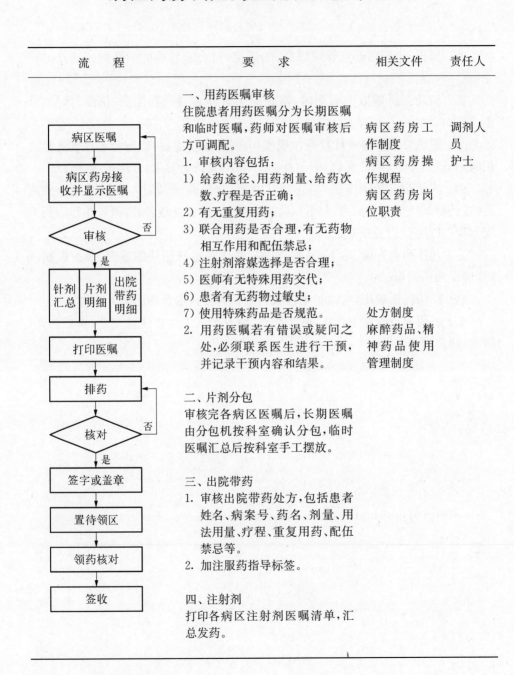	**一、用药医嘱审核** 住院患者用药医嘱分为长期医嘱和临时医嘱,药师对医嘱审核后方可调配。 1. 审核内容包括: 1) 给药途径、用药剂量、给药次数、疗程是否正确; 2) 有无重复用药; 3) 联合用药是否合理,有无药物相互作用和配伍禁忌; 4) 注射剂溶媒选择是否合理; 5) 医师有无特殊用药交代; 6) 患者有无药物过敏史; 7) 使用特殊药品是否规范。 2. 用药医嘱若有错误或疑问之处,必须联系医生进行干预,并记录干预内容和结果。 **二、片剂分包** 审核完各病区医嘱后,长期医嘱由分包机按科室确认分包,临时医嘱汇总后按科室手工摆放。 **三、出院带药** 1. 审核出院带药处方,包括患者姓名、病案号、药名、剂量、用法用量、疗程、重复用药、配伍禁忌等。 2. 加注服药指导标签。 **四、注射剂** 打印各病区注射剂医嘱清单,汇总发药。	病区药房工作制度 病区药房操作规程 病区药房岗位职责 处方制度 麻醉药品、精神药品使用管理制度	调剂人员 护士

病区药房工作制度

一、在主任领导下,负责医院住院患者用药、出院带药的调配工作。

二、应认真贯彻执行各项药政法规、管理制度及操作规程,准确、及时地调配医嘱药品,执行"四查十对"制度,避免发生差错,保证患者用药安全。

三、应按《处方管理办法实施细则》的规定审核处方,遇到药品用法用量不妥或有配伍禁忌等不合格处方时,应经医师更正后再行调配,调配人员无权私自更改医嘱。

四、发出药品应保证质量,凡不符合质量要求的药品不得调配使用。发现质量问题及时报告部门负责人。

五、严格执行《差错事故管理制度》,如发生差错,事故者应按性质如实逐级上报,不得隐瞒。

六、药品按分类合理摆放,药架标签字迹明显,并做好药品的储存与申领计划。根据实际情况,药品储存量应控制在1周。补充药品时必须核对确认,按效期先后摆放,严格遵循"先进先出原则"。特殊情况个别药品应及时向药库领取。

七、定期检查药品的质量,严格执行《药品效期管理制度》《不合格药品管理制度》。

八、建立健全各类账册,及时做账,每月盘点一次。如有异常,查明原因并及时报告。

九、加强与临床各科的联系,主动提供新到、暂缺、紧张药品的信息,及时听取临床各科对药品的反馈意见,以便改进工作。定期深入病区检查药品的质量,做好记录,协助护理人员做好药品管理工作。

十、对已发出的药品原则上不予退回,特殊情况(如符合退药管理制度)确须退药时,经确认只限由医院配发的在有效期内的注射剂和原包装药的片、丸剂,经医生开退药单后进行处理。

十一、麻醉和精神药品按《麻醉、精神药品管理制度》要求管理。

十二、处方、领单和医嘱单分类存放,每月装箱封存,定期按有关制度销毁。

十三、工作人员应按照《药学部服务规范和文明用语》的规定上岗服务,严格遵守劳动纪律,坚守工作岗位。有事必须离开时应向部门负责人请假,不能擅自离岗,不得无故缺勤、迟到、早退。

十四、调剂室内必须保持清洁整齐,按《卫生管理制度》《安全管理制度》做好调剂室内卫生安全工作,并做好相应记录;室内严禁吸烟。

病区药房操作规程

一、用药医嘱审核

住院患者用药医嘱分为长期医嘱和临时医嘱,药师对医嘱审核后方可调配。

1. 审核内容包括:① 给药途径、用药剂量、给药次数、疗程是否正确;② 有无重复用药;③ 联合用药是否合理,有无药物相互作用和配伍禁忌;④ 注射剂溶媒选择是否合理;⑤ 医师有无特殊用药交代;⑥ 使用特殊药品是否规范,抗菌药物使用是否符合相关规定。

2. 用药医嘱若有错误或疑问,必须联系医生进行干预,并记录干预内容和结果。

二、片剂分包

1. 审核完各病区医嘱后,长期医嘱由分包机按科室确认分包,临时医嘱汇总后按科室手工摆放。

2. 分包机摆药槽内的特殊规格药品摆放,药剂人员需戴消毒手套,双人核对医嘱后手工摆入药槽。

3. 分包后再次核对每包药品的数量、剂量、品种,确认无误后由各病区护士领取。

4. 每日长期医嘱分包完成后,对于分包机提示低储药品,需补充药盒,拆零补充药品时需注意操作过程无污染,并由 2 人核对药品、数量、药盒,确认无误后方可加入,并做好拆零药品的数量、批号、效期登记。

5. 片剂岗位药剂人员需熟练掌握自动分包机的日常操作,并做好定期保养、维护工作。

6. 临时医嘱药品摆药时应将桌面、手消毒后方可操作,以免污染裸露的药品。

7. 临时医嘱药品摆药后要将药品归位瓶盖盖好,以免药品风化、吸潮,影响质量。

8. 近效期药品要做到挂牌示意,要有记录,采取措施控制在过期前使用。

三、注射剂、特殊管理药品及其他事项

1. 审核完病区注射用药医嘱后,按各病区汇总发药。

2. 一旦发现电脑清单中药品数量与实际用量不符或有缺药情况,药房负责通知各病区,由各病区更正错误信息。

3. 发药时根据打印药品清单仔细核对药名、规格、数量,确认无误后由各病区护士核对领取。

4. 药品按定位分类摆放整齐,完成工作后及时补充、整理药品。

5. 特殊管理药品凭处方及电脑医嘱申领,申领者必须是本科室护士。

6. 病区遇特殊情况(如抢救),可凭临时药品申领单领药,领药者签字,处理完成后及时补全医嘱,以防漏账。

7. 各病区备用药品凭领药单请领。

8. 住院患者如有停止医嘱、转科、转院、死亡等特殊情况,药房可执行退药处理(参照《药学部退药管理规定》)。

四、二级库

1. 负责药品的发放工作,每月清点二级库内所有药品的数量。

2. 有效期药品至少每季度检查一次,并挂牌示意。

3. 负责每周两次药品申领计划及上药工作,上药时要认真核对药品的数量与领单是否相符,上药时要遵循"先进先出"的原则。

4. 上药时发现药品规格或产地有变动,应及时更正电脑中的药品信息。

五、出院带药

1. 审核出院带药处方,处方应包括患者姓名、床位号、药名、剂量、用法用量,要避免重复用药、配伍禁忌等。

2. 贴注服药指导标签,核对后给各病区护士。

审方、调配和用药交代的制度和程序

为了指导药师对患者进行合理的用药,保证患者用药安全,根据《处方管理办法》,结合医院情况,特制订本制度。

一、取得药学专业技术职务任职资格的人员方可从事处方调剂工作。具有药师以上专业技术职务任职资格的人员负责处方审核、评估、核对、发药以及安全用药指导;药士从事处方调配工作。

二、药师调剂处方时必须做到"四查十对":查处方,核对科别、姓名、年龄;查药品,核对药名、剂型、规格、数量;查配伍禁忌,核对药品性状、用法用量;查用药合理性,核对临床诊断。调剂处方过程有第二人核对,独立值班时双方签字核对。

三、药师应当对处方用药适宜性进行审核,审核内容包括:

1. 规定必须做皮试的药品,处方医师是否注明过敏试验及判定结果;

2. 处方用药与临床诊断的相符性;

3. 剂量、用法的正确性;

4. 选用剂型与给药途径的合理性;

5. 是否有重复给药现象;

6. 是否有潜在临床意义的药物相互作用和配伍禁忌;

7. 其他用药不适宜情况。

四、药师经处方审核后,认为存在用药不合理时,应告知处方医师,请其确认或者重新开具处方。药师发现严重不合理用药或者用药错误,应拒绝调剂,及时告知处方医师并记录。

五、药师在完成处方调剂后,在处方上签名或者加盖专用签章。

六、药师应按照操作规程认真审核处方,准确调配药品;正确书写药袋或粘贴标签,注明患者姓名和药品名称、用法、用量,包装;向患者交付药品时,按照药品说明书或者处方用法,进行用药交代与指导,包括每种药品的用法、用量、注意事项等。

七、针对不同患者进行用药教育。特别关注老年人、儿童及孕妇等特殊人群的用药教育。

八、相关文件和表单

《药事联系单》

《不合格处方/医嘱登记表》

药品查对制度

为规范调剂操作规程,保证患者用药安全,特制订本制度。

一、取得药学专业技术职务任职资格的人员方可从事处方调剂工作。具有药师以上专业技术职务任职资格的人员负责处方审核、评估、核对、发药以及安全用药指导;药士从事处方调配工作。

二、药师应当凭医师处方调剂处方药品,非经医师处方不得调剂。

三、药师应当按照操作规程认真审核处方,准确调配药品;正确书写药袋或粘贴标签,注明患者姓名、药品名称和用法用量;向患者交付药品时,按照药品说明书或者处方用法,进行用药交代与指导,包括每种药品的用法、用量、注意事项等。

四、药师调剂处方时应通过刷卡和语言核对法两种方式识别和核对患者身份。

五、药师调剂处方时必须做到"四查十对":

1. 查处方,认真逐项检查处方前记、正文和后记书写是否清晰、完整,并确认处方的合法性;核对科别、姓名、年龄;

2. 查药品,检查药品质量是否符合要求,是否在规定的有效期内;核对药名、剂型、规格、数量是否与处方一致;

3. 查配伍禁忌,检查是否有潜在临床意义的药物相互作用和配伍禁忌;核对药品性状、用法用量是否与说明书规定的剂量、用法相符,规定必须做皮试的药品,处方医师是否注明过敏试验及判定结果;

4. 查用药合理性;对临床诊断,检查处方用药与临床诊断的相符性,是否有重复给药现象以及其他用药不适宜情况,选用剂型与给药途径是否合理。

六、处方审核后,药师认为存在用药不合理时,应当告知处方医师,请其确认或者重新开具处方。药师发现严重不合理用药或者用药错误,应当拒绝调剂,及时告知处方医师,并记录。

七、药师在完成处方调剂后,应当在处方上签名或者加盖专用签章,并进行核对。

八、药师对于不规范处方或者不能判定其合法性的处方,不得调剂。

九、严格执行《药品管理法》,发现假药、劣药,应拒绝调配并及时与有关部门联系,做好善后工作。

药品分装管理制度

建立调剂室药品分装制度,规范调剂室药品管理,保证药品质量,为患者和临床提供安全、有效、及时的药学服务。

一、为了保证用药安全,防止医疗意外,在无法采购到合适包装剂量的情况下,对质量稳定的药品进行分装。

二、分装使用工具和包装材料应清洁卫生,符合包装材料要求。

三、药品分装原则上在分包机上进行,对机器无法分装的药品进行人工分装,分装药品时必须认真核对药名、数量和规格是否与药袋上注明的一致。

四、同一分装人员不得同时分装一种以上药品,防止药品相互混杂。不同批号的药品不能混批分装。

五、分装药品时,应标明原包装上的品名、规格、批号、效期及分装批号。分装剂量必须准确,并注意包装外观整洁。绝对避免用手直接接触药片。

六、分装记录应完整,项目包括分装日期、药名、原包装规格和数量、分装规格和数量、生产厂家、生产批号、有效期、分装人。

七、分装品种应根据门诊实际需要情况与季节变化随时增减。在保证供应的前提下应采用少量、多次分装,对使用量小或有效期短的药品应严格控制分装数量。

八、分装药品应放置在防潮、通风、避光处,做到先进先出、近期先用,贮存期一般不超过 3 个月。

九、相关文件和表单

《分装药品登记本》

调剂室交班制度

建立调剂室交班制度，提高药学部调剂室管理水平，保证调剂室工作顺利进行。

一、调剂室各部门交班执行本制度规定。

二、交班时必须说明本班次工作情况，主要内容应在交班本上记录。包括：

1. 特殊管理药品使用情况；

2. 退药情况；

3. 借药情况，应特别注明尚未归还情况；

4. 病房领药情况；

5. 药品报损情况；

6. 差错、投诉、需密切注意的不良事件等重大、特殊事件及处理情况；

7. 信息系统运行情况；

8. 其他需交班事项。

三、认真核对麻醉药品，做到账务相符，确认无误后，交接班人员必须在《麻醉药品交班本》上签字并注明日期；若账物不符，必须找出原因，并在《麻醉药品交班本》上详细记录原因及解决结果，并经有关人员确认、签字。必要时按规定程序报告。

四、交班调剂员应将正在处理的患者取药、退药等工作处理完毕，方可离岗。

五、接班调剂员应认真阅读交班本，将情况核实清楚。必要时应核对账目、实物、记录等，需签字认可的应签字。

六、有不能自行处理或交班双方有异议的，应按程序及时向上级报告、处理。

七、相关文件和表单

《交班记录》

调剂差错事故管理制度

为了保证临床用药安全有效,提高药学部调剂质量,加强岗位责任意识,奖惩分明,特制订本管理制度。

一、差错、事故的分类

(一)医疗责任事故

1. 凡因玩忽职守、擅离岗位,延误发药时间,影响临床及时抢救患者,或不遵守操作规程,将药配错、错发或不懂装懂,主观臆断将错误处方调配,或外用药当内服药,或搞错药物用法、用量、部位,导致病患严重后果者;

2. 凡因超过中毒剂量或估计药量引起患者严重后果者;

3. 凡已知是伪劣药品或有规定的禁用药品,仍继续发给患者而引起严重后果者;

4. 凡借故推诿,拒发急救、急需药物,影响抢救造成严重后果者。

(二)医疗技术事故

凡属工作人员已尽职尽责,但因技术水平所限或缺乏基本知识,在药品调配和发放中直接造成严重后果者。

(三)严重差错(一类差错)

有下列之一,应认定为严重医疗差错。

1. 凡在工作中由于技术或责任原因发生了错误,虽给患者造成一定痛苦,但经积极抢救后患者基本恢复,未造成严重后果者;

2. 凡属患者用药后可引起严重后果的药物已经发出,由第三者发现而终止,如需皮试药品未做皮试,虽未造成严重后果亦应视为严重差错。

(四)一般医疗差错(二类差错)

凡从药房窗口错发的药物,患者一旦误服不会造成痛苦,也不会造成严重后果者(严重后果是指致死、功能障碍等)。

二、差错、事故的登记报告

(一)发生差错、事故后,有关责任人应及时进行差错和事故登记并向部门负责人报告,由部门负责人向科主任报告。

(二)部门负责人在接到差错、事故报告后,应根据差错后果的严重程度采取积极有效措施予以弥补和纠正,并分析发生原因,填写"药品调剂差错报告表"

上报科主任。对后果严重、部门内不能化解的调剂差错、事故按《医患争议处理流程》处理。

（三）当患者或护士发现调剂差错时，科室所有员工须立即核对相关处方内容和药品，如果是发错了药品或错发了患者，应立即采取有效措施并上报部门负责人。

（四）差错、事故发生后，有关责任人不得弄虚作假、隐瞒、掩盖事实。

（五）如遇患者自己用药不当、请求帮助，科室所有员工应积极提供救助指导或用药指导。

（六）部门负责人将部门内发生的调剂差错、事故按要求每月上报医务科。

三、差错、事故的分析、纠正和预防

（一）调配处方和药品定位严格按《西药调剂室操作规程》执行。

（二）发生差错后，部门负责人应分析差错原因，对当事人进行教育并及时让科室所有员工了解如何避免类似差错发生。

（三）每月召开1次质量监控会议，对上月调剂差错、事故进行分析，认定相关人员的责任，提出处理意见，并接受关于差错隐患的反馈意见，讨论改进措施。

四、差错、事故的处理

（一）当事人自行发现或经他人发现并及时纠正的差错（药品未离开窗口）不在本规定的范围内。

（二）根据差错的性质，分数量差错和质量差错两部分进行管理。

1. 数量差错

用于患者但未影响患者病情者，无后果，扣发发药人奖金100元，配药人50元。

有患者投诉，造成负面影响，扣发发药人奖金200元，配药人100元。

2. 质量差错

性质轻微，无投诉无后果，扣发发药人奖金100元，配药人50元；

性质一般，无后果但有投诉，扣发发药人奖金150元，配药人100元；

性质一般，有后果，扣发发药人奖金200元，配药人100元；

性质严重，有后果，扣发发药人奖金300元，配药人200元；

青霉素皮试未做而发药者，无后果，扣发发药人奖金50元，配药人25元；

青霉素皮试未做而发药者，有后果，扣发发药人奖金200元，配药人100元；

特殊管理药品处方错配、遗漏、超量或服法错误，如已用于患者，一经发现，扣发发药人奖金300元，配药人150元。

麻醉药、一类精神药等成瘾药品账物不符，造成药品丢失者，扣发当班人奖金 200 元。

失效变质(包括过期),不论是否用于患者,扣发责任人奖金 200 元。

账目混乱、药品保管不善、未及时巡检致大量药品过期、变质者,扣发组长奖金 200 元。

(三)对发生的差错,当事人应及时向组长汇报并作登记,组长应及时呈报药学部主任,科周会通报,查明原因,采取措施,防止类似情况再发生。差错未登记,发现后每次扣发当事人奖金 100 元。

(四)凡属严重(重大)差错和事故,按医院有关规定处理。

(五)对累次出现差错者和重复出现类似差错者,将在上次处罚基础上加倍处罚,并按医院相关规定进行处罚。追究当事人及部门组长的责任。

(六)进修、实习人员发生的差错由带教老师承担。

(七)差错引起经济赔偿(含补偿)时,除以上处罚外,当事人另外将承担以下处罚:医院承担赔偿的,按医院有关规定执行;药学部承担赔偿的,当事人承担赔偿总额的 40%。

(八)本规定如与医院的相关规定有冲突的,按医院有关规定执行。

五、相关文件和表单

《纠正和预防措施处理单》

药品调剂差错分析及预防规范

为了落实预防调剂差错的有效措施,提高药学部调剂质量,根据《三级综合医院评审标准实施细则(2011年版)》要求,特制订本管理制度。

一、调剂差错分析

发生差错事故的部门组长应调查差错事故的经过和原因,应重点关注如下问题:

1. 错误的事实;

2. 药房是如何发现该差错的;

3. 确认差错发生的过程细节;

4. 确认导致差错发生的原因;

5. 事后对患者的处理;

6. 对杜绝再次发生该类差错的建议。

二、预防

1. 药品贮存

(1)各药房的药品存放必须有固定的货位。货位可按药品名称的字母顺序或药理作用系统分类,以有利于调剂。

(2)相同药品不同厂家、不同规格间隔存放。

(3)包装相似或名称相似的药品应间隔存放,并有警示标识。

2. 药品调剂

(1)调剂好一个处方的药品后再调剂下一个处方,不可因强调速度而忽视调剂的准确性。调剂中完成配方的一个步骤前,无特殊情况不可进入下一个步骤。

(2)调剂人调剂完毕应核对后交发药人,发药人应仔细检查调剂好的药品后再发给患者,不可相互依赖,麻痹大意。

(3)如果处方调剂错误,应将药品退回调剂人,以示提醒。

3. 药房管理

(1)药房所有药师都应在工作高峰时参加调剂工作,科室负责人应将管理工作安排在非工作高峰时间。

(2)应经常提醒工作人员在调剂过程中的注意事项和工作要点。

关键：你仔细审核处方了吗？你厘清所有模棱两可的问题了吗？你正确进行处方确认了吗？你在处方上签字了吗？

调剂：你仔细阅读处方了吗？你核对处方和药品上的标签了吗？你已正确调剂所有的药品了吗？你给药品贴上正确的标签了吗？你对处方作最后的核对了吗？你在处方上签字了吗？

发药：你核对处方上各个项目了吗？你核对处方和药品上的标签了吗？你确认患者的姓名和详细情况了吗？你给患者进行用药指导了吗？你在处方上签字了吗？

（3）定期召开工作人员会议，发布信息并接受工作人员的意见和建议，进行工作质量评价。

（4）及时让药房工作人员掌握新药信息和知识。

（5）定期对调剂药品的工作流程进行审核和修订。

药房借药制度

为规范借药操作规程,保障药品统计信息的真实性和可用性,特制订本制度(图14)。

一、门急诊药房所有工作人员在非特殊情况下均不得外借药品。

二、如遇特殊情况需要借药的请遵循以下程序:

1. 特殊药品:抗蝮蛇血清、人血白蛋白、人纤维蛋白原、人凝血酶原复合物均不得借出,并且在非紧急抢救情况下使用时必须通知组长,组长上报主任,待主任同意后方可使用。

2. 贵重药品:该类药品必须由组长借出或经组长同意后临时指定人员按照借药程序借出,副组长及其他工作人员一律不得借出。药品借出后告知副组长,以便清点每日贵重药品。

3. 普通药品:该类药品必须由组长借出,如遇组长离开可由组长临时指定人员按照借药程序借出。

4. 国际医院工作人员借药,凭专用借药单可以借出贵重药品和普通药品。借出药品后,把借药单放在组长桌上。

5. 麻醉精神药品严格按照国家规定执行。

三、借药程序:借药人需要提供借药单,借药单必须包含借药人姓名、科别、工号、联系方式。借出药品后,把借药单放在组长桌上。

四、相关文件和表单

《借药单》

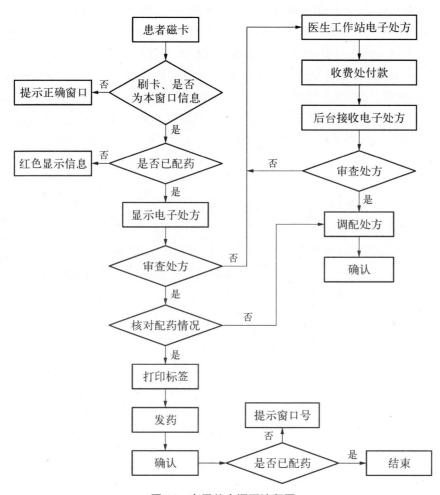

图 14　电子处方调配流程图

药品统计报告制度

为规范统计行为,提高质量管理水平和效率,特制订本制度。

一、药学部的各部门应根据需要建立健全各项统计制度,并及时、准确地做出符合实际的统计报表,按时上报院领导及有关部门。

二、几项主要统计报表:特殊药品逐日消耗统计表;药品的收、付、存月报表;药品盘点表;药品盈亏表。

三、统计范围及要求

1. 根据中国药典规定的全部中西麻醉药品、医疗用毒性药品、精神药品、自费药、进口药及贵重药(就使用价值和经济价值而定),按处方逐日统计消耗,品种自定。

2. 其他药品根据上级和有关部门要求每月盘点。

四、药品报表要求

收、付、存月报:根据上月结存、本月购入和领入药、本月消耗与支出、月终盘存四项做出报表,上报财务部门,并按有关规定核报药品消耗支出。

五、相关文件和表单

《药品盘点单》

《药品收支存月报表》

手术室药房

手术室药房管理制度

为规范手术室日常储备药品的管理,保障患者用药安全,根据《药品管理法》《麻醉药品和精神药品管理条例》《医疗机构麻醉药品、第一类精神药品管理规定》等相关法律法规,制订本制度。

一、人员资质

(一)手术室药房配备工作责任心强、业务熟悉的药学专业技术人员负责手术室药品的日常管理。药学人员必须经过麻醉药品、精神药品的规范化培训,经考核合格后,取得审核、配发麻醉、精神药品的资格。

(二)麻醉医师应具有处方权;麻醉、一类精神药品处方须由取得麻醉药品和第一类精神药品的处方权处方资格的麻醉医师开具。

二、麻醉相关药品分类

(一)麻醉性镇痛药,主要包括阿片类、可卡因类及其合成麻醉性镇痛药。麻黄碱、氯胺酮、咪达唑仑虽不属于麻醉性镇痛药,但参照麻醉精神药品管理办法执行。开具麻醉性镇痛药应使用专用处方,如芬太尼、吗啡、哌替啶、氯胺酮、麻黄碱为红底黑字"麻、精一"处方,咪达唑仑和曲马多为白底绿字"精二"处方。

(二)全身麻醉药和麻醉辅助药,此类药物包括吸入全麻药、静脉全麻药、镇静安定药和肌肉松弛药。

(三)其他药物,包括围麻期麻醉诊疗工作中可能使用的所有药物,包括血管活性药物、抗心律失常药物、高浓度电解质溶液、利尿剂、激素等药物。

三、药品管理

(一)领用和验收

1. 手术室储备的药品品种和数量,应以保持安全库存为原则,不得任意扩大品种和数量,同时应使其库存总额控制在一周消耗量之内。安全库存指能保证业务活动顺利进行的最小库存量。安全库存量的计算应以计算日前三个月的药品日平均消耗量和领药频次为依据。

2. 储备库药品管理员应于库房发药日的前一天,根据各药品现有储备量与安全库存量之差,确定申领药品的品种和数量。

3. 麻醉和一类精神药品须凭空安瓿向药库领用,并通过信息系统完成申领入库。

4. 药品管理员应于库房发药当日验收药品。验收时应对照申领单据复核如下项目:药品名称、规格、数量、有效期、包装情况等。发现与申领单据不符,或有质量问题及时与库房保管员联系。

(二)药品的存储和保管

1. 手术室药品的存储和保管需满足各类药品的储藏条件。每日对库房(包括冰箱)温、湿度进行监测,并做好温湿度记录。

2. 严格遵循"先进先出原则";药品应按有效期先后顺序排放。

3. 专人负责,每月清点、检查药品的质量及有效期;防止积压、变质,如发生药液沉淀、变色过期,标签模糊或涂改,不得使用。发现有效期在6~8个月内药品,及时填写《药品退回记录表》并交药库更换。

4. 每月月底对手术室的药品进行盘点。盘点应于静止状态进行。盘点标准:(1)麻醉、精神药品账物相符率(金额)=100%;(2)其他药品账物不符率(金额)≤0.3%;账物不符率(金额)=(实际库存量-理论库存量)/理论库存量×100%。

5. 麻醉药品、一类精神药品执行专人负责、专用账册、专册登记、专柜加锁、专用处方。一旦发现缺失,立即报告医院相关部门。

6. 手术室药房配备防盗和监控装置,并设置进入手术室药房的权限。

(三)药品的发放和使用

1. 麻醉医师应遵守药学部对麻醉相关药品管理、使用方面的相关规定。

2. 麻醉科围麻期药品采用"一人一箱"的方式进行管理,即每位麻醉医师预先领用基数药品(麻醉药箱),工作时间内对此药箱负责,工作完成后清点药品、归还药箱。

3. 麻醉药箱药品目录及基数由麻醉科根据实际情况制定,并由双方签字确认。

4. 麻醉药箱用不同扎带颜色锁住,标明不同状态:"白色"扎带表示"未使用",可以取用;"红色"扎带表示"已使用",请勿取用。

5. 麻醉医师负责围麻期各类药物的配置、使用、观察工作。发现药物不良反应,应填写《药品不良反应报告表》并报临床药学室。

6. 仅限医务部批准的麻醉医师进入手术室药房领取麻醉药箱。

7. 麻醉医师不得为自己开具麻醉、一类精神药品处方。

（四）药品的报损和销毁

1. 残损药品由麻醉医师填写报损单，证明人或麻醉科主任签字。

2. 过期药品由药学专业技术人员负责按规定销毁或处理。

四、相关文件和表单

《手术麻醉药房各箱子基数登记表》

《手术麻醉药房当班备忘录》

《手术麻醉药房药品支出登记》

《门诊药房麻醉药品空安瓿交接记录》

《手术麻醉药房门禁应急密码授权交接登记表》

《麻醉药箱领用流程图》

《麻醉药箱使用登记表》

《麻醉医师交接登记表》

《手术麻醉药房温湿度记录》

《手术麻醉药房备药补充登记表》

《账册封面》

《专用账册》

《麻醉科科室备用药品效期检查表》

《麻醉药品处方封面》

《丙泊酚封面》

《精二药品处方封面》

手术室药品使用操作规程

为规范手术室药房药品的使用,保障患者用药安全,根据《药品管理法》《医疗机构麻醉药品、第一类精神药品管理规定》和《手术室药房管理制度》等相关规定,制订本规程。

一、麻醉医师使用药箱操作规程

1. 麻醉医师凭指纹进入手术室药房,每人每次限领一个麻醉药箱,按箱内药品清单核对药品基数,在《麻醉药箱领用归还登记表》上签名。药箱不得代领。

2. 药箱使用方式为"一人一箱",即麻醉医师从领取药箱至归还药箱期间,对药箱负责,箱内药品由领用医师一人使用,不能转借他人使用。

3. 使用药品后,麻醉医师准确、及时开具处方。麻醉药品、第一类精神药品及第二类精神药品按国家相关规定开具专用处方,其他药品可以开具协定处方。处方放入药箱中,供药学人员备查,同时将所有药品空安瓿放入麻醉药箱底层空盘内归还。麻醉药品和第一类精神药品使用中应当严格执行双人核对、签字制度。注射剂单次用量不足一支剂量时,应当安排第二人监督,在监控下执行弃液处置,双方签名确认。药品的实际使用量与余量应信息化,并通过信息系统供药师查询、核对。

4. 麻醉医师结束工作后,整理药箱,清点药品数量及处方数量。如果药品出现意外破损,填写破损数量及原因,保证药箱中剩余药品数量加上药品处方数量及损坏数量等于药箱中药品基数。准确、完整地填写箱内药品清单,在《麻醉药箱领用归还登记表》上签名,药箱扎上"红色"扎带,归还到药箱归还区域。

5. 当出现一个药箱无法满足一位麻醉医师当班期间药品使用情况时,允许医师在归还第一个药箱后按以上规定领用第二个药箱。

6. 放置于冰箱中的药品,如顺苯磺酸阿曲库铵等,由医师根据每日需要,开具处方后直接从手术室药房领取,若未使用,也不予再次放入冰箱,由药师和麻醉师共同负责销毁。

7. 麻醉师应在药学部留有签名样张,用于药师核对麻醉药箱使用过程中的所有签名。

二、药师管理药箱操作规程

1. 药师每日定时检查已归还药箱,根据箱内药品清单核对药品余数,补充已用及损坏的药品基数。确保药品准确无误后,将空白的药品清单放于药箱中,用"绿色"扎带锁住,存放于药架,供医师领用。药师并在核对过的药品清单上签名并存档。

2. 对麻醉药品、第一类精神药品进行批号跟踪管理。药师在空白药品清单上注明批号,使用过的空安瓿的批号应与药品清单上注明的批号相符。对空安瓿进行销毁后,在销毁记录上登记。

3. 药师整理所有已归还药箱后,根据每个药箱的药品清单计算已用药品和损毁药品,计算药品一日损耗数,在药品账卡上进行登记。

4. 药师每月对麻醉药箱/盒内未使用药品进行批号检查,近效期药品以红胶带标识以示先用。使用次数较少的药箱/盒标识为"先用",3个月内未使用的药箱/盒,应对其中所有药品更换新批号。需报损药品按《药品报损销毁制度》处理。

5. 每日对药箱内放置空安瓿的托盘进行清水擦拭,每月使用75%乙醇对药箱/盒内外进行消毒。

6. 每日记录手术室药房温湿度、冰箱温度,若超标须采取相应措施及时纠正,保证药品存放的质量。

三、麻醉药箱药品品种及数量变更流程

1. 如需增加药品品种或数量,须由麻醉科提出书面申请,报分管院长同意,药学部根据药箱实际储存容量进行调整。

2. 每半年对药箱内药品使用情况进行统计,如发现每日使用量低于储备量50%的药品,药学部将视具体情况提出删减意见,由麻醉科决定是否调整。

静脉用药调配中心质量管理规程

一、目的

制订管理规范,对静脉用药集中调配进行规范化质量管理。

二、范围

静脉用药集中调配全过程。

三、责任者

静脉用药集中调配中心成员及科室负责人。

四、制度

(一)质量管理小组

1. 在科主任的领导下,静脉用药调配中心设置质量管理小组,由本中心组长及具有中级职称资格以上的人员共同组成。

2. 负责本部门标准管理规范的制订,检查各项操作规程的落实、执行情况,定期分析检查结果,提出改进措施;并对相关标准管理规程定期修改完善,以适应新的要求。

3. 负责建立质量控制考核制度,包括差错登记、清场登记、清洁卫生登记、不合理用药登记、送药交接登记、质量自检登记、温湿度登记、设备维护登记、工作量登记等记录,定期检查落实情况。

4. 负责对本中心净化系统运行情况进行监督,对洁净台质量管理进行评估,检查设备工作状态,温度、湿度是否达标,每月送样检测洁净台菌落数,保管好相关的检测结果。

5. 负责监管在库药品保存和养护情况,以及高危药品的使用管理情况。

6. 每日召开一次交班会,讨论本中心工作质量情况,进行工作质量评析、差错事故分析,讨论解决存在的问题。

7. 每月召开一次例会,组织本中心工作人员开展继续教育和业务工作讨论会,对有关药品质量、合理用药、新药介绍、操作技能再培训等方面进行学习和讨论,做好记录。

8. 负责新进人员岗前专业培训和考核。

（二）环境质量管理

1. 温湿度管理：温度18～26℃，相对湿度40％～65％。

2. 净化等级管理：洁净区（含二更）为一万级，缓冲区（含一更）为十万级。抗生素和危害药物必须在百级生物安全柜内调配；肠外营养液及普通静脉用药必须在百级水平层流操作台内调配。

3. 压差管理：洁净区、缓冲区与控制区应保持一定的压差梯度，即肠外营养液和普通静脉用药调配间应保持正压差；抗生素和危害药物调配间应保持5～10 Pa负压差。

4. 着装管理：进入控制区须更换工作服、工作鞋，戴工作帽；进入洁净区须更换洁净服及专用拖鞋，以减少粉尘污染的带入。

5. 进出人员管理：严格管理人员进出；外来参观人员应征得本科室主任允许方可进入。

6. 清洁卫生管理

（1）消毒剂：使用"点尔康乙醇消毒液"半年后，换用"点尔康喷雾消毒液"作为替代品使用1个月。消毒剂使用调换应做记录。

（2）清洁工具：洁净区与非洁净区的洁具应严格分开使用，避免污染；洁净区应设置独立洁具间，摆放清洁工具，并严格消毒，清洁工具不得混用。洁净区内的抹布应使用不易产生纤维的材质。

（3）卫生设施：配备必需的清洁设施，如洗手池、烘手器等设施，并保证无渗透性、耐消毒、无微粒脱落。

（4）清洁卫生管理细则详见《静脉用药调配中心清洁卫生管理制度》和《静脉用药调配中心清场管理制度》。

（三）设备质量管理

1. 净化系统

（1）组成：由新风口、排风口、回风口、初效、中效、高效过滤器、风机、通风管道、空调机组等设备以及净化操作台（垂直层流生物安全柜、水平层流洁净工作台）组成。

（2）维护：净化系统的管道系统应定期清理，防止其成为新的污染。初效、中效、高效过滤器应定期清洗，保持高效过滤能力。

2. 其余工作设备：打印机、电脑、冰箱等。

3. 定期进行各项设备检查、维护、保养，保证其处于良好状态。建立设备使用维修档案，详细记录设备的使用维护和检测数据。

4. 设备质量管理细则详见《静脉用药调配中心设备维护规程》。

（四）药品、器具质量管理

1. 药品质量管理

（1）药品摆放：按药理作用、药品贮存要求分类摆放。

（2）药品效期维护：每月对在库药品进行效期检查，对近期药品做好登记并及时处理，超出有效期药品不得使用；药品使用应遵循"先进先出、近期先用"的原则。

（3）药品出现任何外观改变或破损、无标签或标签不清的，不得使用。

2. 器具质量管理：本中心采用一次性使用注射器具。使用前应检查其外包装的完好性及有效期。

3. 药品、器具质量管理细则详见《静脉用药调配中心药品领用与管理制度》《静脉用药调配中心物料领用与管理制度》。

（五）工作人员管理

1. 本中心工作人员应每年进行一次体格检查，并建立健康档案。对患有精神疾患、传染性疾病或其他可能污染药品的疾病者，应调离工作岗位。

2. 新进人员上岗前必须接受"岗前培训"，考核合格方可上岗。在职人员每年进行一次年终考核，考试成绩记录在案。

3. 工作人员调配过程中应注重日常自我防护，并严格按照"无菌操作"规定，避免人为因素造成的微生物污染。

4. 人员管理细则详见《静脉用药调配中心工作制度》《静脉用药调配中心人员岗位培训及考核制度》《静脉用药调配中心调配工作规程》等。

（六）审方、摆药、加药混合调配、复核包装岗位质量管理

1. 审方岗位质量管理

（1）岗位资质要求：药学专业硕士研究生学历、3 年以上临床调剂工作经验；或药学专业本科学历、5 年以上临床用药调剂工作经验；或药学专业大专学历、8 年以上临床用药调剂工作经验并获得中级技术职称专业技术职务任职资格的药师。

（2）审方原则：遵循安全、有效、合理、经济的原则。按照《静脉用药调配中心调配操作规程》以及相关药学专业知识，对医嘱药物配伍的合理性，溶媒与载体选择的恰当性，用药时间、用法用量的适宜性进行审核。

（3）对于有疑问的医嘱应及时与临床医师或护士沟通；对于不合理医嘱，应告知医师要求修改，否则药师有权拒绝加药调配。不合理医嘱应做好相应的记录。

（4）审方岗位质量管理细则详见《静脉用药调配中心审方药师岗位职责》。

2. 摆药、加药混合调配岗位质量管理

（1）岗位资质要求：接受岗位专业知识培训经考核合格后方可上岗。

（2）上岗培训内容：规章制度、岗位职责、标准操作规程、药学相关专业技术知识、"无菌技术操作"培训。

（3）摆药、加药混合调配岗位质量管理细则详见《静脉用药调配中心摆药贴签人员岗位职责》《静脉用药调配中心输液加药混合调配人员岗位职责》。

3. 复核包装岗位质量管理

（1）岗位资质要求：具有药士以上专业技术职务任职资格，接受岗位专业知识培训，经考核合格者。

（2）工作内容：① 按输液标签逐项核对空安瓿、空西林瓶的药名、规格、用量是否一致；② 检查成品输液质量及外观是否良好；③ 复核各环节责任人签章是否齐全。

（3）成品输液按病区分科打包，实数与理论数相符后方可送至病区。

（4）复核包装岗位质量管理细则详见《静脉用药调配中心核对、包装人员岗位职责》。

（七）事故质量管理

1. 加药混合岗位差错事故防范

（1）严格遵守"无菌操作"规程，避免污染，如发生药品污染，应立即丢弃。严格遵守"一种药品，一个针筒"原则。

（2）加药前仔细核对药品名称、规格、用量及效期是否正确，确认无误后方可进行调配。

（3）调配过程中若发现药液理化性质变化（变色、浑浊、沉淀、结晶等），应立即停止调配，并查明原因。

（4）高危药品如氯化钾、胰岛素、细胞毒类药物等，应严格核对药品名称、规格、剂量、滴注速度、使用频率等。如有超剂量使用等情况，应立即与病区医师联系确认后再调配。若非整支使用，加注时需特别小心谨慎地确定剂量，准确抽取规定剂量。

2. 复核岗位差错事故防范：应严格核对安瓿数量、品种与标签是否相符，非整支使用药品是否标注，如有疑问应与加药者及时沟通，了解情况，酌情处理。

3. 包装、运送岗位差错事故防范：当输液实数与理论数不符时，应查明原因，数量准确后方可送出。运送过程中应仔细确认科室名称，避免送错病区。

4. 药物污染及器械伤害事故防范

（1）所有操作均应在安全柜内侧 15 厘米处进行。

（2）穿好防护衣帽，戴好乳胶手套、口罩，防止药液飞溅，必要时戴好护目镜。

（3）加药前检查输液袋包装完整性，加药后确认输液无渗漏及异物脱落等现象。

（4）安瓿瓶打开时瓶口避免正对高效过滤器出风口，防止药液喷入高效过滤器。折断安瓿瓶时应快速、均匀用力，避免不慎割伤手指等意外发生。

（5）穿刺西林瓶时，切忌用猛力注入稀释剂。抽取药液时，药液不超过针筒 3/4，防止针栓意外脱落，药液流出而污染工作台面。

（6）空安瓿、空西林瓶、使用过的注射器等物品按要求分别放入专用废弃桶中，以防锐器刺伤及污染。

5. 环境污染事故防范

（1）调配产生的废弃物按《静脉用药调配中心废弃物管理制度》处置。

（2）调配过程中如发生空气、物品等污染，应立即切断一切可能扩大污染范围的环节，防止污染的扩散。

（3）细胞毒物或腐蚀性药物溢出时，首先应立即将操作人员和溢出物隔离，如果皮肤或工作服接触到药物，必须立即用清水洗净被污染处；若细胞毒物溢出，按《静脉用药调配中心应急预案管理规范》内危害药物应急预案处理。

6. 安全事故防范：详见《静脉用药调配中心安全管理制度》《静脉用药调配中心应急预案管理制度》。

（八）相关文件和表单

《差错登记表》

《清洁卫生登记表》

《送药交接登记》

《静脉配置中心质量检查细则》

《温湿度登记》

《工作量登记》

静脉用药调配中心工作流程

1. 配置中心总工作流程

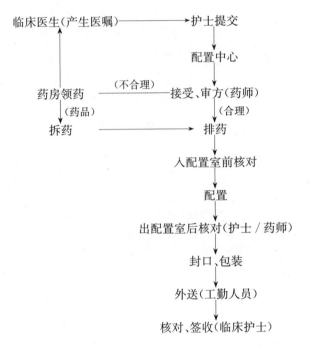

临床医生(产生医嘱)────→护士提交

配置中心

药房领药 ──(不合理)── 接受、审方(药师)

(药品) (合理)

拆药 ────────→ 排药

入配置室前核对

配置

出配置室后核对(护士／药师)

封口、包装

外送(工勤人员)

核对、签收(临床护士)

2. 长期输液准备流程

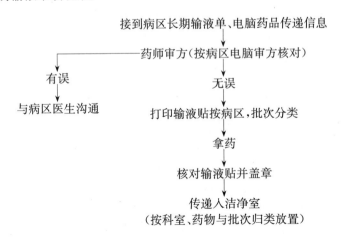

接到病区长期输液单、电脑药品传递信息

药师审方(按病区电脑审方核对)

有误 无误

与病区医生沟通 打印输液贴按病区,批次分类

拿药

核对输液贴并盖章

传递入洁净室
(按科室、药物与批次归类放置)

3. 输液配置流程

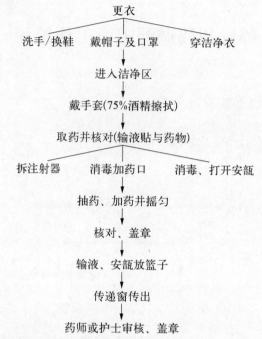

注：[1] 传递窗传递物品时仅能开启 1 扇窗，不能同时开启 2 扇窗。
　　[2] 在洁净区内配置药物时必须严格遵守静脉药物无菌配置操作规程。
　　[3] 任何时间进出洁净区必须严格遵守进出洁净区规程。

静脉用药调配中心调配工作规程

一、目的：确保静脉用药调配中心工作有序进行。

二、范围：静脉用药调配中心各项工作管理。

三、责任者：静脉用药调配中心工作人员。

四、操作规程

（一）临床告知

1. 对新开临床科室进行操作告知（附临床告知书）。

2. 通知信息科开通新开科室的相关电脑程序。

（二）接收医嘱

1. 本中心接收"长期、静脉滴注"医嘱。

2. 医师根据患者诊断或治疗需要，开具用药医嘱。

3. 护士复核后，将长期静脉滴注医嘱传送至静脉用药调配中心。

（三）医嘱审核

1. 形式审查：依据《处方管理办法》，医嘱内容正确、完整、清晰，无遗漏信息。

2. 确认药品品种、规格、给药途径、用法、用量的合理性与适宜性，防止重复给药。

3. 确认单一或多种静脉药物配伍的适宜性，分析药物的相容性与稳定性。

4. 确认选用溶媒的适宜性。

5. 确认药物与包装材料的适宜性。

6. 存在问题的用药医嘱，应及时与处方医师沟通，请其调整。审方药师不得擅自修改处方。

7. 因病情需要的超剂量等特殊用药，医师应当填写《药品特殊用法用量临床确认单》并签名确认。

（四）瓶贴打印

1. 医嘱审核后，自动生成带有条码编号的瓶贴，内容包括：病区、批次、床号、姓名、住院号、药品名称、规格、数量、打印时间、审核人等。

2. 瓶贴内容注明需要特别提示的事项：

（1）高危类药物

（2）化疗类药物

（3）不是整支或整瓶用量的在用量下方加注下划线。

（五）贴签

1. 检查瓶贴内容是否准确完整，如有错误或内容不全，应告知审方药师。

2. 将瓶贴贴在输液袋正面，尽量露出输液名称及挂钩孔，批号，效期不遮挡。

3. 贴签完成的输液按科室、批次摆放药篮中。（药篮颜色：营养第1批——小黄、营养第2批——大绿、抗生素第1批——小蓝、抗生素第2批——小红、抗生素第3批——小红、化疗——大红、三生袋——大蓝、空包——大大蓝）

4. 贴签人员在负责科室"瓶贴汇总单"上签章（用于"信息追溯"）。

（六）摆药核对

1. 摆药

（1）根据瓶贴信息逐一摆药。

（2）摆药过程中应留意瓶贴品名、数量等是否有误，如有错误，应及时告知审方药师；确认药品外观无破损。

2. 核对

（1）核对病区、药名、数量、药篮是否与瓶贴信息相符。

（2）检查药品、输液外观及有效期。

（3）根据病区、批次、药品种类（抗生素、化疗药、营养剂等）、贮存条件，分类摆放待冲输液。

（4）核对过程中发现处方错误、配伍禁忌、不合理用药等问题，应立即告知审方药师。

3. 点账：按病区、批次对待冲配输液并进行数量清点。

4. 进仓：将隔日待冲配输液按药品种类分别送入洁净区。

（七）加药补充

1. 每日完成调配后，应当及时对短缺的药品及大输液进行补充。

2. 药品或大输液上架要核对药品效期、批号。

3. 补充药品时，应按"近期先用"的原则。

（八）混合调配

操作前核对科名、医嘱时间、批次、药品、规格、剂量、数量、有效期及外观，确认无误后，进入加药混合操作程序，具体参见《静脉用药调配中心加药混合调配岗位操作规程》。

（九）成品复核：具体参见《静脉用药调配中心成品输液核对、包装、发放岗位操作规程》。

（十）成品输液包装、运送

1. 打包、运送：具体参见《静脉用药调配中心成品输液核对、包装、发放岗位操作规程》。

2. 清场：具体参见《静脉用药调配中心清场管理规程》。

3. 签收：各病区护士根据交接单核对数量及外包装，确认无误后在交接单上签字，如有数量不符或漏袋，及时(半小时内)与静脉用药调配中心联系。

（十一）退药

1. 病区应在规定时间内退药：当日 15：30。

2. 接到退药申请后，① 打印退药单；② 在相应科室药车上确认退药；③ 核对瓶贴号，删除相应瓶贴；④ 归还退药。

（十二）相关文件和表单

《药品特殊用法用量临床确认单》

附件：

临 床 告 知 书

各临床科室：

为进一步规范临床用药，确保临床合理用药，保证加药调配质量，加强职工职业防护，医院将正式启用静脉药物配置中心。为便于沟通与合作，现将配置中心有关工作程序与要求告知如下。

一、配药医嘱信息传递

1. 配置中心接受病区静脉滴注药物的长期医嘱输液用药配置工作，为及时安排配药，病区应正确输入用药信息，长期医嘱应在用药前一天 24:00 以前，核对后通过电脑网络传到配置中心，由中心负责配置并安排次日送病区使用；病区安排专职护理人员签收。

2. 新入院患者当日需要用药，应临时开医嘱到住院药房领药，并及时向配置中心传输次日使用的长期医嘱。

3. 配置中心不接受口头配药要求，不接受患者自购药品的配置。

4. 每组药需输入 20 mL 的一次性注射器 1 具，用于配药。

二、长期医嘱定批次原则

1. 配置中心将所有长期医嘱划分批次，相应时间为：第一批 8:00，第二批 9:30，第三批 13:00。

2. 各病区必须根据本科室用药特点，输入每组药（Qd 医嘱）的使用批次，一般第一批最多为两组药且输液总量超过 250 mL，特殊情况除外（如限速慢滴输液）。

三、配置中心向病区送药时间

第一批：8:00—9:30   第二批：9:30—10:30

四、医嘱更改和退药

1. 病区开医嘱要谨慎，调整医嘱要及时。

2. 次日使用医嘱应在前日 15:30 前停止更改和退药，当日使用医嘱应在早上 6:00 前停止更改退药，退药或更改时应成组药一起通过电脑医嘱产生后由配置中心确认。

注：转科患者，需及时停医嘱，没停的医嘱送原科室处理。

五、由病区原因造成输液已配制的，配液中心不负责退药，送病区处理。

六、送药交接手续

1. 配置中心将核对后的输液分批分科封装后，中心工勤人员分别送到各病区。病区要有专职护理人员校对输液袋数量及目测药袋质量，确认无误后，在中心送药登记本上签字或盖章，交接完毕。如有疑问，须在 30 分钟内与配置中心联系。

2. 接受输液的病区护理人员，在为患者输液前，要严格遵守"三查七对"的规程，检查输液的标签及药液的质量。

七、各病区对配药工作有特殊要求的，须以书面形式告知中心。

八、如有其他问题随时沟通，协商解决。配置中心会根据临床需求，协商调整输液送达时间和其他方面问题。

静脉用药调配中心人员岗位培训及考核规程

一、目的：规范静脉用药调配中心人员培训、考核及继续教育，提高职业素质。

二、范围：所有从事静脉用药集中调配工作的人员。

三、责任者：静脉用药调配中心组长、护士长及带教人员。

四、制度

（一）岗前培训：组长、护士长负责

1. 树立正确的职业价值观，敬业爱岗。

2. 学习《静脉用药调配中心质量管理规程》的有关规章制度，了解静脉用药调配中心的工作性质及本中心的基本情况。

3. 学习"无菌操作"概念及要求，了解洁净区布局、洁净度及温湿度要求。

（二）岗前操作培训：各岗位带教人员负责

1. 贴签岗位

（1）熟悉本中心大输液品种、成分、摆放位置。

（2）熟悉瓶贴粘贴的位置及要求，了解各批次使用何种相应颜色药篮。

（3）根据《静脉用药调配中心贴签、摆药核对岗位操作规程》（SOP－TJ－0403）《静脉用药调配中心摆药贴签人员岗位职责》的相关内容，熟悉贴签基本流程。

2. 摆药岗位

（1）熟悉本中心药物品种（普通、高危、抗菌药物、细胞毒药物）、特性以及药物摆放位置。

（2）根据《静脉用药调配中心贴签、摆药核对岗位操作规程》《静脉用药调配中心摆药贴签人员岗位职责》的相关内容，熟悉摆药基本流程。

（3）了解不同摆药岗位分工的区别和工作特性。

3. 复核岗位

（1）了解本中心药品的种类、外观、用法用量、配伍禁忌和相互作用。

（2）根据《静脉用药调配中心贴签、摆药岗位核操作规程》《静脉用药调配中心摆药贴签人员岗位职责》《静脉用药调配中心成品输液核对、包装、发放岗位操作规程》《静脉用药调配中心核对、包装人员岗位职责》的相关内容，熟悉核对与成品复核岗位的基本流程。

（3）了解不同核对岗位分工的区别和工作特性。

4. 加药调配岗位

（1）熟练掌握冲配的基本姿势、进针的方式、安瓿和西林瓶的开瓶方式。

（2）熟悉一更洗手、换鞋，二更换洁净服、戴口罩、戴手套基本流程。掌握正确的洗手方法、戴手套方法、穿洁净服方法、开门方法。（参见《静脉用药调配中心更衣操作规程》）

（3）熟悉细胞毒药品的冲配流程、注意事项。（参见《静脉用药调配中心危害药物冲配规程》）

（4）熟悉全静脉营养药物的冲配流程、注意事项。（参见《静脉用药调配中心全静脉营养液调配操作规程》）

（5）熟悉针头、针管、空安瓿、空西林瓶丢弃原则。（参见《静脉用药调配中心废弃物管理规程》）

（6）熟悉洁净区清场流程和要求。（参见《静脉用药调配中心清场管理规程》）

（三）考核

1. 本中心在岗人员必须经过岗前培训，经考核合格后方可上岗操作。

2. 新进人员上岗考核形式包括：笔试、操作考试。

（1）笔试：由组长、护士长负责，考核内容包括《静脉用药集中调配质量管理规范》、"无菌操作"概念及要求、各岗位的操作规程等。

（2）操作考试：根据各岗位的操作课目，在单位时间内能够按照规范，完成一定数量的工作。

3. 本中心在岗人员每年进行一次年度考核，考核成绩归档。

（1）考核内容包括：专业理论知识、标准操作规程、管理制度等。

（2）考核形式：笔试、技能操作考试。

4. 每年根据考核成绩对人员进行适当调整。技能操作考前2名担任次年该岗位的带教工作。考试不合格者，调离工作岗位。

（四）继续教育

本中心每月进行一次在岗继续教育培训，培训内容打印留档并填写《静脉用药调配中心培训记录表》。培训内容包括：

（1）标准操作规程和管理制度；

（2）实际操作技能；

（3）工作中出现的新情况、新问题讨论；

（4）药物不良反应事件与相互作用及其防范措施；讨论医师静脉用药处方

的合理性与适宜性；

（5）药学及相关基础理论知识；

（6）应急预案。

（五）相关文件和表单

《静脉用药调配中心培训记录表》

静脉用药调配中心审方岗位操作规程

一、目的：规范审方岗位操作流程。

二、范围：静脉用药调配中心审核岗位。

三、责任者：静脉用药调配中心审方药师。

四、操作规程

（一）医嘱审核

1. 启动"配液中心管理信息"系统，选择"静脉系统业务"进入"审方核对"界面。

2. 按"刷新"键，接收新医嘱，审核其正确性、合理性、完整性。

（1）形式审查：依据《处方管理办法》有关规定，医嘱内容正确、完整、清晰，无遗漏信息。

（2）确认药品品种、规格、给药途径、用法、用量的合理性与适宜性，防止重复给药。

（3）确认单一或多种静脉药物配伍的适宜性，分析药物的相容性与稳定性。

（4）确认选用溶媒的适宜性。

（5）确认药物与包装材料的适宜性。

（6）需与医师进一步核实的任何疑点或未确定的内容。

存在问题医嘱，应及时与处方医师沟通，请其调整。

对不合理医嘱应当拒绝调配，在"审方核对"界面中对不合理医嘱处方点击"退回病区"。审方药师不得擅自修改处方。

因病情需要的超剂量等特殊用药，医师应当填写《药品特殊用法用量临床确认单》签名确认后，方可予以调配。

3. 按各病区医嘱内容确认后，在"审方核对"界面点击"全部审核通过"→点击"生成审方结果"→审方完成。

（二）瓶贴生成及打印

1. 一个病区医嘱审核完成后，在"静脉系统业务"中点击"排药印签"界面，弹出标签打印界面。

2. 开启打印机，标签自动生成。

（三）相关文件和表单

《药品特殊用法用量临床确认单》

静脉用药调配中心打印标签与标签管理操作规程

一、目的：规范打印标签、标签管理岗位流程。

二、范围：静脉用药调配中心打印标签岗位。

三、责任者：静脉用药调配中心、标签管理人员。

四、操作规程

（一）输液标签顺序排列

1. 经药师适宜性审核的处方或输液用药医嘱，汇总数据后以病区为单位，将医师用药医嘱打印成输液处方标签（简称"输液标签"）。

2. 核对输液标签上的患者姓名、病区、床号、病历号、日期，调配日期、时间、有效期，将输液标签按处方性质和用药时间顺序排列后，放置于不同颜色（区分批次）的容器内，以方便调配操作。

（二）电脑生成输液标签

输液标签由电脑系统自动生成编号。

（三）输液标签内容注意事项

1. 某些特殊性质药品的输液标签应当有明显标识。

2. 药师在摆药准备或者调配时需特别注意的事项及提示性注解，如用药浓度换算、非整瓶（支）使用药品的实际用量等。

3. 临床用药过程中需特别注意的事项，如特殊药物的滴注速度、避光、特殊用药监护等。

静脉用药调配中心贴签、摆药、核对岗位操作规程

一、目的：规范贴签、摆药、核对岗位流程。

二、范围：静脉用药调配中心贴签、摆药、复核岗位。

三、责任者：静脉用药调配中心贴签、摆药、复核人员。

四、操作流程

（一）贴签

1. 检查瓶贴内容是否准确完整，如有错误或内容不全，应告知审方药师。

2. 将瓶贴贴在输液袋正面，尽量露出输液名称及挂钩孔。

3. 贴签完成的输液按科室、批次摆放在药篮中。（药篮颜色：营养第1批——小黄、营养第2批——大绿、抗生素第1批——小蓝、抗生素第2批——小绿、抗生素第3批——小红、化疗——大红、三升袋——大蓝、空包——大大蓝）

（二）摆药

1. 根据瓶贴信息逐一摆药。

2. 摆药过程中应留意：

（1）瓶贴品名、数量等是否有误，如有错误，应及时告知审方药师。

（2）药品外观，确认无破损。

（三）核对

1. 核对病区、药名、数量、药篮是否与瓶贴信息相符。

2. 检查药品、输液外观及效期。

3. 根据病区、批次、药品种类（如抗菌药物素、化疗药、营养剂）、贮存条件，分类摆放待冲输液。（注：传递车第一层为抗生素药，第二层为普通营养药；冷藏药物放冰箱；空包放在空包车上。）

4. 核对过程中发现处方错误、配伍禁忌、不合理用药等问题，应立即告知审方药师。

（四）其他

1. 进仓：临下班，将次日待冲配药品按病区、批次、加药种类（普通营养剂、抗菌药物、化疗药），分别通过传递窗送入洁净区内，并有序摆放于药架（车）上。

2. 加药补充

（1）每日完成调配后,应当及时对短缺的药品及大输液进行补充。

（2）药品或大输液上架要核对药品效期、批号。

（3）补充药品时,应按"近期先用"的原则。

静脉用药调配中心加药混合调配岗位操作规程

一、目的：规范加药混合调配岗位操作流程。

二、范围：静脉用药调配中心加药混合调配岗位。

三、责任者：静脉用药调配中心加药混合调配工作人员。

四、操作规程

（一）准备工作

1. 退药

（1）相关班次人员处理当日 10:00～当日 15:30 的退单。

（2）退药按如下程序操作：① 打印退药单；② 在相应科室药车上寻找退药；③ 核对瓶贴号，删除相应瓶贴；④ 归还退药。

2. 调配操作前准备

（1）设备状态确认：工作前 30 分钟，打开紫外线灯，启动层流工作台及生物安全柜净化系统，确认其处于正常工作状态，操作间室温控制在 18～26℃，湿度在 40％～65％，室内外压差符合规定，操作人员签字并确认。

（2）阅读交接班记录，对需要处置的问题及时处理。

（3）更衣进入洁净区，先用蘸有 75％乙醇的无纺布按"从上到下、从里到外"的顺序擦拭层流台/生物安全柜的各个部位。

（二）调配操作规程

1. 核对：确认药品名称、规格、数量、效期、外观，无误后进入加药混合调配工作。

2. 选用适宜（50 mL/20 mL/10 mL/1 mL）一次性注射器：① 检查包装是否漏气，确认完好方可使用；② 拆除包装，旋转针头连接注射器，确保针尖斜面与注射器刻度处于同一方向。

3. 靠层流台侧壁打开安瓿，避免正对高效过滤器打开，以防药液喷溅到高效过滤器上。

4. 抽取药液时，注射器针尖斜面应朝下，紧靠安瓿瓶颈口抽取药液，然后注入输液袋（瓶）中，轻轻摇匀。

5. 溶解粉针剂，用注射器抽取适量（根据药物品种）溶媒，注入于西林瓶内，必要时可轻轻摇动(或置于振荡器上)助溶,全部溶解混匀后,用同一注射器抽出药液,注入输液袋(瓶)内,轻轻摇匀。

6. 加药混合结束后,再次核对瓶帖与药品名称、规格、用量,确认无误后,在输液瓶贴上签章,将成品输液与空西林瓶/安瓿一并放入药篮内,以供成品复核。

7. 经传递窗,将成品输液送至成品核对区,进入成品核对程序。

8. 清场

(1) 每完成一组批次加药调配后应清场:用蘸有75％乙醇的无纺布擦拭台面,除去残留药液,不得留有与下批加药调配有关的药物、余液、注射器和其他物品。

(2) 当日全部加药混合调配工作结束后,按《静脉用药调配中心清场管理制度》进行清洁消毒处理。

(三) 静脉用药调配注意事项

1. 不得采用交叉调配[系指在同一操作台面上进行两组(袋、瓶)或两组以上静脉用药混合调配的操作流程]。

2. 加药调配所用的药物,如非整瓶(支)用量,则必须将实际所用剂量在输液标签上明显标识,以便校对。

3. 若有两种以上粉针剂或注射液需加入同一输液时,应按药品说明书要求和药品性质依次序加入。

4. 加药调配过程中,输液出现异常或对药品配伍、操作程序有疑点时应立即停止输液,报告当班负责药师查明原因;发生配药错误应及时纠正,重新加药调配并记录。

(四) 调配操作危害性药品注意事项

1. 危害药物调配应重视操作者的职业防护,操作时应拉下生物安全柜防护玻璃,前窗玻璃不可高于安全警戒线,否则操作台面不能保证负压。

2. 危害药物加药调配完成后,必须① 将留有危害药物的西林瓶、安瓿等单独置于包装中;② 成品输液用打包袋包装,两者一并送出,以供核查。

3. 调配危害药物用过的一次性注射器、手套、口罩及检查后的西林瓶、安瓿等废弃物,按规定由医院统一处理。

4. 危害药品溢出处理按照相关规定执行,具体详见《静脉用药调配中心应急预案管理制度》中相关内容。

静脉用药调配中心成品输液核对、包装、发放岗位操作规程

一、目的：规范成品输液核对、包装、发放岗位操作流程。

二、范围：静脉用药调配中心成品复核、包装、发放岗位。

三、责任者：静脉用药调配中心成品复核、包装、发送工作人员。

四、操作规程

（一）核对

1. 检查输液外观质量如有裂痕、变色、混浊、沉淀、异物等。若有以上现象，须登记处理，重新配置。

2. 进行"挤压试验"，观察输液有无渗漏现象，尤其是加药处。若有以上现象，登记处理，重新配置。

3. 按输液瓶贴内容逐项核对输液、空西林瓶/安瓿的药名、规格、用量等是否相符。

4. 核查非整支（瓶）用量与瓶贴内容是否相符，非整支药品应有标识，如缺失应立即询问相关冲配人员。若有以上现象，登记处理，重新配置。

5. 检查各岗位操作人员签章是否齐全，核对者确认无误后应签名或盖章。

6. 核查完成后空安瓿等废弃物按《静脉用药调配中心废弃物管理制度》进行处理。

（二）成品输液包装

1. 成品输液复核完成后，统计数量，确认无误后按病区打包、装箱、加锁，交由工勤人员配送。

2. 复核工作结束后对工作区域清场。

（三）成品输液发放

1. 药师将成品输液装车并加封条。

2. 工勤人员按科室送药，由病区指定护士开锁后逐一清点输液，确认无误后在《输液配置室补液接受时间记录》上签字。

3. 工勤人员完成工作后须在交接单上签字，将《输液配置室补液接受时间记录》送回静脉用药调配中心归档保存。

（四）相关文件和表单

《输液配置室补液接受时间记录》

静脉用药调配中心药品领用与管理规程

一、目的：规范静脉用药调配中心药品领用与管理，保障药品安全。

二、范围：静脉用药调配中心药品领用与管理的各个环节。

三、责任者：静脉用药调配中心组长及相关负责人。

四、制度

（一）药品领用

1. 本中心常规药品申领人：组长。

2. 药品领用数量应根据每日药品消耗量及库存下限而定，一般不超过一日用量。

3. 领用药品种类应在医院用药目录范围内，由药库统一采购。本中心不得直接对外采购药品。

（二）药品验收

1. 药品验收由申领人与住院药房工作人员共同负责。

2. 验收项目：药品品名、规格、数量、有效期、药品标签、药品外包装。

3. 遇以下情况应及时与药库沟通，做"退换"处理：① 药品质量有疑点（霉变、外包装浸湿等）；② 规格、数量与申请单不符；③ 有破损等。

4. 验收合格后，确认申请单。

（三）药品储存与养护

1. 药品验收合格后，应按药理作用、药品种类、药品贮存条件分开摆放。

2. 药品二级库、大输液库的温、湿度应每日上午、下午各检查 1 次，随时采取开空调等有效措施，保持室温在 10～25℃，相对湿度在 45％～75％。数据记录于《温湿度记录表》上。

3. 药品堆码与散热或者供暖设施的间距不小于 30 厘米，距离墙壁不少于 20 厘米，距离房顶及地面不小于 10 厘米并不得倒置存放。

4. 药品使用应遵循"先进先出、近期先用"的原则。

5. 所用药品每月定期盘点，账物相符，如有不符应及时查明原因。药品报损、销毁等应填写《报损审批表》。

6. 每月定期检查库房及药架内药品效期，做好《药品效期表》登记，对有效期在 6 个月内的药品应及时与药库沟通，做"退换"处理。

（四）相关文件和表单

《温湿度记录表》

《报损审批表》

《药品效期表》

病区一般静脉用药分散调配管理制度

为加强临床科室药事管理,规范临床静脉用药调配,提高静脉用药质量,促进静脉用药合理使用,保证医院静脉用药安全,根据《静脉用药集中调配质量管理规范》和《静脉用药集中调配操作规程》,制订医院各临床科室一般静脉用药调配管理制度。

一、本制度所称"病区静脉用药调配",是指经过医师处方或用药医嘱,由病区药房药师或合理用药软件进行适宜性审核后,由各病区护理专业技术人员按照无菌操作要求,在相对洁净的环境下对静脉用药物进行加药混合调配,使其成为可供临床直接静脉输注使用的成品输液的操作过程。

二、临床科室静脉用药应尽量由静配中心(PIVAS)调配,特殊情况如夜间医嘱、临时医嘱和特病区医嘱(重症医学科)等可由临床科室自行调配,静配中心应对病区的调配情况和环境每月进行检查。

三、临床科室静脉用药调配过程应严格按照无菌操作以及药品说明书要求配置。进行静脉用药调配工作的人员需接受岗位专业知识培训并经考核合格。静脉用药调配操作程序如下。

1. 按输液贴核对摆放的药品名称、规格、数量、有效期等的准确性和药品完好性,检查输液袋(瓶)有无裂纹,瓶口有无松动、裂缝,输液袋(瓶)内有无沉淀、絮状物等,确认无误后,方能进行调配。

2. 用75%乙醇消毒输液瓶口,待干。

3. 除去西林瓶盖,用75%乙醇消毒西林瓶胶塞;安瓿用砂轮切割后,需用75%乙醇仔细擦拭消毒,去除微粒。

4. 选用适宜的一次性注射器,拆除外包装,旋转针头连接注射器,确保针尖斜面与注射器刻度处于同一方向。

5. 抽取药液时,注射器针尖斜面应当朝上,紧靠安瓿瓶颈口抽取药液,然后注入输液瓶中,轻轻摇匀。

6. 溶解粉针剂,用注射器抽取适量静脉注射溶媒,注入粉针剂的西林瓶内,必要时可轻轻摇动(或置于振荡器上)助溶,全部溶解混匀后,用同一注射器抽出药液,注入输液袋(瓶)内,轻轻摇匀。

7. 调配结束后,进行检查及核对。

（1）再次检查已配药液有无沉淀、变色、异物等；

（2）进行挤压试验，观察输液袋有无渗漏现象，尤其是加药处；

（3）按医嘱执行单内容逐项核对所有输液和空西林瓶与安瓿瓶的药名、规格、用量等是否相符；

（4）核验非整瓶（支）用量的患者的用药剂量和标识是否相符；

（5）操作人员和核对人员应当分别签名，签名须清晰可辨；

（6）核查完成后，空安瓿瓶等废弃物按规定进行处理。

8. 输液调配操作完成后，应立即清场，用清水或75％乙醇擦拭台面，除去残留药液，不得留有与下批输液调配无关的药物、余液、注射器等。

四、静脉用药混合调配注意事项

1. 不得采用交叉调配流程。

2. 静脉用药调配所用的药物，如果不是整瓶（支）用量，则必须将实际所用剂量在输液贴上明显标识，以便校对。

3. 若有两种以上粉针剂或注射液需加入同一输液时，应当严格按药品说明书要求和药品性质依次加入，并注意配伍禁忌；对场外营养液、高警示药品和某些特殊药品的调配，应当制订相关的加药序调配操作规程。

4. 调配过程中，输液出现异常或对药品配伍、操作程序有疑点时应当停止调配，保留相关药品及用具，报告护士长或处方医师协商调整用药医嘱。对上述情况应做好详细记录，防止再次发生。

5. 调配操作危害药品注意事项：

（1）危害药品调配应当重视操作者的职业防护，严格按照有关规程操作。

（2）危害药品调配完成后，必须将留有危害药品的西林瓶、安瓿瓶等单独置于适宜的包装中，以供核查。

（3）调配危害药品用过的一次性注射器、手套、口罩及检查后的西林瓶、安瓿瓶等废弃物按规定统一处理。

（4）危害药品溢出处理按照相关规定执行。

五、每日对操作台、治疗室进行清洁消毒处理。

六、从事静脉用药调配工作相关的人员，每年至少进行一次健康检查，建立健康档案，对患有传染或者其他可能污染药品的疾病，或患有精神病等其他不宜从事药品调配工作的，应当调离工作岗位。

七、耗材和物料基本要求

1. 静脉用药所用药品、医用耗材和物料应当按规定由医疗机构相关部门统一采购，应当符合有关规定，药品、医用耗材和物料的储存应按其性质与储存条件要求分类、定位存放。

2. 静脉用药调配所使用的注射器应当采用符合国家标准的一次性使用产品,使用前应检查包装,如有损坏或超过有效期的不得使用。

静脉用药调配中心物料领用与管理制度

一、目的：规范静脉用药调配中心物料的领用与管理。

二、范围：静脉用药调配中心所有物料的领用与管理。

三、责任者：静脉用药调配中心申领人。

四、制度

（一）物料申领、保管与养护应由专人负责。

（二）物料申领

1. 物料的申领应根据每日消耗量，向设备科、总务科申领。

2. 静脉用药调配中心不得直接对外采购物料，所需物料一律由设备科和物资管理中心统一采购供应。

3. 申领库存量一般不超过一个月用量（特殊除外）。

（三）物料验收

1. 依据物料申领单与实物逐项核对（包括品名、规格、数量）是否正确，物品标签与包装是否整洁、完好，验查合格后，分类放置并在发料凭证上签名。

2. 凡对物料质量有疑问，物料规格数量不符、过期或有破损等，应及时与设备科、物资管理中心沟通，及时退换。

（四）物料管理

1. 物料分类定位存放，不得堆于过道或洁净区，保持阴凉干燥，且与药品分开存放。

2. 做好一次性耗材效期管理，有效期前使用不完的应及时退库，超过效期的严禁使用，应退库销毁。

电子信息系统调配静脉用药规程

一、目的：规范电子信息系统静脉用药调配流程。

二、范围：静脉用药调配中心电子信息系统静脉用药调配岗位。

三、责任者：静脉用药调配中心组长及相关负责人。

四、制度

（一）电子信息系统静脉用药调配

1. 由医师按照《处方管理办法》和《电子病历基本规范（试行）》有关规定，负责将患者处方或用药医嘱分组录入电脑。

2. 将静脉输液医嘱直接传递至静脉用药调配中心。

3. 经药师审核处方或用药医嘱的适宜性后，自动生成输液标签及备份输液标签或采用电子处方信息系统记录，上述标签或记录均应有各道工序操作人员的信息。

（二）建立电子药品信息管理系统

1. 处方或用药医嘱打印成输液标签。

2. 完成调配操作流程后，自动减去处方组成药品在二级库所存药品数量。

3. 做到账物相符，并自动形成药品月收支结存报表。

静脉用药调配中心更衣操作规程

一、目的：规范静脉用药调配中心更衣流程。

二、范围：静脉用药调配中心工作区域。

三、责任者：静脉用药调配中心工作人员及来访者。

四、制度

（一）控制区

1. 本中心工作人员应在更衣室内穿统一的工作衣、工作鞋，戴工作帽后方可进入控制区。

2. 来访者（参观或维修人员）进入控制区需更换本中心工作衣，穿鞋套，戴工作帽后，方可进入。

3. 临时外出时，不得穿戴本中心工作衣或工作鞋外出。

（二）洁净区

1. 一更

（1）准备：人员进入前应去除所有饰物。

（2）洗手：按六步洗手法对双手进行消毒。

（3）换鞋：更换洁净区专用鞋。

（4）进入二更：用手肘开门。

2. 二更

（1）更衣：穿洁净区专用洁净服，尽量避免毛发及皮肤的暴露。

（2）手套：戴上一次性灭菌手套，用75％乙醇喷淋双手消毒。在加药调配过程中，每完成1个科室应用乙醇消毒并保持手套湿润，以减少微粒的产生。

3. 仓内临时外出

（1）二更：脱下洁净服，悬挂于二更"洁净服挂钩处"。

（2）一更：换鞋，将一次性手套、发帽和口罩丢入更衣室外的垃圾箱。

（3）重新进入洁净区时必须重复以上更衣程序。

4. 工作结束

（1）洁净服脱下后放入洁净区清洗间。

（2）将一次性手套、发帽和口罩丢入医疗废弃物垃圾筒内；换鞋后方可离开洁净区。

（3）工作服不得穿离静脉用药调配中心。

静脉用药调配中心(室)清洁、消毒操作规程

一、目的：规范清洁卫生、消毒流程，保障静脉用药调配中心(室)干净卫生。

二、范围：静脉用药调配中心所有区域。

三、责任者：静脉用药调配中心所有工作人员。

四、制度

（一）控制区

1. 每日工作结束后，做好物品、药品清场工作。

2. 地面：由工勤人员负责，每日两次(上午、下午)清扫地面，使用控制区用含氯消毒液专用拖把拖地面。

3. 工作桌面、凳椅、药品传递车：由工勤人员负责，每日两次(上午、下午)分别用专用抹布清水擦拭，再用75%乙醇擦拭消毒。

4. 传递窗门框及门把手：由工勤人员负责，每日成品输液出仓结束后，用专用抹布先用清水擦拭，后用75%乙醇擦拭消毒。

5. 病区专用周转箱、平板车：由工勤人员负责，每日成品输液出仓结束后，用专用抹布先用清水擦拭，后用75%乙醇擦拭消毒。

6. 药篮：由工勤人员负责，使用后的药篮送至清洁间统一处理。先浸泡消毒，再清洗晾干紫外线消毒，最后放置于指定位置备用。

7. 控制区工作鞋：由工勤人员负责，每周一次(周六)集中清洁。

8. 控制区工作服：由后勤保障部负责，每天一次收集清洗。

9. 墙面、玻璃：由工勤人员负责，每周一次(星期四)使用控制区墙面玻璃刷，用专用清洗剂清洁。

10. 电脑、冰箱等设备：由工勤人员负责，用专用抹布擦拭。

11. 药盒、货架：药盒、大输液架由工勤人员负责，用专用抹布擦拭。

（二）洁净区

1. 洁净室内物品存放有序，不得直接堆放于地面。

2. 地面：由工勤人员负责，每日两次(上午、下午)清扫地面后，使用洁净区专用拖把，用消毒液擦洗地面。

3. 工作桌面、凳椅、小车：由加药调配人员负责，每次冲配工作结束后，用专

用抹布先用清水擦拭,再用 75% 乙醇擦拭消毒。

4. 传递窗门框及门把手:由工勤人员负责,每日工作结束后用 75% 乙醇擦拭消毒。

5. 洁净区工作鞋:每次冲配结束后,冲配人员负责冲洗拖鞋,除去鞋底杂物。

6. 洁净区洁净服:由工勤人员负责,每日清洗并烘干备用。冲配细胞毒性药物时应加穿一次性无纺布防护服。

7. 墙面、玻璃、顶棚:由工勤人员负责,每周一次(星期四)使用洁净区墙面玻璃刷,用专用清洗剂清洁。

8. 不锈钢货架:由工勤人员负责,用专用抹布先用清水擦拭,再用 75% 乙醇擦拭消毒。

9. 每月应定时检测洁净区空气中的菌落数与物体表面的菌落数(2 个月全覆盖)并在《微生物监测记录》上做好记录。

(三)清洁、消毒注意事项

1. 洁净区和控制区的清洁用具必须严格分开,不得混用。

2. 选用的消毒剂应当定期轮换,原有消毒剂使用半年后,换用另一种消毒剂使用一个月。消毒剂的调配和使用应记录。

3. 清洁、消毒过程中,不得将常水或消毒液喷淋到高效过滤器上。

4. 清洁、消毒时,应当按从上到下、从里向外的程序全方位擦拭。

5. 用常水清洁时,待挥干后,才能再用消毒剂擦拭。

6. 每天清洁工作结束后,工勤人员清洗并擦干水池、拖把池、水桶。清洗抹布并放在指定处。洁净区洁具放于洁净区清洁间,控制区洁具放于控制区清洁间。

7. 清洁工作结束后在《每日清洗记录》上做好记录。

(四)为保持本中心环境清洁卫生,工作人员应遵守以下规定

1. 静脉用药调配中心人员必须养成良好的卫生习惯。

2. 本中心人员调配前必须带好消毒口罩,穿戴洁净服、帽、手套,换鞋,不得戴饰品,不得化妆。

3. 在工作区内人员不得吸烟、用餐,保持工作区内肃静。

4. 加药调配中操作人员如要去卫生间,必须脱去洁净服、换鞋。返回时重新洗手、消毒、换鞋、更衣。

5. 静脉用药调配中心人员每年进行一次体检,并建立健康档案。患有传染病、皮肤病、外伤感染和药物过敏者不得从事直接接触药品的工作。

6. 在控制区和洁净室内不得存放与工作无关的物品，个人生活物品应设置专用区域存放，并保持整洁。

（五）相关文件和表单

《微生物监测记录》

《每日清洗记录》

静脉用药调配中心设备维护管理制度

一、目的：规范静脉用药调配中心设备维护制度，保障设备正常运转。

二、范围：静脉用药调配中心设备及洁净系统的维护与管理。

三、责任者：静脉用药调配中心工作人员。

四、管理规程

（一）总则

1. 设备使用者应爱护设备，发现设备运行不正常，应立即报告。

2. 大型设备定期通知厂方维护，保证设备处于良好工作状态。

3. 所有设备每日检查，并登记《设备管理记录表》。

4. 设备维修完毕，需登记《维护及检测反馈表》。

（二）空气净化系统维护管理

1. 每月1次检测洁净区、净化台微生物菌落。

2. 每月1次清洗初效过滤器（空调机前滤网）。

3. 每半年1次由厂方巡检净化及空调系统。

4. 净化系统年检、维修或零件更换后，均应进行检测，厂方确认系统正常运行后方可使用。

5. 记录《温湿度记录表》《压差日报记录》

（三）生物安全柜维护管理

1. 操作前开机30分钟，同时打开紫外线灯进行消毒。

2. 加药调配前，先用75%乙醇擦拭操作区域的顶部、两侧及台面，顺序为从上到下，从里到外。

3. 工作区域：离工作台外沿20厘米、内沿8~10厘米，并离台面至少10~15厘米的区域内进行。

4. 操作时，前窗不可抬高超过安全警戒线，否则操作台面不能保证负压，造成药物气雾外泄，污染洁净区，危害工作人员。

5. 操作结束应进行清场，先用清水擦拭台面和台面下的回风道，再用75%乙醇进行清洁消毒，注意在擦拭回风口道时应关闭电源，保证安全。

6. 定期检测（每年1次）生物安全柜各项指标。

7. 生物安全柜每月一次微生物菌落数检测，记录结果存档。

（四）水平层流台维护管理

1. 操作前打开紫外线灯及循环风机 30 分钟，进行净化消毒处理。

2. 加药调配前，先用 75％乙醇擦拭操作区域的顶部、两侧及台面，顺序为从上到下、从里到外。

3. 工作区域内的物品与高效过滤器之间应无任何物体阻隔，以保证洁净空气流通。尽量避免在操作台上摆放过多的物品，较大物品之间的摆放距离约为 15 厘米，小件物品之间的摆放距离约为 5 厘米。

4. 调配及清场时，应避免液体溅入高效过滤器，否则容易滋生霉菌，影响高效过滤器寿命。

5. 水平层流操作台每月一次微生物菌落数检测，记录结果存档。

（五）相关文件和表单

《设备管理记录表》

《维护及检测反馈表》

《温湿度记录表》

《压差日报记录》

静脉用药调配中心危害药物冲配规程

一、目的：规范静脉用药调配中心危害药物冲配流程。

二、范围：静脉用药调配中心所有危害药物的冲配。

三、责任者：静脉用药调配中心危害药物的冲配人员。

四、操作规程

（一）设施、人员要求

1. 设立独立的危害药物冲配房间。

2. 冲配人员须经危害药物的相关培训后方可上岗。

（二）危害药物冲配前的自身防护

1. 手套

（1）戴双层手套：内戴一副 PE 薄膜手套，外戴一次性无菌乳胶手套。

（2）每操作 60 分钟或遇到手套破损、污染时，应立即更换手套。

（3）如果操作者对乳胶过敏，可以换用丁腈制手套。

（4）戴手套前和脱手套后都必须清洗双手。

2. 防护服：穿双层防护服（先穿洁净服，再穿一次性无纺布手术衣）。

3. 呼吸道保护：操作前戴一次性 N95 口罩。

4. 眼睛保护：佩戴护目镜，以预防药物溅出。

（三）危害药物冲配前

1. 使用生物安全柜，开机前紫外线消毒 30 分钟后进行操作，打开风机。

2. 75％乙醇消毒台面，打开锐器盒，检查振荡器处于开机状态。

3. 用物的准备：防护垫、开瓶器、砂轮、瓶口帖、注射器及消毒用具等。

（四）危害药物冲配时

1. 安瓿的操作：轻轻拍打安瓿将其颈部和顶端的药液落于其底部。

2. 西林瓶的操作：开瓶装置最好使用具有不沾水性的不锈钢剔除钳。

3. 冲配时应防止针栓与针筒分离：针筒中的液体不能超过针筒长度的 3/4。

4. 在冲配危害药物过程中，避免注射器挤压、敲打、滑落等现象发生。

（五）危害药物冲配后

1. 危害药品调配完成后，必须将留有危害药品的西林瓶、安瓿等单独置于适宜的包装中，封口，与成品输液一并送出，以供核查。

2. 冲配时用到的针筒、手套、口罩等一次性物品或污染物应用双层袋打包，封口后放入医疗废弃物垃圾袋内，与复核后的空西林瓶/安瓿瓶等废弃物，按规定由本医疗机构统一处理。

（六）危害药物的溢出

危害药物的溢出参见《静脉用药调配中心应急预案管理制度》。

静脉用药调配中心全静脉营养液调配操作规程

一、目的：规范全静脉营养液（TPN）调配操作流程。

二、范围：全静脉营养液（TPN）调配操作过程。

三、责任者：静脉用药调配中心全静脉营养液的调配人员。

四、操作规程

（一）调配前准备

1. 调配人员进入更衣室应按规定进行更衣（一更：洗手、换鞋；二更：戴帽子、口罩，穿洁净服）。

2. 氨基酸、脂肪乳、大输液等大体积药液用挂钩悬挂于层流台高处，与冲配无关的物品应摆放于小车上。

3. 一次性使用静脉营养输液袋打开方式：用"撕拉两边"的方法剥开外包装；拿住撕开袋子的一面，然后将它朝下；拿住另一面；将袋子的输注部分朝向高效过滤器放下；将外包装袋清除，置于层流台外。

4. 打开注射器和针头的包装，放于无菌区，将外包装放到层流台外。

5. 连接注射器和针头，针头要旋转 90 度。

6. 检查输液器和袋子之间的连接是否完好，关上输液器上的夹子，再打开独立包装的塑料帽。

7. 配置前核对医嘱单信息。

（二）混合调配顺序

1. 将不含磷酸盐的电解质（Na^+、K^+、Mg^{2+}、Ca^{2+}）、微量元素（如安达美）加入到复方氨基酸中，充分混和均匀，以避免局部浓度过高。钙剂和磷酸盐应分别加在不同溶液内稀释，防止磷酸氢钙的沉淀。

2. 将水溶性维生素和脂溶性维生素充分混合溶解后加入脂肪乳中，混合均匀。

3. 关闭三升袋的所有输液管夹，然后分别将输液管连接到葡萄糖溶液、氨基酸溶液中，倒转这两种输液容器，悬挂于水平层流工作台的挂杆上。打开这两根输液管夹，待葡萄糖和氨基酸溶液全部流入三升袋后，关闭输液管夹。

4. 翻转三升袋使这两种溶液充分混合均匀，肉眼检查袋内有无沉淀生成。

5. 连接第三根输液管到含有维生素的脂肪乳溶液中,打开输液管夹,使脂肪乳全部流入到三升袋后,关闭输液管夹。

6. 翻转三升袋使溶液充分混合均匀。排除多余空气,用密封夹关闭三升袋口,拆开输液管,用备用的塑料帽关闭升袋口,挤压三升袋,观察是否有液体渗出。

7. 三升袋外层贴标签,冲配人员签章,成品与空安瓿瓶、空瓶、空袋等由传递窗送至仓外,由药师进行复核。

8. 药师应仔细检查(1) 外观:有无发黄,变色、浑浊、沉淀;(2) 标签与空安瓿瓶、空瓶、空袋是否相符;(3) 挤压三升袋,是否有漏液;(4) 标签签章是否齐全。核对结束后盖章,将三升袋装入避光袋中,由工勤人员送至病区。

(三)调配注意事项

1. 由于脂肪乳剂表面磷脂带负电荷,电解质一价或二价离子与之结合并中和,致使颗粒聚集或合并,乳剂破坏,故调配过程中应避免电解质与脂肪乳剂直接接触,且一般控制在阳离子浓度<150 mmol/L,$Mg^{2+}<3.4$ mmol/L,$Ca^{2+}<1.7$ mmol/L 以内。

2. 加入液体总量不小于 1 500 mL,混合液中的葡萄糖终浓度为 0～23%,有利于混合液的稳定。

3. 静脉营养液最好现配现用,配置后不输注可放置冰箱(4～10℃)内保存,保存时间不超过 48 小时。

静脉用药调配中心安全管理规程

一、目的：保障静脉用药调配中心工作环境安全。

二、范围：静脉用药调配中心各工作环节及工作区域的安全。

三、责任者：静脉用药调配中心工作人员。

四、制度

（一）工作环境

1. 严格管理非本中心人员的进出。

2. 参观人员进入本中心应得到本科室主任允许，更衣、戴帽、穿鞋套，在本中心人员的带领下方可进入。

3. 人流与物流分别从相应通道进出，避免混流。

4. 食物或饮料严禁带入工作区域，严禁吸烟。

5. 所有工作结束离开工作场所时，应检查门、窗、水、电、冰箱、电脑、空调等，并做好《安全检查记录》登记。

（二）个人防护

1. 工作人员都应按规定穿专用工作服，且定期清洗。

2. 洁净服和普通工作服应分开摆放，洁净服摆放于洁净间，普通工作服摆放于控制区，避免混放引起相互污染。

3. 调配危害药物、细胞毒药品时，应严格按《静脉用药调配中心危害药物冲配规程》在生物安全柜中进行，要佩戴口罩、手套，穿一次性防护衣等保护措施，必要时戴上防护眼镜以免受伤害。

4. 在操作危害药物或运送危害药品时，需小心避免容器打破。如溢出或可能暴露时，应立即根据《静脉用药调配中心应急预案》内危害药品溢出方案处理，并及时报告组长，登记。

5. 调配过程中所产生的废弃物必须置于黄色废弃物袋内。使用过的一次性注射器针头应放入利器盒内。垃圾处理按《静脉用药调配中心废弃物管理制度》进行。

6. 在处理废弃物时要戴手套，手套若有破损则需更换，更换前后要用洗涤剂彻底洗干净手，丢弃的手套须同其他废弃物一起处理。

（三）药品安全

1. 贮存

（1）药品的贮存应严格按照说明书摆放，谨防污染、变质。

（2）未开封药品、输液应与成品输液分开存放于指定区域，以免混淆。

（3）普通药品和高危药品分开摆放，并有"高危药品"警示标识。

2. 效期和批号管理

（1）建立药品和大输液有效期管理制度，责任到人，发现 6 个月内近效期的药品和大输液时，应及时报告组长，并做好相应记录。

（2）加药时若批号不同，应用硬物隔开，以免批次混杂，并做好加药登记。

（四）相关文件和表单

《安全检查记录》

空气微粒监测

一、目的：规定洁净区环境空气微粒测试程序。

二、适用范围：医院全封闭输液配置中心所有控制洁净区和超净工作台。

三、适用文件：QSM-006设备管理流程。

（一）概述

1. 空气微粒是环境监控的一部分，它的结果直接反映环境质量。它既可以反映指定空间、空气微粒含量，也可以通过微粒计数器扫描整个高效过滤器表面和边框进行完整性测试。

2. 微粒计数器有一探测器，当微粒通过光束，微粒会散射激光。散射光聚焦于光电探测器，光信号转换为电信号，微处理器对每个尺寸的微粒进行电脉冲计数。

（二）测试方法

1. 测试频率：每个地点每半年在静态或动态条件下测试一次。

2. 操作方法参见微粒计数器的使用说明手册。

3. 将微粒计数器及取样位置图（放在塑料套内）带至取样点。

4. 准备好微粒计数器：用无纤维抹布浸润滤过的酒精来擦拭干净。将进气的盖子去掉。

5. 打开电源，每个位置测量0.5微米到5.0微米微粒，取样时间、日期、警报点（微粒尺寸极限）及延迟时间均应预先设置于仪器内。

6. 保持取样器尽量靠近关键工作区域，非单向流时，口朝上，单向流时，对准气流方向。在离地0.8米处取样。测试者站在取样点下风处。

7. 每个取样点取样5次，每次28.32升。

8. 如果有超标应重新测试，同时发超标通知给相关区域主管。

（三）特别测试

下列情况应进行特别测试（表14）：

1. 新的洁净控制房间。

2. 改建和维修洁净控制房间或超净工作台，有可能影响空气供给质量。取样应在静态条件下进行。

3. 若改建设备有可能影响供气的质量（如过滤器的更换），应在每个影响的点进行取样。

表 14　环境空气微粒测试

编号	取 样 点	限度级别(>0.5 μm)	
		英　制	公　制
1	超净工作台	100	3 500
2	10 000 级洁净区	10 000	350 000
3	100 000 级洁净区	100 000	3 500 000

空气浮游微生物监测

一、目的：制订洁净区环境空气浮游微生物测试程序。

二、适用范围：医院全封闭输液配置中心所有控制洁净区和超净工作台。

三、适用文件：QSM-006设备管理流程。

四、培养基：大豆胰酶(TSA)固体培养基。

五、设备：空气取样器。

六、监测

（一）取样点、取样时间和极限

1. 对于测试点、空气取样器的取样时间的设定及限度，请查看表15。

2. 每个房间的每个取样点应在同一天取完。可根据过去的测试资料或趋势图来增加取样频率。

（二）测试程序

1. 操作方法参见空气取样器的使用说明手册。

2. 打开电源，参照表15，设定取样时间。

3. 使用TSA平板收集浮游菌。

4. 取样后的平板放在30℃的培养箱中培养72小时。

5. 记下平板上的菌落数，换算成每立方米空气中所含的细菌数。

6. 如有超标，对超标样品种中代表菌落进行染色，记录结果。重新测试，同时发超标通知给相关区域主管。

（三）特别测试

下列情况应进行特别测试：

1. 新的洁净控制房间。

2. 改建和维修洁净控制房间或超净工作台，有可能影响空气供给的微生物质量。

3. 取样应在静态条件下进行。

4. 若改建设备有可能影响供气的微生物质量（如过滤器的更换），应在每个影响的点进行取样。

表 15　微生物环境空气测试

编号	取 样 点	取样时间（mines）	行动限度（CFU/m³）
1	超净工作台	5	5
2	10 000 级洁净区	3	100
3	100 000 级洁净区	1	500

静脉用药调配中心废弃物管理规程

一、目的：有效管理静脉用药调配中心的各种垃圾废弃物，预防医源性疾病和环境污染。

二、范围：静脉用药调配中心垃圾及废弃物管理。

三、责任者：静脉用药调配中心工作人员。

四、制度

（一）本中心废弃物由组长及护士长负责统筹管理。

（二）各班次工作人员均须按规定分类放置废弃物品：非医疗废弃物（空西林瓶、普通垃圾）应装入黑色垃圾袋内；医疗废弃物（空安瓿瓶）及放置废弃一次性注射针头的利器盒应装入双层黄色垃圾袋内。

（三）工勤人员负责按规定时间整理好双层黄色垃圾袋送至医院废弃物处理中心指定地点，黑色垃圾袋送至垃圾处理回收地点。

（四）医疗废弃物由医院废弃物处理中心出具《医疗废物交接单》，固定人员负责进行交接，记录清楚并签名，交接单作为凭证归档。

静脉用药调配中心清场管理规程

一、目的：规范清场内容及过程，保证各工作区清洁、整齐。

二、范围：静脉用药调配中心各工作环节。

三、责任者：静脉用药调配中心工作人员。

四、制度

（一）成品复核、打包清场

1. 完成成品质量检查，将空西林瓶、空安瓿瓶等按《静脉用药调配中心废弃物管理制度》要求分类放于规定盛器内。

2. 完成成品复核，仔细核对数量，确认无误，输液打包封口，填写病区交接单交送工勤人员，关闭物流门。

3. 工作结束后，整理工作台面物品。

4. 工勤人员负责成品核对区域医疗废弃物的收集处理，药篮的收集清洗，工作台面、传递窗及把手的擦拭消毒，传递车、平板推车的清洁消毒，以及地面的清洁卫生。

（二）洁净区清场

1. 加药混合过程中每完成一批次输液调配，应及时清场，不得留有与下批次输液调配有关的药物、余液、注射器等。不得交叉加药调配或多张处方同时调配。

2. 完成每一组成品输液后，应仔细核对留下的空西林瓶、空安瓿瓶和残留药液，并随输液成品一起放入药篮内。

3. 所有工作结束后，先用清水擦拭工作台面，再用 75% 乙醇消毒，清洁完毕后开启紫外线灯，照射 30 分钟后关闭。冲配人员的坐凳先用清水擦拭，再用 75% 乙醇消毒。

4. 使用后的注射器、针头、医疗废弃物等应分类集中放置，由工勤人员统一送至指定地点处理。

静脉用药调配中心应急预案管理规程

一、目的：应对静脉用药调配中心突发情况，确保工作安全开展。

二、范围：静脉用药调配中心各环节及工作区域突发情况应急预案的管理。

三、责任者：静脉用药调配中心工作人员。

四、制度

（一）意外停电应急处理（图15）

1. 工作区域内应常备应急照明设施，如应急灯、电筒等，同时要合理用电，预防用电超负荷跳闸。

2. 接到停电通知后，立即做好停电准备，关闭电脑和机器防止突然断电出现的设备损伤。

3. 意外停电后，及时了解各种设备及仪器的运转情况，开启应急照明灯，通知电工进行维修并向总值班汇报，组织人力，确保医疗安全。

4. 与临床相关科室取得联系，做好沟通工作。

5. 事故发生后，应在《安全检查记录》中登记。

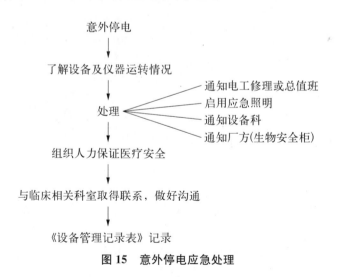

图 15　意外停电应急处理

（二）现场火灾时的应急预案（图16）

1. 认真执行安全管理制度，经常检查电源、线路、插头，发现隐患及时通知有关科室,消除隐患并确保安全通道的通畅。工作人员一年一次进行消防知识培训,掌握消防器材的使用方法。

2. 发现火情后立即呼叫周围人员,组织人力用消防器材和自来水积极扑救。如发现火情大、无法扑灭时,马上拨打119报警并告知准确方位,通知医院总值班。

3. 救火时,首先要确保人员安全。关闭邻近房间的窗门,以减慢火势蔓延速度,并尽可能切断电源,撤出易燃易爆物品,抢救贵重仪器设备、资料等财物。

4. 有计划地疏散人员,尤其是离火源最近的人员。

5. 疏散时,不能乘坐电梯,要走安全通道,用湿毛巾捂住口鼻,以最低的姿势摸墙感温,快速从安全通道撤离。

6. 在火灾区域设立警戒线,禁止无关人员进入,并积极配合公安、消防部门调查火灾原因,总结教训,加强防范措施。

7. 灭火器使用方法:① 取出灭火器摇两下(喷嘴向上)。② 拔出保险销。③ 喷嘴朝向火焰,按下阀门把即可喷出。

8. 事故发生后,应在《设备管理记录表》中作登记。

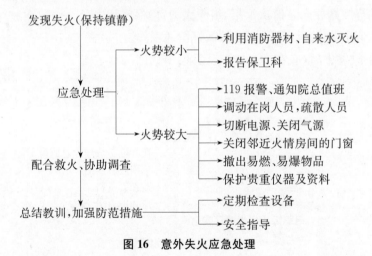

图16 意外失火应急处理

(三)意外泛水应急处理(图17)

1. 发现泛水,立即查找原因,解决问题。

2. 及时处理地面积水,维持地面清洁,放置防滑警示标识,告诫工作人员行走时要注意防止滑倒。

3. 定期检查设备,加强防范措施。

4. 事故发生后,应在《设备管理记录表》中作登记。

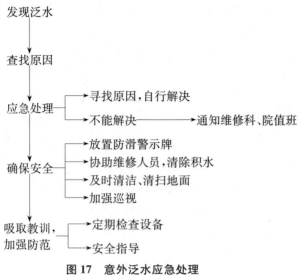

图 17　意外泛水应急处理

（四）意外停水应急处理（图 18）

1. 备有免水洗消毒凝胶，保证医务人员在操作前后及时消毒双手。

2. 一旦发现供水系统有故障，应及时通知水电工维修，并汇报上级领导。

3. 启用储备水，加强巡视，协调解决饮水和用水。

4. 事故发生后，应在《安全检查记录》中登记。

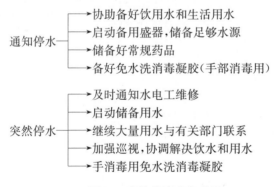

图 18　意外停水应急处理

（五）信息系统故障应急预案

1. 信息系统发生故障，造成无法接收病区医嘱或生成瓶贴时，工作人员应及时通知信息科和组长。

2. 如短期内不能排除故障，能接收医嘱而无法生成瓶贴时，按病区总单调配药品。

3. 如短期内不能排除故障,不能接收医嘱时,根据病区开具的手写处方调配药品。

4. 当故障排除后,及时通知病区系统恢复时间。

5. 事故发生后,应在《安全检查记录》中登记。

(六) 设备安全事故应急处理流程

1. 设备发生安全事故时,首先应关闭电源,停止机器运转,并及时汇报组长。

2. 机器故障对人员有危害时应及时疏散人员。

3. 立即通知厂方人员到现场抢修设备。

4. 故障排除后,设备应由维修方确认安全后方可启用。

5. 事故发生后,应在《设备管理记录表》中登记。

(七) 化学药品事故应急预案

1. 在调配过程中,如不慎将腐蚀性药品溅在身上(若眼睛受到伤害时,切勿用手揉搓),应立即用大量生理盐水进行冲洗,冲洗后用5%碳酸氢钠(针对酸性物质)或硼酸溶液(针对碱性物质)进行中和。及时送医院相关科室救治。

2. 发生毒性药品或有毒气体吸入导致的中毒事故,应立即把中毒者移至通风处,经初步诊治护理后立即送医院相关科室救治。

(八) 器械外伤事故救治应急预案

1. 在调配过程中,若被针尖或玻璃割伤时,应首先进行清创消毒处理。

2. 视伤势情况可自行处理的,敷上创可贴包扎。

3. 伤势较重的如玻璃割伤需缝合或异物等溅入眼睛,应立即送医院相关科室进行诊治处理。

(九) 危害药品溢出应急预案

1. 所有危害药物调配、运输的地方都应准备溢出包。

2. 溢出包内容物包括:护目镜(1)、鞋套(1)、一次性防护衣(1)、活性炭口罩(1)、无菌橡胶手套(3)、PE薄膜手套(3)、利器盒(1)、一次性镊子(1)、医用纱布(3)、医疗垃圾袋(2)、药碗(2)、《静脉用药调配中心防溢登记表》。

3. 每月由护士长检查溢出包物品数量及效期。

4. 小量溢出处理

(1) 小量溢出是指在生物安全柜以外的体积小于等于5毫升或剂量小于等于5毫克的溢出。

(2) 正确评估暴露在有溢出物环境中的每一个人。如果皮肤或衣服直接接触到药物,必须立即用肥皂和清水清洗。

（3）调配人员应立即清除掉溢出的小量药物。

（4）穿好洁净服,戴上两副乳胶手套,戴上护目镜及口罩。

（5）如果是会产生气雾或气化的危害药物溢出,必须佩戴防护面罩。

（6）液体应用医用纱布吸收并擦去,固体应用湿的医用纱布擦去。

（7）用小镊子将玻璃碎片拾起并放入收纳盒。

（8）纱布和其他被污染的物品都应丢在专门放置危害药物的垃圾袋中。

（9）药物溢出的地方应用清洁剂反复清洗三遍,再用清水清洗。

（10）凡要反复使用的物品应当由调配人员在穿戴好个人防护器材的条件下用清洁剂清洗两遍,再用清水清洗。

（11）放有危害药物污染物的垃圾袋应封口,再放入另一个放置危害废物的垃圾袋中。所有参加清除溢出物的人员的防护洁净服应丢在外面的垃圾袋中。

（12）溢出处理结束后,在《静脉用药调配中心防溢登记表》上记录信息。

5.大量溢出处理

（1）大量溢出是指在生物安全柜以外的体积大于5毫升或剂量大于5毫克的溢出。

（2）正确评估暴露在有溢出物环境中的每一个人。如果皮肤或衣服直接接触到药物,必须立即用肥皂和清水清洗。

（3）当有大量药物溢出发生,溢出地点应被隔离,并有明确提醒该处有药物溢出的标识。

（4）必须穿戴好个人防护用品,包括里层的乳胶手套、鞋套、外层操作手套、护目镜。

（5）如果是会产生气雾或气化的危害药物溢出,必须佩戴活性炭面罩。

（6）液体溢出:轻轻地将医用纱布覆盖在溢出的液体药物之上。

（7）固体溢出:轻轻地将湿的医用纱布覆盖在粉状药物之上,防止药物进入空气中,用湿纱布将药物除去。

（8）将所有被污染的物品放入溢出包中备有的密封的危害废物垃圾袋中。

（9）当药物完全被除去以后,被污染的地方必须先用清水冲洗,再用清洁剂清洗3遍,清洗范围应由小到大进行。

（10）清洁剂必须彻底用清水冲洗干净。

（11）所有用来清洁药物的物品必须放置在一次性密封的危害废物垃圾袋中。

（12）放有危害药物污染物的垃圾袋应封口,再放入另一个放置危害废物的垃圾袋中。所有参加清除溢出物员工的个人防护器材应丢在外面的垃圾袋中。

（13）溢出处理结束后，在《静脉用药调配中心防溢登记表》上记录信息。

6. 生物安全柜内的溢出

（1）在生物安全柜内的体积小于或等于 150 mL 的溢出的清除过程和小量和大量的溢出相似。

（2）在生物安全柜内的药物溢出大于 150 mL 时，在清除掉溢出药物和清洗完药物溢出的地方后，应该对整个安全柜的内表面进行另外清洁。

（3）戴工作手套，用镊子将所有碎玻璃放入位于安全柜内的防刺容器中。

（4）安全柜内表面，包括各种凹槽之内，都必须用清洁剂彻底清洗。

（5）如果溢出药物污染了高效微粒气体过滤器，则整个安全柜都要封在塑料袋中，直到高效微粒气体过滤器被更换。

（6）溢出处理结束后，在《静脉用药调配中心防溢登记表》上记录信息。

（十）重大事故控制应急小组

本中心重大事故控制应急小组人员组成：组长、护士长、药师、防火员。

（十一）相关文件和表单

《安全检查记录》

《设备管理记录表》

《静脉用药调配中心防溢登记表》

模糊医嘱和有疑问的处方澄清制度与流程

一、模糊医嘱的定义

模糊医嘱和处方是指医嘱书写不清楚、医嘱书写和处方有明显错误、医嘱和处方内容违反治疗常规、药物使用原则、医嘱和处方内容与平常医嘱内容有较大差别、医嘱和处方有其他错误或者疑问的医嘱。

二、模糊医嘱的处置规范

1. 护士或药房调剂人员对可疑医嘱或不明确之处，应及时向开立医嘱医师提出，必须查清明确后方可执行或调配，必要时请示报告值班医师、上级医师、科主任，不得盲目执行。因故不能执行医嘱或调配时，应当及时报告医师并处理。

2. 执行医嘱或处方后，应认真观察疗效与不良反应，必要时进行记录并及时与医师反馈。

3. 模糊医嘱和处方的澄清流程（图 19）

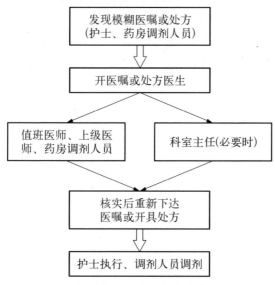

图 19 模糊医嘱或处方的澄清流程

（1）医嘱和处方要求层次分明，内容清楚。整理必须准确，不得擅自涂改。医嘱如需更改或撤销时，应填"取消"字样并签名，处方由调剂人员发回开方医师后重新确认和签名。临时医嘱应向护士交代清楚。医嘱要按时执行。开写、执行和取消医嘱必须签名并注明时间,有疑问的处方开方医师必须要在疑问处右上方签名确认。医师开出医嘱或处方后,要复查一遍。

(2) 模糊不清、有疑问的医嘱或处方是指医嘱或处方书写不清楚、医嘱或处方书写有明显错误(包括学术用语错误)、医嘱或处方内容违反治疗常规、药物使用规则、医嘱或处方内容与平常医嘱内容有较大差别、医嘱有其他错误或者疑问。

(3) 护士或药房调剂人员接医师下达的医嘱或处方后,认真阅读及查对,对模糊医嘱和处方,必须查清后方可执行。首先询问开医嘱或处方者;如果开医嘱或处方者不在或无法取得联系则寻找其上级医师,上级医师不在的情况下联系值班医师;核实后重新下达医嘱或开具处方,护士或药房调剂人员收到医嘱或处方后,认真查对,严格按照医嘱和处方的内容、时间等要求准确执行,不得擅自更改。

(4) 执行医嘱或处方后,应认真观察疗效与不良反应,必要时进行记录并及时与医生反馈。

(5) 在抢救危重患者的紧急情况下,对于模糊医嘱或处方,护士或药房调剂人员应立即联系就近的任一医师,此医师有责任积极了解病情并临时给予相应的紧急处置,同时及时与患者的主管医师或开方医师沟通,主管医师无法取得联系时应寻找其上级医师,必要时直接汇报科室主任或副主任,抢救结束应做好相关的记录。若在此过程中推诿、延误抢救者,将视情节严重情况和造成的后果给予严厉的处罚。

临床药学室工作制度

一、负责医院临床药学工作,紧密结合医院临床用药实践,积极开展临床药学研究,根据工作需要和可能,配备相应的临床药学技术人员和设备、图书等。

二、临床药师应主动深入临床科室,密切配合医护人员合理用药,提高用药水平,确保患者用药安全有效。

三、临床药师要虚心向临床医师学习临床知识,帮助临床医师拟定用药方案,指导临床合理用药。

四、临床药师要经常收集医药情报,编写资料,为临床医师提供咨询,当好临床用药参谋。

五、条件允许时,可开展个体用药监测,及时为医师提供用药调整方案。

六、临床药师要积极参加查房和病例讨论等,随时为临床解答有关用药问题。

七、所用衡器应按计量法规进行定期检验,确保衡器的准确可靠。

八、做好仪器设备的保养和使用登记工作。

九、保持室内清洁,物品陈列有序,物品用后应清洗干净,放回原处。

十、注意水、电、煤和危险物品的使用,认真做好实验室的安全工作,做到"三清三关"。

临床药学室操作规程

一、MTT法测肿瘤药敏

1. 原理

利用 MTT 化学试剂与活细胞线粒体中琥珀酸脱氢酶起反应,生成黑色结晶(甲簪),甲簪的数量与活细胞数成正比,利用这一点可检测抗癌药物对癌细胞抑制作用的大小,将生成的甲簪用溶媒溶解后,用酶标仪读出其光密度(OD值),即可算出抗癌药对癌细胞的抑制率,由此可判断该药是否敏感。

接收标本————→按操作步骤执行————→出报告

2. 操作步骤

(1) 将新鲜肿瘤标本剪去坏死组织及正常组织,在无菌条件下剪碎,过 150目筛网,并用培养液冲洗 2 次。

(2) 若癌肿瘤标本较硬或较小,为获得足够数量的癌细胞,可用胰酶、胶原酶、DNA 酶等混合酶进行消化,然后按步骤(1)操作。

(3) 吸取滤液至具塞离心管,离心 10 分钟(4 000 r/分钟),注意平衡。

(4) 弃去上清液,将得到的贴壁物用培养液配制成一定浓度的癌细胞悬液。

(5) 在 96 孔培养板中设置空白组、对照组、用药组,其中空白组加培养液 100 微升,对照组加癌细胞悬液 90 微升,用药组加癌细胞悬液 90 微升和抗癌药工作液 10 微升。

(6) 将培养板放入二氧化碳培养箱,在 37℃、5% CO_2 的条件下培养 48～96小时。

(7) 48～96 小时后取出 96 孔培养板,每孔加 20 微升 CO_2 MTT 试剂,继续放入培养箱中培养;4～8 小时后每孔加入 100 微升 10%十二烷基硫酸钠液,12～18小时后用酶标仪在 570 毫微米处读出个孔光密度(OD值),并计算抑制率。

(8) 废弃物应倒入废物锅内煮沸消毒后再进行处理。

二、丙戊酸、苯妥英钠、苯巴比妥、卡马西平、万古霉素血药浓度测定法——免疫荧光偏振光分析法

1. 原理

免疫荧光偏振光分析法主要用于测定药物、激素等小分子物质。荧光标记

抗原由于分子量小,失去偏振性,所以其偏振光度小;而当抗原与抗体结合成大分子物质后,分子量增大,其偏振光度变大。标本中的抗原与一定量的标记抗原进行竞争反应,标本中的抗原越多,与抗体结合的标记抗原就越少,激发的荧光偏振光度就越少,从而可用于标本中抗原的定量。

2. 操作步骤

(1) 用抗凝管采血 1~2 mL,摇匀后吸取 150 微升至 Eppendorf 管,另加溶解剂 50 微升及沉淀剂 300 微升,在漩涡混合器上混匀。

(2) 将样品放入离心机内,离心 8 分钟(10 800 转/分钟)。

(3) 吸取离心后样品上清液 200 微升至对应数字键盘的稀释孔,锁紧。

(4) 将数字转盘放入 TDX 中,同时轻摇试剂盒,按顺序打开盖,放入试剂台。

(5) 按 RUN 键开始检测。

(6) 检测结束后,从样品中心取出样品和试剂盒,试剂盒储存于 2~8℃的冰箱内备用。

三、净化工作台操作规程

1. 净化工作台必须在检查情况良好的前提下方能使用,启动通风机前还必须清洁周围环境。

2. 安放定位后必须将箱体下四只支撑脚调置平稳合理,减少噪声及震动现象。擦净净化工作台后,启动通风机,隔 30 分钟后方可使用。

3. 操作区为层流区,因此出风面与加工件之间的台面上最好不要存放物件,以免妨碍洁净空气的正常流动。

4. 当工作完毕后方可停止通风机的使用,搬运工作台时必须将支撑脚向上移方可搬动。

5. 正常使用情况下,建议每 3~6 个月进行一次检漏,气流速度检查。

6. 操作人员应更换鞋、衣,以减少环境起尘,降低环境含尘浓度。

7. 风量减少时应清洁更换中效和高效过滤器。

四、90-2 电动离心机操作规程

1. 将所要离心的样品称量平衡,放入离心机内对称位置,盖上顶盖。

2. 将离心速度调至所需位置,设置离心时间。

3. 离心机工作时,切勿打开顶盖,以防离心样品飞溅伤人。

4. 待离心机停止工作时,打开顶盖,取出样品,盖上顶盖,并将离心速度调为零。

五、318MC 型酶标仪操作规程

1. 开机,仪器接通电源后,自动自检并显示:"MODEL 318MC"READY XX:YY。

2. 按 MEAS MODE,显示"MODEL 318MC"测量方式：1 ABSORBANCE MODE。

3. 按 ENTER,显示"1 ABSORBANCE MODE"初始波长：FILTER 405。

4. 输入所需波长,如 570。

5. 按 ENTER,显示"1 ABSORBANCE MODE"处理方法：1 NO REAGENT BLANK。

6. 选择单孔空白,按 2,显示"1 ABSORBANCE MODE" SINGLE WELL BLANK。

7. 按 ENTER,显示初始"1 ABSORBANCE MODE"空白位置：BLANK WELL A1。

8. 输入所需空白位置,例如 H1,显示"1 ABSORBANCE MODE" BLANK WELL H1。

9. 按 ENTER,显示"1 ABSORBANCE MODE" 1 BL ON EVERY PL。

10. 选每盘扣空白,按 ENTER,显示"MODEL 318MC" READY XX：YY。

11. 放入 96 孔培养板,按 START,酶标仪即自动读数。

六、TDX 快速血药浓度检测仪操作规程

1. 开机前打开左侧盖,接缓冲液管,同时检查缓冲液量是否足够。注意注射器内不可有气泡,用蒸馏水清洗后再用吸水纸轻轻将其吸干。

2. 启动开关 ON(在 TDX 左后位置)

3. 屏幕显示日期、时间,分别按 STORE 储存。

4. TDX 预热 5 分钟后,屏幕出现 READY。

5. 抽取患者血液 1~2 mL,不同药物按不同方法处理备用。

6. 从冰箱(2~8℃)内取出需检测的药品试剂盒,水平位轻轻来回摇动试剂盒(以免药物浓度不均),打开瓶盖,注意瓶盖与药瓶一致,不可乱盖,然后将试剂盒放入 TDX 机试剂盒槽内。

7. 用标有数字之样品转盘按检测样品数由转盘 1~20 顺序加入等量的玻璃比色管和塑料的样品杯,并加入已处理好的样品,锁上转盘(手持转盘中央轴,按顺时针方向转动,听到咯哒一声),将转盘放入 TDX 机中。

8. 视屏显示 READY 后方可进行。

9. 按 RUN 进行检测。

10. 待屏幕示 DONE - REMOVE R PAK,同时伴有"×××"声,即表示检测已完成。打开机盖,取出试剂盒后盖好,注意位置不能弄错,放入冰箱(2~8℃)内可继续使用。

11. 分析结果,清洗探头。

12. 出报告。

13. 按 PRIME 键多次,将探针拉到中间位,用蒸馏水洗探针后用清洗纸吸干净。

14. 如停机多日不用,需将缓冲液更换成蒸馏水。按 PRIME 键多次,清洗注射器。

15. 将 TDX 开关按到 OFF。

七、GWJ-3 型智能微粒检测仪的操作规程

1. 打开仪器的电源开关,仪器进入自检。自检合格后方可使用。

2. 将检测杯反复冲洗干净,在灯光下观察,杯壁应光亮洁净无污渍。

3. 将搅拌转子从袋中取出,用纯净水冲洗干净。

4. 用待测液体冲洗检测杯和搅拌转子。

5. 将被检测液体倒入检测杯时,液体不宜过少,液面应高于取样头 30 毫升,使其位于搅拌器中心位置,盖好防尘盖。

6. 调整搅拌器转速,以不出现气泡、旋涡为宜。

7. 按"确认"键,进行检测操作,检测开始后,仪器自动开启电磁阀使检测液体吸入计量管,并分道对微粒计数;当检测状态设置为"自动"时,仪器将连续进行数次测试;当检测状态设置为"手动"时,仪器单次检测完毕后停止,如需进行下一次检测,应重复本步骤。

8. 检测结束后,可以进行数据查询或结果打印。

9. 检测完毕后,必须使用纯净的无离子水清洗管路 3 次。

八、BET-40 型细菌内毒素检查仪操作规程

1. 向水浴槽内注入蒸馏水至水位线下沿。

2. 接通电源,打开电源开关,同时仪器面板上的数字显示水浴槽内温度值。

3. 按下温控键,加热指示灯亮,表示开始加热。

4. 按设置键上下调节时间,一般设置 1 小时。

5. 试验准备、试验方法及结果判断按 2000 版药典"细菌内毒素检查法"的要求进行。

6. 当试管放到水浴槽内时,立即开始试验。按下测试键。

7. 满 1 小时,操作人员将双手食指放于试管架两端板的圆形凹陷处,向上后方轻轻提升试管架,缓缓倒转 180 度后观察并记录试验结果。

九、XDS 系列实验室倒置生物显微镜操作规程

1. 将亮度调节柄调至最小位置,接通开关,再将亮度调节手柄调至适中

位置。

2. 将标本置于载物台上,使用低位同轴手轮可方便地操纵载物台移动,并可从刻尺和游标定出观察目标的位置。

3. 载物台上可安装不同的物片、试管压片等,以适应不同的使用场合。

4. 手握转换器外缘转动转换器,将低倍物镜置入光路,通过目镜观察,使用粗微调焦手轮使标本成像清晰。

5. 双手握目镜筒相对转动,可使双目瞳距与观察者瞳距一致。

十、ZH-2型自动旋涡混合器操作规程

1. 用潮湿棉布擦净工作台和仪器4个吸盘底脚的下面,将仪器放好并施加压力使仪器底脚吸盘与工作台吸紧。

2. 用湿布擦试管下面,插入试管插盘合适的孔中,注意试管一定要垂直于插盘,否则工作时会有飞液现象。

3. 接好电源线后,按需要选择定时器的时间。

4. 顺时针转动调速旋钮,待仪器工作后,慢慢观察试样混合情况,适当回调以防试管中样品飞出。溶液以不超过试管高度的1/3为宜。

药品质量检查操作规程

一、科室应建立药品质量检查组。药学部主任担任组长,各部门负责人为药品质量检查组组员。

二、每季度对药品进行质量检查。

三、质量检查员的职责

1. 定期组织本室人员对药品质量情况进行检查。

2. 严格控制药品在有效期内使用。

3. 药品按其保存条件放置,如冷藏、避光等。

4. 及时发现影响本室药品质量的内外因素并及时解决,及时报告。

5. 发现本室的药品有质量问题应及时与药库联系,立即停止使用并通知临床医师。

四、质量检查组对各部门的药品实行抽查制度。

五、每年召开 1 次药品质量检查会议,总结工作,通报讨论药学部药品质量状况,提出改进措施(图 20)。

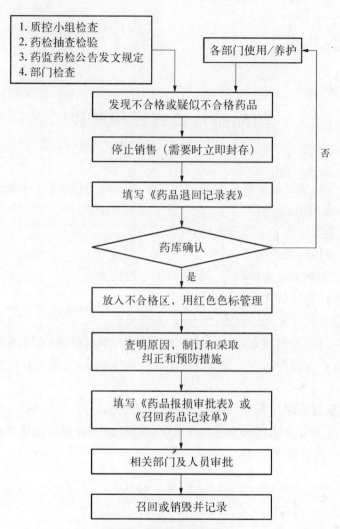

图 20　药品质量监控流程

药品质量报告途径与流程

加强药品质量管理,规范药品质量报告行为。

一、质量监督管理体系由"医院药品质量管理小组——药学部质量管理小组——负有质量责任的各岗位工作人员"三级组成。

二、医务人员在任何时候使用药品,都必须严格进行查对。当发现有任何药品质量问题或隐患时,应立即停止使用,及时报告。

三、当药房人员接到患者或医务人员的有关质量投诉时,应立即报告部门负责人。

四、部门负责人立即进行现场调查和质量评估。当发现有严重药品质量问题时,应立即报告科主任,组织紧急召回。

五、任何人员发现严重药品质量问题或隐患、严重药品不良反应等重大质量事件,必须立即逐级汇报并采取妥善的方法处理。对重大药事质量事件,应有高度警觉意识,具有快速反应和处理能力。

六、质量管理小组对质量问题应定期进行分析和讨论,对重大质量事件应立即调查和评估,查找各环节流程是否存在系统问题,分析系统、环境和个人因素,制订系统改进措施,跟踪评估改进效果,防范类似事件重复发生。

药品质量和安全控制指标

依据《三级医院评审标准》《处方管理办法》《医疗机构药事管理规定》等有关规定,并依据医院实际情况,制订以下药品质量与安全控制指标。

一、处方合格率 99%。

二、"四查十对"双人复核 80%,双签字 100%。

三、发出药品质量合格率 100%。

四、出门差错率≤0.01%。

五、中药饮片称量误差应不超过±2%,分包误差不超过±5%。

六、中西药盘点误差率≤0.3%,饮品盘点误差率≤5%。

七、药品供应充足率≥99%(按医院基本药品目录计算)。

八、中西成药年报损率≤3‰;饮片年报损率≤0.5‰。

九、药库药品周转率≥2;85%以上药品库存周天数≤10~15 日。

十、基本药品占医院药品品种总数的 30%,基本药物使用金额超过药品总使用金额的 30%。

十一、药品价格正确率 100%。

十二、取药窗口等候时间≤10 分钟。

十三、患者、临床和护士满意度≥95%。

药品质量管理制度执行记录和凭证管理制度

一、各班组执行各项规章制度和岗位职责所必需的有关记录必须及时、正确记录并保存。

二、各记录和凭证管理要求如表 16。

表 16 各记录和凭证管理要求

名　　　称	管　理　人	保存时间	备　　注
药事管理与药物治疗委员会会议记录	药学部主任	2 年	工作调动需交接
药剂人员健康档案	药品质量管理办公室	长期	
药学部培训记录	药品质量管理办公室	长期	
药学部人员学历档案	药品质量管理办公室	长期	
医院处方销毁记录单	药品质量管理办公室	长期	办公室档案
质控小组活动记录本	药品质量管理办公室	5 年	
医疗安全记录本	药品质量管理办公室	5 年	
业务学习本	药品质量管理办公室	5 年	
药学部质量月报表	药品质量管理办公室	长期	
药物不良反应报告单	临床药学室组长	3 年	
医院肿瘤药敏报告单	临床药学室组长	3 年	
医疗设备使用记录本	临床药学室组长	长期	
危险化学品收发记录	临床药学室组长	长期	
新药购买申请单	采购员	3 年	
新药临时紧急购买申请单	采购员	3 年	
新药审批结果	采购员	5 年	
医院供方能力调查表	药库组长	3 年	
医院供方评审表	药库组长	3 年	

名　　称	管　理　人	保存时间	备　　注
供货企业相关资质档案（盖企业红章）	药库组长	长期	《药品生产许可证》《药品经营许可证》《营业执照》《销售人员有效证件》
进口药品注册证及进口药品口岸药检报告	药库组长	3年	
合格供方清单	药库组长	3年	
温、湿度监察记录	药库组长	3年	
医院药品采购计划单	采购员	3年	
医院药品验收记录	药库组长	3年	
医院麻醉药品实物验收记录	药库组长	3年	
医院一类精神药品实物验收记录	药库组长	3年	
药品拒收报告单	药库组长	3年	
医院药品养护单	药库组长	3年	
医院药品保管员总账表	药库组长	3年	
医院一类精神药品出入库专用账册	药库组长	3年	
医院麻醉药品出入库专用账册	药库组长	3年	
医院毒性药品专用账册	药库组长	5年	
医院效期药品明细表	药库及各调剂部门组长	3年	
医院药品出库单	药库及各调剂部门组长	3年	
医院药品入库单	药库及各调剂部门组长	3年	
医院药品盘点单	药库及各调剂部门组长	3年	
临床信息交流表	药库及各调剂部门组长	3年	
药品退回记录表	采购员	3年	
设备管理记录表	药库及各调剂部门组长	3年	
一般处方	各调剂部门组长	1年	科主任向分管院长申报销毁申请
精神药品处方	各调剂部门组长	2年	
麻醉药品处方	各调剂部门组长	3年	

名　　称	管　理　人	保存时间	备　　注
麻醉药品处方登记本	各调剂部门组长	3 年	
麻醉药品专册登记本	各调剂部门组长	3 年	
药房收支存月报表	各调剂部门组长	3 年	
特殊药品逐日消耗明细统计表	各调剂部门组长	3 年	
药库领药申领清单	各调剂部门组长	3 年	
原材料调拨单	各调剂部门组长	3 年	
医院药品盈亏表	各调剂部门组长	3 年	
药品调剂（用药）差错报告表	各调剂部门组长	3 年	
5 分钟安全检查记录本	各调剂部门组长	3 年	
温度监测记录	各调剂部门组长	3 年	
贵重药品统计本	各调剂部门专人	3 年	
麻醉药统计本	各调剂部门专人	3 年	
麻醉药品交班本	各调剂部门专人	3 年	
精神药统计本	各调剂部门专人	3 年	
药品拆零登记本	各调剂部门专人	3 年	
各部门药品损坏退药登记	药学部	3 年	
药品报损审批表	药学部	3 年	
报损药品销毁记录	药学部	3 年	
麻醉、一类精神药品安瓿回收、销毁记录	各调剂部门组长	3 年	
代煎药登记本	中药房	3 年	
称准分匀记录	中药房	3 年	
医院中成药盘货记录	中药房	3 年	
药品分装记录本	包装室	3 年	
中药房饮片翻斗记录	中药房	3 年	
不合格饮片登记表	中药房	3 年	
不合格药品登记表	各调剂部门组长	3 年	

药品质量管理员工作独立性制度

为保证全院药品质量安全管理，特制订本制度。

一、负责药品质量安全工作的检查、监督和指导，及时处理质量问题。

二、质量管理员的工作具有独立性，在药学部内享有对质量安全管理的独立裁决权。

三、贯彻执行国家有关药品质量与安全管理的法律、法规和行政规章，督促药品质量安全管理规章制度在药学部的执行。

四、对药学部药品质量安全管理网络的完善负有责任。

五、贯彻药学部的质量安全政策，具体实施质量与安全管理。

急救药品管理制度

　　建立急救药品管理制度,规范应急药品管理、保障应急药品供应,为患者提供安全及时的药学服务。

　　急救药品是医院用于抢救急、危、重患者必备药品,为了满足临床抢救患者的需要必须加强管理,定期增减药品品种。

　　一、医院药事委员会负责制订急救药品基本品种目录,临床各科室应严格执行,并根据临床需要定期更新。

　　二、药库负责急救药品的储备工作,健全急救药品的供给系统,建立特殊急救药品生产厂商或储备医疗机构联系方式档案,随时准备执行急救药品的保障工作。

　　三、各药房设立专人负责急救药品的管理。做好急救药品的储备、保管、定期养护和更换工作。

　　四、药房调剂人员调剂急救药品时,必须严格核对药品名称、规格、数量及用法,保证患者用药准确无误。值班人员遇严重突发急救事件,一旦出现药品短缺,应及时报告部门负责人和科主任。

　　五、各临床科室的急救药品柜必须定品种、定数量,专人管理,定期清理药品数量,及时补充。对过期失效的药品要及时处理。抢救车封存管理按《危重患者抢救制度》执行。

　　六、各药房负责人定期对临床科室急救药品进行检查,发现问题及时纠正。

　　七、相关文件和表单

《急救药品目录》

《应急药品储备情况检查表》

《临床/医技科室备用药品质量检查表》

药品废弃包装处置制度和流程

为进一步加强医院药品废弃包装处置管理,防止药品废弃包装流入造假渠道,根据《中华人民共和国药品管理法》《医疗机构药事管理规定》卫生部办公厅《关于加强医疗机构废弃药品包装处置管理的通知》(卫政医函〔2012〕681号)等有关法律规章,制订本制度。

一、定义

药品废弃包装包括药品包装、标签、直接接触药品的包装材料和容器等。药品废弃包装仅指医院内使用的药品废弃包装,不包括发给门诊和出院带药患者的药品包装。

二、处置原则

1. 麻醉精神药品的废弃包装处置

严格按照《麻醉药品和精神药品管理条例》《医疗机构麻醉药品、第一类精神药品管理规定》(卫医发〔2005〕438号)等有关规定,做好麻醉药品、第一类精神药品废弃空安瓿瓶、贴剂的回收、核对、记录和监督销毁工作。

2. 按医疗废弃物处理的废弃药品包装处置

对被患者血液、体液、排泄物污染的各种玻璃(一次性塑料)输液瓶(袋)、空安瓿(注射药小瓶)等废弃药品包装,要严格按照《医疗废弃物管理条例》《医疗卫生机构医疗废弃物管理办法》(卫生部令36号)《关于明确医疗废物分类有关问题的通知》(卫办医发〔2005〕292号)等有关规定进行规范处置。

3. 其他废弃药品包装的处置

对于医疗过程中产生的上述废弃药品包装以外的、按生活垃圾处理的其他废弃药品包装,特别是贵重药品废弃包装,应当尽量在处理前毁形,不易毁形的要做好破坏性标记,并将此类废弃药品包装统一收集后,交由有资质的回收机构统一处理。

三、处置的责任部门和责任人

药学部为药品废弃包装处置的主要责任部门,承担药品废弃包装处置工作制度的制订、工作指导及监督管理工作;后勤保障部、护理部和医务部协助管理。各药房的组长及各临床科室、门诊部的护士长为各科室药品废弃包装处置责任人,负责落实相关科室的药品废弃包装毁形、登记工作,交后勤保障部由专人收集。各药品使用部门应设置专用登记本记录处置事项,后勤保障部门与医院指定的废弃包装收集人签订协议,并要求其遵守医院的相关制度。

四、处置流程

1. 药品废弃包装的毁形和处置流程

药品使用部门的药品废弃包装→本部门操作人员立即毁形,确保包装无法修复→部门负责复核、做好处置登记后,由处置人员(工勤员)运送到指定地方处置。

2. 药品废弃包装破坏性标识和处置流程

药品使用部门的药品废弃包装→本部门操作人员立即做好破坏性标识→部门负责复核、做好处置登记后,由处置人员(工勤员)运送到指定地方→有资质的回收机构上门回收并统一处理。

五、监督管理

药学部及相关科室要加强对药品废弃包装处置工作的监督检查,发现存在隐患的,应当责令立即消除隐患;禁止个人出售药品废弃包装谋利。对违反相关规定的行为,要严肃查处,除没收违规所得外,还要追加处罚科室及负责人1到3倍的违规所得并全院通报。

六、相关文件和表单

《药品废弃包装处置登记表》

不合格药品管理制度

为规范对不合格药品的管理,根据《药品管理法》《医疗机构药品质量监督管理办法》,制订本制度。

一、不合格药品的定义

除《药品管理法》中明确规定的假、劣药外,凡属下列情况之一的,视为不合格药品:

1. 内外包装上无"三号一标":无批准文号、无生产批号、无有效期、无注册商标;进口药品无有效的进口注册证号和口岸药检报告或无中文标识等。

2. 不符合药品质量标准:包装破碎,药品变色,药液渗漏,片剂裂片、变色、霉变,糖衣片、颗粒剂潮解等。

3. 超过有效期药品、变质霉变药品等。

4. 上级药检部门抽查、检验判定为不合格的药品或上级药监、药检部门公告、发文、通告查处发现的不合格药品。

二、不合格药品的确认和处理

1. 不合格药品实行专人专账管理,存放在不合格区存放,杜绝不合格药品的使用。各部门负责人负责本部门不合格药品管理的确认和处理。

2. 药库验收药品时发现不合格药品应拒收,并填写《不合格药品拒收单》,作为供货方及供货药品质量评价的依据之一。如发现有疑似质量问题的药品,不得自行退货,应报告科主任,并立即封存药品,同时向药监部门报告,后按处理结果执行。

3. 上级药检部门抽查、检验判定为不合格药品时,或上级药监、药检部门公告、发文、通告查处发现不合格药品时,应立即停止销售,并将不合格药品移入不合格区,立即封存,交药监局处理;同时填写《不合格药品登记表》,必要时召回药品。

4. 药库及各调剂部门在药品养护检查中发现不合格药品,应立即停止销售,将不合格药品移入不合格区,并填写《不合格药品登记表》《药品退回记录表》,将实物和《药品退回记录》送交药库做进一步确认。如属于包装破损等外在问题,需供货单位承担责任的,由采购员及时与供货单位联系,办理退、换货手续;凡不需供货单位承担责任的不合格药品,按《药品报损销毁制度》规定执行。

5. 各调剂窗口在药品使用中发生不合格品,使用人员应立即报告部门负责人,部门负责人接到报告后按上述第 4 条执行。

6. 对于质量不合格的药品,应查明原因,分清责任,及时制订、采取纠正和预防措施。

7. 各部门负责人对不合格药品处理情况应定期进行汇总和分析,并上报药学部主任,记录资料应存档三年备查。

三、相关文件和表单

《不合格药品拒收单》

《不合格药品登记表》

《药品退回记录表》

《药品报损审批表》

《药品报损销毁制度》

医用氧气管理制度

为进一步规范和完善医院医用氧气管理,确保医用氧气使用安全、有效,根据《中华人民共和国药品管理法》《沪食药监流通〔2010〕475 号文件》《沪食药监安〔2008〕732 号文件》精神,结合医院实际情况,制订本制度。

本制度所指医用氧气为医用液态氧和瓶装氧。

一、医用氧气管理部门和人员

(一)医用氧气的质量管理纳入药学部的药品质量管理体系。药库设专人药师负责采购、验收、使用。

(二)设备科设专人负责储存、保管、设备保养、发放、回收环节的物流工作。

(三)医用氧气的物流操作人员,须取得《危险品上岗证书》,对工作认真负责,熟悉业务。保管人员要相对稳定,定期参加消防安全培训,不得任意调换。

二、医用氧气采购工作制度

(一)医院采购医用氧气必须从有合法资质的药品生产(或分装)企业或有合法资质的经营企业采购(可登录上海市食品药品监督管理局网站 www.shfda.gov.cn 查询)。

(二)医用氧气生产、分装企业必须有合法、有效的《药品生产许可证》《药品GMP 证书》《企业法人营业执照》《药品注册证》。

(三)医用氧气经营企业应有合法、有效的《企业法人营业执照》《危险化学品经营许可证》。

(四)医院应选择两个或两个以上的医用氧气生产企业作为本单位的供货商,确保特殊情况下医用氧气临床供应不受影响。

(五)药学部负责收集、审核和保管医用氧气生产、经营企业各项资质证明文件,证明文件的复印件必须加盖公章。建立完善的供应商资质档案。

(六)医院应与医用氧气供应商签订质量保证协议,确保医用氧气的质量符合国家标准。

(七)药学部按医院规定,根据临床需求从相应企业采购医用氧气。

(八)不得采购工业氧替代医用氧气。医用氧气应有国家药准字批准文号、法定质量标准、药品说明书。建立医用氧气质量档案。

三、医用氧气验收工作制度

（一）严格执行医用氧气购入验收制度，验明合格证明和相关标识，无合格证或标识不全，不得购进使用。

（二）医用液态氧验收

1. 医用液态氧运输槽车必须专车专用（车牌照固定），并做好相关记录。

2. 每次采购时索取药品生产企业加盖红章的"医用氧气检验报告单"原件，要参照法定质量标准审核产品检验项目和结果。

3. 完整填写《医用氧气（液态）验收记录》，内容包括：日期、供货单位、车号、购进数量与单位、医用氧气检验报告单编号、生产批号、有效期、生产厂家。

4. 验收记录应保存 3 年。

（三）瓶装氧验收

1. 必须使用专用钢瓶灌装医用氧气。

2. 每个钢瓶上必须贴有合格证并注明品名、企业名称、生产批号、有效期等相关内容。

3. 必须对瓶嘴、瓶阀进行保护，加有瓶帽和防震圈。

4. 完整填写《瓶装氧验收记录》，内容包括：日期、供货单位、购进数量、单位、生产批号、有效期、生产厂家、有无合格证、验收结果。

（四）验收记录应保存 3 年。

四、医用氧气储存、保管、设备保养、发放、回收制度

（一）医用氧气的灌注与储存管理必须按国家易燃易爆危险品管理有关条例执行。医院设专库存放-液氧站、专人负责、专用账册-液氧站运行记录。

（二）医用液态氧的灌注、储存，液氧站的管理与设备保养（液氧站运行记录），由设备科负责。药学部定期对液氧站的医用氧气管理进行督查，发现问题及时敦促整改，跟踪整改结果，做好检查记录。

（三）瓶装氧气的储存、保管、发放、回收由设备科负责，并做好相关记录。

（四）瓶装氧气必须专库存放。仓库须加设防盗门。不可靠近热源，可燃、助燃气瓶使用时与明火的距离不得小于 10 米。化学性质相抵触能引起燃烧、爆炸的气瓶要分开存放。仓库内严禁吸烟和使用明火，并根据消防条例配备消防力量、消防设施以及通讯、报警等必要装置。

（五）瓶装氧发放与回收时，设备科必须完整填写《医院瓶装氧使用与回收记录》，内容包括日期、科室、药名、出库数量、单位、生产批号、有效期、生产厂家、回收数量、单位、签收员（签字）、送货员（签字）。瓶装氧上的合格证按规定为一次性有效，回收空瓶时必须将原合格证予以撕毁。

（六）不得使用过期未经检验的氧气瓶。各种氧气瓶必须按期进行技术检验，每3年检验一次。氧气瓶在使用过程中，发现有严重腐蚀或损伤时，应提前进行检验，不合格的予以报废。

（七）药学部每季度对各病区使用的瓶装医用氧气进行有效期的检查，并做好登记。

五、相关文件和表单

《医用氧气购入记录》

《医用氧（液态）验收记录》

《瓶装氧验收记录》

《瓶装氧使用记录》

《瓶装氧回收记录》

《瓶装氧检查记录》

《液氧站检查记录》

《医用氧气（瓶装氧）质量考评表》

《医用氧气（液态）质量考评表》

《供气中心巡检记录》

《液氧站运行记录》

药品报损销毁制度

建立药品报损、销毁制度,规范药品报损、销毁行为,提高药品管理水平,保障用药安全。

一、药学部实行药品的报损和销毁制度。药品、化学试剂、药品包装材料的报损和销毁遵从本制度。麻醉、一类精神药品的报损和销毁按有关规定执行,药品的报损和销毁工作由部门负责人负责管理。

二、下列药品必须报损

1. 在库养护、使用等业务流程中发现且无法退换的不合格药品,如破损药品、过期药品等。

2. 国家公布的质量不合格药品或明令禁止销售的药品,药品监督管理部门抽检不合格的药品。

3. 丢失药品处理流程(图 21)

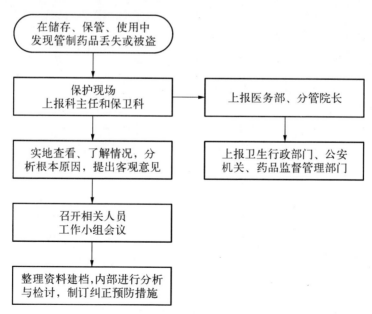

图 21 管制药品丢失处理流程

三、各部门负责人应定期统计本部门药品报损情况，填写《药品报损审批表》。审批表应包括以下项目：药品名称、剂型、规格、数量、批号、批准文号、报损理由等。

四、报损药品原则上经药学部主任审批后立即报损。麻醉药品、一类精神药品的报损必须经医务部同意和药品监督管理部门（药监分局）批准。监控危险化学品的报损必须经保卫科同意。数量或金额大的药品的报损必须经分管院长同意。

五、对经批准同意报损的药品可做销毁处理，药库负责集中待销毁药品，按药品的类型采用适当的方式销毁，并填写《报损药品销毁记录》，销毁记录由报损部门保存。

六、经批准报废的普通药品，必须由两人监督销毁。所有报废药品不得将原包装丢弃，以防他人捡拾误用。少量对环境无污染的液体制剂可以倒入下水道冲走。固体制剂粉碎后与水混合，丢弃于医用垃圾箱中。销毁时采取必要的劳动保护措施。

七、不允许按常规方法销毁或需在特殊条件下销毁的药品，应通知供应商回收；需监督销毁的药品应在医院相关管理部门或在上级药品监督管理部门监督下销毁。

八、原始记录、凭证和报告由各部门负责人负责建档保存，保存期3年。

九、相关文件和表单

《报损药品销毁记录》

卫生管理制度

为保持干净整洁的工作环境,树立药学部良好形象,特制订本制度。

一、各部门负责人为本部门卫生监督员,负责日常卫生管理及监督工作。

二、科室内所有员工应保持良好的个人卫生习惯,严格执行无菌技术操作、消毒隔离工作制度、手卫生规范,不乱扔垃圾、杂物,不随地吐痰。

三、室内墙面顶棚平整、清洁、外观无霉点,地上无杂物、无污染源。

四、工作区域内不得存放食物和其他个人物品,不得在工作窗口进食。

五、每日对配方台、发药台进行清洗,并用酒精擦拭消毒。工作中随时进行整理,保持操作台、桌面及周围环境整洁。

六、药匙使用前用75%乙醇棉球擦拭消毒,使用后放置在固定塑料袋内,不得乱放。

七、空药瓶、塑料袋及摆药用的一次性药杯等盛药器具、药品包装物应存放在清洁、干燥的地方。

八、摆药前必须用消毒洗手液洗手并戴一次性手套,不得用手直接接触药品。摆药结束后将原装瓶逐一加盖,保证药品不受污染。

九、每周定期进行大扫除,做好地面、门窗、药架、电脑及打印机等的清洁工作,并做好记录。

十、中草药存放抽屉随开随关,抽屉夹层每月清扫一次。

十一、有防潮、防污染、防虫、防鼠等设施。

十二、冷藏柜每月清洁一次,柜内不得存放私人物品。

十三、工作场所应明亮整洁,货架排列整齐,药品存放整齐;无杂物、废物,通道通畅;工作场所不随意涂写。

设备管理制度

为保证设备正常安全运行,保持其技术状况完好,明确设备管理任务职责,特制订本制度。

一、药学部设备资源统归临床药学室管理,添置设备须填写《上海市医院医疗设备请购单》,交科主任审批。

二、所购入的仪器设备的原始技术资料(如说明书、操作安装手册等)必须归档管理。

三、针对每台设备,必须拟出标准操作规程(SOP),部门负责人签字归档后实施,操作员严格按 SOP 操作。

四、设备使用时要按规定认真登记,字迹规整清楚,填写完整。注意设备的日常保养,以保证设备正常运转。

五、发现设备故障或使用中损坏,应及时挂牌告知设备停止运转,及时通知设备科协助处理。

六、设备保管员应配合设备科或院外维修人员对设备进行调校、维护、保养,并做好各级保养、维修记录。

七、所用的强检仪器必须按周期检定,并附有计量管理部门或其批准授权的单位出具的检定合格证(印),无合格证(印)的,超过检定周期的衡器及强检仪器,一律不准使用。

八、相关文件和表单

《设备管理记录》

安全管理制度

为保护员工在工作过程中的安全和健康,提倡安全第一、预防为主原则,根据有关安全法规和规定,特制订本制度。

一、通则

(一)各部门负责人为本部门安全员,负责日常防火宣传及监督工作,发现隐患立即向科主任汇报并提出改进意见。

(二)工作室内严禁吸烟,无关人员未经允许不得入内。

(三)严格执行麻醉药品、医疗毒性药品、精神药品的管理制度,由药学部主任负责定期检查各药房管理情况及临床使用情况。

(四)下班前关好门、窗、水、电、气,注意安全。

(五)各部门严禁使用明火(临床药学室除外)。

(六)过期药品做好标识,并交保卫科或后勤保障部处理。保卫科、后勤保障部应按《固体废弃物管理控制程序》的要求处理。

(七)加强工作室内各种设施的检查保养,如发现故障及时报请有关部门进行维修,非专职人员不得擅自拆修,以保证各种设施处于正常状态。

(八)灭火器等防火设施放置的地方应明确。工作人员应掌握一定防火常识及防火器材的使用方法。

二、药库

(一)仓库内应备有安全通风、防火、防潮、防虫鼠等设施。

(二)要建立严格的危险品采购、领取、使用复核手续。危险品入库前必须验收,核对品名、规格、包装容器等。固定专门的管理人员,进行科学管理,确保安全。严禁任何人在库中动用明火,在库外指定地点配置一定数量的灭火器具并使其保持良好状态。

(三)危险化学品要储存在规定容器中,包装要牢固,封口要严密,严禁将乙醚、丙酮、苯等低燃点易燃品存放在冰箱内。

(四)毒麻药品、精神药品、危险品、冷藏药品分开存放。设专人负责,建立账卡。

三、调剂部门

(一)废弃的纸盒、说明书等可燃物,不得随地乱丢,应及时清理。

（二）毒麻药品、精神药品、贵重药品设专人、专柜、专账加锁管理，建立逐日消耗统计。

四、临床药学室

（一）各类电气设备应定期检查，以防漏电、短路、超负荷等。

（二）化学试剂应由专人保管，保管人员须检查在库试剂情况，发现渗漏及时处理，搬运化学品时小心轻放，严禁撞击。

（三）试剂标签脱落，应立即取出确认，以免混淆，发生异常引发危险。

（四）注意保持室内良好通风，以便操作时溢出的有毒、易燃物及时排出。

（五）必须遵守设备安全操作规程与国家劳动防护的有关规定；遵守强电、弱电、微电仪器的操作规程。

注：闪电≤25℃的试剂为一级试剂，例如：乙醚、苯、甲醇、乙醇、丙酮、石油醚等。

五、公药室

（一）安全操作

1. 公药室人员必须熟悉所用设备的性能，并严格按照设备的标准操作规程和注意事项进行操作。

2. 公药室人员每次配制结束后，必须清场。离开工作室必须关闭所有电源、火源、水源及其他设备。

3. 配制强酸、强碱或腐蚀性物料时，须戴好防护手套、口罩，穿好防护衣等，不得与皮肤直接接触。一旦溅到皮肤上，应立即用大量清水清洗。

（二）设备、仪器的养护

要经常对仪器、设备进行维护、保养，规范配制，杜绝野蛮操作，使仪器设备处于正常运转状态，如有意外，要立即停止操作，及时检修。

（三）易燃易爆物品

设专库保存，配制结束应将剩余物料归还专库。使用时注意安全，存放和使用易燃易爆物时，严禁使用明火，不准吸烟。

（四）加强安全意识

配制人员应熟悉各种物料的理化性质，知晓应急处理的办法，知道消防器材的存放位置和灭火用具的使用方法。如遇火情，应冷静处理，逐级上报。

（五）公药室应有禁烟、防火、防爆标志。

六、相关文件和表单

《5分钟安全检查记录》

标识和文宣品制作管理规定

为加强科室标识和文宣品管理，统一特殊药品及易混淆药品的标识，制订本制度。

一、特殊药品标识

　　麻醉药品　　　　　精神药品　　　　　毒性药品　　　　危险化学品

二、警示性标识

运动员慎用　　高警示药品　　外观相似　　读音相似　　一品多规

三、药品标签

1. 分类：普通药品用灰标签黑字；外用药用红标签红字。

2. 组成：药品标签由三部分组成：警示性标识1、药品药名和规格、警示性标识2。警示性标识1包括运动员慎用和高警式药品，警示性标识2为看似、听似和多规。

阿奇霉素片		
希舒美　250mg*6片		

依托咪酯脂肪乳注射液		
福尔利　10ml:20mg		

阿昔洛韦滴眼液		
正大捷菁　8ml:8mg		

药品储存和标识的规定

为了保证患者安全,提醒药学人员在药品管理、储存、标识方面做到准确统一规范,根据《药品法》《处方管理办法》等相关法规和制度,制订本规定。

一、标识

1. 药品储存实行色标管理,统一标识:待验药药品库(区)为黄色,合格药品库(区)为绿色,不合格药品库(区)为红色。

2. 标识管理参见《标识和文宣品制作管理规定》。

二、存储

1. 毒性药品储存:专柜加锁保管,不得与其他药品混放。

2. 易混淆药品储存:对于听似、看似、多规、多剂型的易混淆药品应放置不同的警示标识,标识放置位置必须与摆放的药品一一对应,字迹清晰。易混淆药品应分开放置,避免同一排放置。

3. 高警示药品储存:高警示药品存放药架应标识醒目,设置警示牌提醒药学人员注意。不得与其他药品混合存放。

4. 易制毒及有毒危险化学品:专库(柜)加锁储存。

5. 麻醉药品、一类精神药品:库房必须配备保险柜,门、窗有防盗设施并安装报警装置。调剂部门、病区必须配备保险柜。第二类精神药品:专柜存放。

6. 外用药:外用药和注射剂、口服药不能混放。

7. 所有药品应根据药品标识的存储条件要求,分别存储在不同的库房中,(常温库 10～30℃,阴凉库＜20℃,冷库 2～10℃),湿度(湿度 45％～75％),注意通风、避光及药品的有效期,做好防霉、防虫和防鼠等措施。

麻醉药品和第一类精神药品人员管理制度

麻醉药品管理小组成员必须认真学习和执行《中华人民共和国药品管理法》《中华人民共和国药品管理法实施条例》《麻醉药品和精神药品管理条例》《医疗机构麻醉药品、第一类精神药品管理规定》《麻醉药品、精神药品处方管理规定》《上海市医疗机构麻醉药品、第一类精神药品管理规定》等有关规定。

一、人员要求

医疗机构麻醉药品、第一类精神药品管理人员应当掌握与麻醉药品、精神药品相关的法律、法规和规定,熟悉麻醉药品、第一类精神药品的使用和安全管理工作。

医疗机构应当配备工作责任心强、业务熟悉的相关专业技术人员负责麻醉药品、第一类精神药品的采购、验收、储存、保管、发放、调剂和使用管理工作,人员要保持相对稳定。

二、药品采购人员岗位职责

(一)根据《麻醉药品、第一类精神药品购用印鉴卡管理规定》负责印鉴卡的申领、填写、变更工作。

(二)按有关规定向定点药品批发企业采购麻醉药品、第一类精神药品。

(三)按有关规定向供货单位查询、处理在验收中发现的药品缺少、残损等有关问题。

(四)参与本部门麻醉药品、第一类精神药品的日常管理等工作。

三、药库保管人员岗位职责

(一)负责麻醉药品、第一类精神药品的入库验收和发放工作。验收合格后,及时入库实物,办理入库手续。购入麻醉药品、第一类精神药品时,按规定填写入库验收记录及进出库专用账册。

(二)验收中发现麻醉药品、第一类精神药品存在缺少、残损等情况时,按本规定第十二条规定办理。

(三)负责本部门麻醉药品、第一类精神药品的日常管理等工作。

四、药房专管人员岗位职责

（一）负责本部门麻醉药品、第一类精神药品的申领、验收、保管、账务管理、基数管理和相关交接工作等。

（二）负责临床科室（包括病区、手术室、内镜室、导管室等使用麻醉药品、第一类精神药品的部门，下同）麻醉药品、第一类精神药品空安瓿瓶（西林瓶）及废贴的回收和销毁，做好相关记录；负责剩余麻醉药品、第一类精神药品的回收与交接等相关登记和管理工作。

（三）负责麻醉药品、第一类精神药品专用处方编制顺序号的管理工作。

五、临床科室专管人员岗位职责

（一）负责麻醉药品、第一类精神药品的验收、登记、保管、基数管理和相关交接工作等。

（二）负责麻醉药品、第一类精神药品的使用、空安瓿瓶（西林瓶）及废贴回收等相关环节登记管理工作。

麻醉药品和第一类精神药品
购用印鉴卡管理制度

为加强医院麻醉药品、第一类精神药品的管理,保证麻醉药品、第一类精神药品的质量,确保患者用药安全、有效,根据《麻醉药品和精神药品管理条例》,特制订本制度。

一、药事管理与药物治疗学委员会和医务科指派专人负责麻醉药品、第一类精神药品购用印鉴卡的申办、换发,申报用药计划及变更手续。

二、采购麻醉药品、第一类精神药品必须采取银行转账方式付款。

三、麻醉药品、第一类精神药品购用印鉴卡由麻醉药品、第一类精神药品采购员保管。

麻醉药品和第一类精神药品采购制度

一、药学部根据医院临床医疗需要填报《麻醉药品和第一类精神药品采购计划单》。

1. 到上海市定点批发企业采购麻醉药品和第一类精神药品时应持《麻醉药品和第一类精神药品采购计划单》。

2. 《麻醉药品和第一类精神药品采购计划单》中的采购人员、药学部负责人签章必须与《印鉴卡》中的相应印鉴卡相符。

3. 《麻醉药品和第一类精神药品采购计划单》上有医院公章方视为有效。

二、药学部购买麻醉药品和精神药品必须按临床用量有计划报送,保证合理库存。购买麻醉药品和精神药品时必须执行银行转账手续,不得有现金交易。

三、购入麻醉药品和精神药品时必须要求供货单位送货到库,采购人员不能自行提货。所有登记账册必须保存到药品有效期后 5 年以便检查。

四、所购麻醉药品和精神药品一律不擅自调剂给其他单位。凡私自调出麻醉药品和精神药品的将依法处罚,构成犯罪的提交司法机关追究刑事责任。

五、药品仓库所购麻醉药品和精神药品必须严格遵守出库验收登记制度,做到账、物、批号相符。仓储保管必须专人负责、专库(柜)加锁(双人双锁)、专用账册、专册登记。每月盘点,做到账卡相符、账物相符。对回收的过期、失效、破损、退回的药品须妥善保管,每年集中登记造册,由上级卫生行政部门统一监督销毁。

麻醉药品和第一类精神药品入库验收制度

一、医院麻醉药品、第一类精神药品的验收入库及库存管理工作应要做到"五专",即：专人负责、专柜加锁、专用账册、专册登记、专用处方。

二、麻醉药品、第一类精神药品入库验收必须货到即验,至少双人开箱验收,清点验收到最小包装,验收记录双人签字。入库验收应当采用专簿(《麻醉药品、第一类精神药品购进验收记录》)记录,内容包括：日期、凭证号、品名、剂型、规格、单位、数量、批号、有效期、生产单位、供货单位、质量情况、验收结论、验收和保管人员签字。

三、在验收中若发现过期、缺损的麻醉药品、第一类精神药品,应当双人清点并记录,报医院麻醉药品、精神药品管理小组核实、批准并加盖公章后向供货单位查询、处理。医院对过期、报损的麻醉药品、第一类精神药品进行销毁时,应当向卫生行政主管部门提出申请,在卫生行政主管部门监督下进行销毁,并将销毁情况登记在《麻醉药品、第一类精神药品报废销毁表》上。

四、麻醉药品,精神药品,入专库(柜)时分别打印《入库凭单》,凭单由药学部主任、入库人员、采购人员"三签字"后,一联交库管人员、一联交财务处,连同发票联一起作为汇款凭证。麻醉药品、精神药品出专库(柜)时分别打印《出库凭单》,一式三联,凭单由药学部主任、出库人员、经收人员"三签字"后分别由药库、经收部门和药品会计保存备查。

五、门诊药房和住院药房对麻醉药品、精神药品严格管理,严格交接班制度。麻醉药品、精神药品的管理负责人必须每天按处方核对登记册,核查药品库存、有效期、批号,做到日日账物相符,并注意对库存麻醉药品、精神药品进行质量检查。

六、临床科室根据需要固定少量麻醉药品和第一类精神药品时应由科室提出申请,经药学部主任和药物与治疗学委员会主任审批,设立固定基数,临床麻醉药品、第一类精神药品应储存于专柜内。临床需求变化时应及时变更固定基数,多余药品应办理退药手续。

七、住院药房负责人每月检查一次各临床科室保险柜中麻醉药品、第一类精神药品的保管、质量、有效期、数量情况,发现问题及时上报。

八、医院药品计算机管理程序应能适时反映麻醉药品、第一类精神药品的库存情况,麻醉药品、第一类精神药品必须账物相符。

麻醉药品和第一类精神药品储存管理制度

为使医院麻醉药品、第一类精神药品能够妥善存储,严格医院麻醉药品、第一类精神药品管理,保证正常医疗工作需要,根据《麻醉药品和精神药品管理条例》,特制订以下制度。

一、麻醉药品、第一类精神药品的库房、药房配备保险柜,保险柜实行"双人双锁",选派责任心强、业务熟悉的药师负责麻醉药品的管理。

二、配备干粉式灭火器。

三、门、窗有防盗措施,药房在重要位置安装摄像头,工作人员 24 小时值班。

四、麻醉药品、第一类精神药品入库验收必须货到即验,做到双人开箱验收,清点验收到最小包装,验收记录双人签字。

五、认真落实"五专"规定。

六、对进出专库(柜)的麻醉药品、第一类精神药品建立专用账册,药品进出逐笔记录,内容包括:日期、出库单号、领用部门、品名、剂型、规格、单位、数量、批号、有效期、生产单位、发药人、复核人和领用人签字,做到账、物、批号相符。

七、门诊、住院等麻醉药品:第一类精神药品的周转库不得超过医院规定的数量。为住院患者开具麻醉药品、第一类精神药品处方应当逐日开具,每张处方为每日常用量。

八、处方调配核对人应仔细核对麻醉药品、第一类精神药品处方,签名并在专用账册进行登记,登记内容包括:日期、处方编号、患者姓名、性别、年龄、住院号/门诊号、家庭地址、开单医师、发药人、核对人、处方剂量、结存剂量。对不符合条例规定的麻醉药品、第一类精神药品处方的,拒绝发药。

九、制订采购、验收、保管、发放、使用、安全管理、报损销毁、处方管理等相关制度。

十、明确各岗位接触麻醉药品、第一类精神药品的相关人员工作职责。

根据以上十项规定,保证麻醉药品、第一类精神药品在医院能够得到安全储存,确保麻醉药品、第一类精神药品各项安全问题万无一失。

麻醉药品和第一类精神药品领发与调配制度

一、药学管理部门可以根据管理需要在门诊、急诊、住院等药房设置麻醉药品、第一类精神药品周转库（柜），库存不得超过本机构规定的数量。周转库（柜）应当每天结算。

二、门诊、急诊、住院等药房发药窗口的麻醉药品、第一类精神药品调配基数不得超过本机构规定的数量。

三、处方的调配人、核对人应当仔细核对麻醉药品、第一类精神药品处方，签名并进行登记；对不符合规定的麻醉药品、第一类精神药品处方，拒绝发药。

四、药品发出后处方调配人应当及时对麻醉药品、第一类精神药品处方进行专册登记，内容包括：患者（代办人）姓名、性别、年龄、身份证明编号、病历号、疾病名称、药品名称、规格、数量、处方医师、处方编号、处方日期、发药人、复核人。专用账册的保存应当在药品有效期满后不少于 5 年。

麻醉药品和第一类精神药品使用管理制度

一、在门诊药房、住院药房设置麻醉药品、第一类精神药品周转柜,库存不得超过医院规定的数量,周转柜必须每天结算。

二、门诊药房、住院药房的麻醉药品、第一类精神药品调配基数不得超过医院规定的数量。

三、门诊药房固定发药窗口,有明显标识,并由专人负责麻醉药品、第一类精神药品的调配。

四、执业医师经培训、考核合格后,取得麻醉药品、第一类精神药品处方资格。

五、开具麻醉药品、第一类精神药品使用专用处方。处方格式及单张处方最大限量按照《麻醉药品、精神药品处方管理规定》执行。医师开具麻醉药品、第一类精神药品处方时,应当在病历中记录。医师不得为他人开具不符合规定的处方或者为自己开具麻醉药品、第一类精神药品处方。

六、处方的调配人、核对人必须仔细核对麻醉药品、第一类精神药品处方,签名并进行登记;对不符合规定的麻醉药品、第一类精神药品处方,拒绝发药。

七、对麻醉药品、第一类精神药品处方进行专册登记,内容包括:患者(代办人)姓名、性别、年龄、身份证编号、病历号、疾病号、疾病名称、药品名称、规格、数量、处方医师、处方编号、处方日期、发药人、复核人。专用账册的保存应当在药品有效期期满后不少于 5 年。

八、为使用麻醉药品、第一类精神药品的患者建立相应的病历。医生开具的所有麻醉药品注射剂,只限于在医院内使用或者由医务人员出诊至患者家中使用(盐酸哌替啶除外);开具处方医师的所在科室派医护人员为使用麻醉药品非注射剂型和精神药品的患者进行随诊或者复诊,并将随诊或者复诊情况记入病历。为院外使用麻醉药品非注射剂型、精神药品患者开具的处方,不得在夜间值班药房配药。

九、门诊药房夜间值班期间可调配急诊患者凭具有麻醉处方权限的医师开具的麻醉药品处方,晚期癌症患者所用麻醉药品只能由白班发放。

十、住院患者使用麻醉药品、第一类精神药品时,必须由具备麻醉药品和第一类精神药品处方权的医师当天开具专用处方。要具备手写处方与医嘱单才能调配,由病房护理人员办理取药手续。打印麻醉药品、第一类精神药品医嘱前首先要确认有无手写处方,只有医嘱而无手写处方时,要将该条医嘱退回病区(手术室医嘱除外)。

十一、医院购买的麻醉药品、第一类精神药品只限于在医院内临床使用。麻醉药品和第一类精神药品使用中应当严格执行双人核对、签字制度。注射剂单次用量不足一支剂量时,应当安排第二人监督,在监控下执行弃液处置,并双签名确认。药品的实际使用量与余量应信息化,并通过信息系统供药师查询、核对。

麻醉药品和第一类精神药品患者病历管理制度

一、门诊癌痛患者和中、重度慢性疼痛患者,因疾病需要长期使用麻醉药品、第一类精神药品的,要建立病历。

二、办理病历的患者须提供下列材料:

1. 二级以上医院开具的诊断证明;

2. 患者户籍簿、身份证或者其他有效身份证明文件;

3. 代办人员身份证明文件;

4.《知情同意书》(原件)。

注:在病历中留存上述证明材料的复印件。

三、病历的首页必须由具有麻醉药品和第一类精神药品处方权的首诊医师亲自检查患者后填写,并要求患者签署《知情同意书》。病历首页及知情同意书填写完整、各项材料齐备后,方可由具备麻醉药品、第一类精神药品处方权的医师开具处方。

四、为方便患者,专用病历原则由挂号室(收费处)保存。

五、复诊时患者凭身份证到病历保管处领取专用病历。

六、患者(或代办人)需凭麻醉药品和第一类精神药品专用病历、身份证及麻醉药品和第一类精神药品处方到药房取药。取药后病历由药房收回,药房在24小时内将专用病历交回挂号室(收费处)。

麻醉药品和第一类精神药品处方管理制度

一、医疗机构要使用麻醉药品、第一类精神药品专用处方。专用处方必须按照上海市卫生健康委员会规定的样式印制,对麻醉药品、第一类精神药品处方统一编号,计数管理,建立处方保管、领取、使用、退回、销毁管理制度。

二、门(急)诊患者开具的麻醉药品注射剂,每张处方为一次常用量;控缓释制剂,每张处方不得超过 7 日常用量;其他剂型,每张处方不得超过 3 日常用量。

三、为门(急)诊癌症疼痛患者和中、重度慢性疼痛患者开具的麻醉药品、第一类精神药品注射剂,每张处方不得超过 3 日常用量;控缓释制剂,每张处方不得超过 15 日常用量;其他剂型,每张处方不得超过 7 日常用量。

四、住院患者开具的麻醉药品和第一类精神药品的处方应当逐日开具,每张处方为 1 日常用量。

五、对于需要特别加强管制的麻醉药品,盐酸二氢埃托啡处方为 1 次常用量,仅限于二级以上医院内使用;盐酸哌替啶处方为 1 次常用量,仅限于医疗机构内使用。

六、医师开具麻醉药品、第一类精神药品处方时,应当在病历中记录。医师不得为他人开具不符合规定的处方或者为自己开具麻醉药品、第一类精神药品处方。

七、麻醉药品和第一类精神药品处方保存期限为 3 年。

麻醉药品和第一类精神药品回收、破损与销毁制度

一、各病区、手术室等调配使用麻醉药品、第一类精神药品流向时应回收空安瓿瓶、废贴，核对批号和数量，并做好记录。剩余的麻醉药品、第一精神药品应办理退库手续。

二、患者不再使用麻醉药品和第一类精神药品时，必须要求患者将剩余的麻醉药品、第一类精神药品无偿交回，核对批号和数量，详细记录。

三、对存放在本单位的破损、变质、过期失效不能使用的麻醉药品和第一类精神药品应清点登记造册，认真填写报损单，写明当事科室、当事人，病房护士长签字，请药学部主任审核签字，再请主管院长审核签字。医院盖章后，送卫生主管部门备案提出申请，批准核实后，由卫生主管部门人员按规定监督销毁，不得擅自处理。

四、患者不再使用而剩余的，由医院向其患者或亲属无偿收回，并由医院按照规定作销毁处理。

五、收回剩余的麻醉药品、第一类精神药品在销毁前，必须经分管院长审批同意，并在经办人、监督人两人签字后方可销毁。

六、本制度适用于麻醉药品、第一类精神药品空安瓿的销毁。

七、麻醉药品、第一类精神药品空安瓿的销毁按规定进行。

八、麻醉药品、第一类精神药品空安瓿的销毁由麻醉药品专管人员提出销毁申请，填写销毁记录，记录中必须注明回收空安瓿、废贴数量、批号和待销毁空安瓿数量，在有关部门的监督下，经分管院长、医务科、药剂科、保卫科等签字批准后方可进行销毁，采用破碎后深埋或焚烧的销毁方式。

九、麻醉药品专管人员现场填写销毁记录，记录中须说明已销毁空安瓿的数量和方法，注明销毁地点、时间和参加销毁人员并签字。

十、保卫科人员应在销毁现场参与销毁，并填写销毁记录，以兹证明。

十一、麻醉药品、第一类精神药品空安瓿瓶销毁记录由麻醉药品专管人员存档备查。

麻醉药品和第一类精神药品
安全管理和值班巡查制度

一、设立专库或者专柜储存麻醉药品和第一类精神药品,门窗有防盗设施。专库应当设有防盗设施并安装报警装置;专柜应当使用保险柜。专库和专柜应当实行双人双锁管理。

二、门诊、急诊和住院等药房设麻醉药品、第一精神药品周转柜,门诊药房设置麻醉药品、第一精神药品独立调配窗口,配备保险柜并安装必要的防盗设施。保卫人员值班期间要对重点部位、重点环节加强巡查,发现异常情况要及时报告和处理,确保麻醉药品、第一类精神药品的管理安全。

三、麻醉药品、第一类精神药品储存各环节应当指定专人负责,明确责任,交接班有记录。对麻醉药品、第一类精神药品购入、储存、发放、调配、使用实行批号管理和追踪,必要时可以及时查找或追回。

四、麻醉药品、第一类精神药品处方实行统一编号、计数管理,处方保管、发放、回收、销毁由专人负责。

五、麻醉药品、第一类精神药品管理列入本机构年度目标责任制考核,定期组织检查,做好检查记录,及时纠正存在的问题和隐患。药学部按有关规定每月对本机构麻醉药品、第一类精神药品的管理进行检查。节假日、夜班期间,保卫部门应加强麻醉药品、第一类精神药品安全管理的巡查工作,检查与巡查应有记录。

麻醉药品和第一类精神药品
病区基数管理制度

为加强医院病区(科室)麻醉药品和精神药品的管理,促进麻醉药品和精神药品的合法、安全、合理使用,保证医疗安全和患者正常医疗需求,防止麻醉药品、精神药品流入非法渠道,根据《麻醉药品和精神药品管理条例》和《处方管理办法(试行)》并结合医院实际情况,制订本制度。

一、麻醉药品、精神药品是国家法律法规严格监控的药品,由于其特殊的药理作用,对临床科室备用特殊管理药品(包括麻醉药品、第一类精神药品、第二类精神药品)进行完善管理,各科室应按照以下流程领用、补充备用特殊管理药品。

二、备用特殊管理药品的配置流程

科室初次配置备用特殊管理药品,科主任、护士长应根据本科室疾病特点和需要,设立基数,填写科室备用特殊管理药品目录及明细表(一式二份,科室、住院部药房各一份)。报医务、护理和药学部门负责人审核签字后,方可执行。

三、备用特殊管理药品的补充流程

1. 基数药品实行动态管理,基数药品使用后应及时补充,以保持在规定的基数内,保证随时可用。

2. 定期核对检查批号、有效期、外观质量,发现沉淀、污染、变色、潮解、过期、标签模糊、包装损坏或有涂改和其他可能影响药品质量的情况,应停止使用,同时应立即报告护士长,详细做好登记,以便及时处理。

3. 药品必须在有效期内使用,做到先进先出,防止过期失效。每月对药品效期进行自查,建立药品效期记录本并做好登记工作。对接近有效期 9 个月的药品,应及时联系药房予以更换,以确保药品质量。

4. 麻醉药品、第一类精神药品使用后的空安瓿应妥善保存,补充时必须凭专用、有资质的执业医师处方和空安瓿到药房领药。补充基数时,可向药房工作人员要求发放有外包装的药品,以便识别有效期和生产批号。无外包装的药品应询问并清晰标记。

四、特殊管理药品的管理要求

1. 麻醉药品、第一类精神药品严格按"五专"要求,实行专人负责、专柜加锁、专用账册、专用处方、专册登记的"五专"管理。

2. 建立麻醉药品、第一类精神药品使用记录本,内容包括使用时间、患者姓名、床号、性别、年龄、临床诊断、处方编号(病历号)、身份证号码、品名、剂型、规格、批号、使用数量、原存数、补充数、现存数,并有执行人、核对人双签名。

3. 有醒目标识,数量固定。储存各环节应明确责任,交接班有记录,实行每日交接制,做到账物相符,并有交接班登记。交接有交接人双签名,每日交班时核对、清点。

4. 对麻醉药品、第一类精神药品的残余量实行制度化管理,保证麻醉药品、第一类精神药品的残余量能在双人监督下被销毁并有记录。保留详细的双签字登记表归档保存。

5. 医院定期对特殊管理药品的使用管理情况进行督查。督查内容包括:药品质量、贮存条件、账物相符、批号、效期、特殊药品管理等内容。

6. 发现下列情况,应当立即向医院药学部和保卫部门报告:在储存、保管过程中发生麻醉药品、第一类精神药品丢失或者被盗、被抢;骗取或者冒领的。

7. 临床科室所有毒、麻、限剧类药品,只能供住院患者,并按医嘱使用,其他人员不得私自取用、借用。

8. 各种记录本保存期限为自药品有效期期满之日起不少于 5 年。

麻醉药品、精神药品批号管理制度和流程

为加强麻醉药品、精神药品使用管理,对使用的麻醉药品、精神药品具有可追溯性,根据《三级综合医院评审标准实施细则(2011年版)》,制订本制度。

对麻醉、第一类精神药品的购入、储存、发放、调配、使用实行批号管理和追踪。必要时应能及时查找或追回。

一、药库登记的批号管理(图22)

1. 定点批发企业应根据采购计划由双人配送麻精药品,到货后由药品保管员对实物进行双人验收、核对。

2. 入库验收采用专簿记录,包括:日期、凭证号、品名、剂型、规格、单位、数量、批号、有效期、生产单位、供货单位、质量情况、验收结论、验收和保管人员签字等内容。麻醉药品、精神药品出库应双人复核,并由发药人、复核人签字。

3. 对出库的麻醉药品、精神药品应逐笔记录,内容包括:日期、凭证号、领用部门、品名、剂型、规格、单位、数量、批号、有效期、生产单位、发药人、复核和领用人签字。

二、药房请领登记的批号管理

1. 药房请领的麻醉药品、第一类精神药品需建立账册或账卡,每天结算,账物、批号相符,建立交接班制度并有交接班记录。

2. 各药房每日对麻醉药品、精神药品处方分品种、规格进行专册登记,登记内容包括发药日期、患者姓名、用药数量、药品批号、处方编号等,以便追溯。

三、处方使用登记的批号管理

1. 病区、麻醉科使用备用的麻精药品由专人负责,医师开具专用处方取药,并专册登记,登记内容包括发药日期、患者姓名、用药数量、药品批号等。

2. 各药房对麻醉药品和第一类精神药品处方,按年月日逐日编制顺序号。

3. 各药房对麻醉药品、精神药品处方分品种、规格进行专册登记,登记内容包括发药日期、患者姓名、用药数量、药品批号、处方编号等。专册登记保存期限为3年,可追溯到患者。

四、相关文件和表单

《麻醉、第一精神药品入库验收专簿》

《麻醉、第一精神药品专册登记》

《麻醉、第一精神药品专用账册》

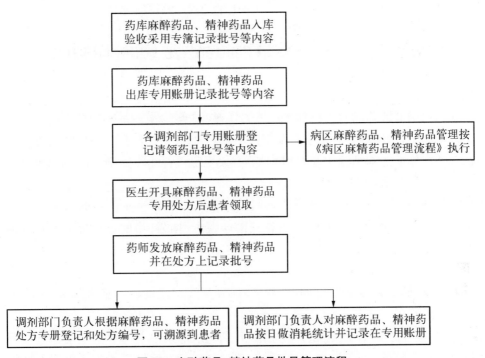

图 22 麻醉药品、精神药品批号管理流程

麻醉药品、第一类精神药品"五专"管理制度

为严格麻醉药品和一类精神药品的管理,根据《麻醉药品和精神药品管理条例》《医疗机构麻醉药品、第一类精神药品管理规定》《处方管理办法》《三级综合医院评审标准实施细则(2020年版)》等有关规定,结合医院情况,制订本制度。

一、专人管理

1. 药库由专人合理申报计划,保持合理库存(库存量一般不超过一个季度的用量)。药品采购人员须经过批准,凭"印鉴卡"向省、市的定点批发企业购买麻醉药品和第一类精神药品。计划采购的麻醉药品、第一类精神药品应由药品经营企业送至药库,采购、保管人员不得自行提货。

2. 入库验收,必须货到即验,双人开箱验收,清点验收到最小包装,验收记录由双人签字。

3. 入库验收采用专簿记录,包括:日期、凭证号、品名、剂型、规格、单位、数量、批号、有效期、生产单位、供货单位、质量情况、验收结论、验收和保管人员签字等内容。

4. 在验收中发现缺少、缺损的麻醉药品和第一类精神药品时,应当由双人清点登记,上报科主任和分管院长批准,并加盖公章后再由药品采购人员向供货单位查询、处理。

二、专柜加锁

1. 药库、药房、各病区、麻醉科储存麻醉药品、第一类精神药品必须配备保险柜。药库安装有防盗门(窗),并安装报警装置;药房安装有防盗门(窗);各病区、麻醉科存放麻醉药品、第一类精神药品应当配备必要的防盗设施。

2. 保险柜实行双人开启,一人保管钥匙,另一人保管密码。

三、专用账册

1. 计划采购的麻醉药品、第一类精神药品验收入库和各药房出库必须进行专用账册登记,登记内容包括:日期、凭证号、品名、剂型、规格、单位、入库数量、出库数量、结存数、批号、有效期、生产企业、供应商、质量情况、验收/发货人、领药人、复核人签字等内容。

2. 专用账册的保存期限应当自药品有效期期满之日起不少于5年。

3. 各药房麻醉药品、第一类精神药品实行基数管理。药房凭申领单及与申

领单内容相符的麻醉药品、第一类精神药品处方到药库领取药品。麻醉药品、第一类精神药品的处方由药库统一保管。领取后的麻醉药品、第一类精神药品数量不得超过固定基数。

4. 麻醉药品、精神药品出库应双人复核，并由发药人、复核人签署姓名。

5. 对出库的麻醉药品、精神药品应逐笔记录，内容包括：日期、凭证号、领用部门、品名、剂型、规格、单位、数量、批号、有效期、生产单位、发药人、复核人和领用人签字。

6. 出库后及时核对库存，出库单据上发药和领用部门均需双签名。

四、专用处方

1. 医院可自行组织麻醉药品和精神药品处方的培训和资格授权工作。

2. 培训和考核对象为医院执业医师、药学专业技术人员。

3. 培训结束后医院对执业医师、药学专业技术人员进行考核，考核方式为考试。对成绩合格者可分别授予麻醉药品和第一类精神药品处方资格及调剂资格。

4. 医师应当按照卫生部制定的麻醉药品和精神药品临床应用指导原则，开具麻醉药品、精神药品处方。

5. 开具麻醉药品、精神药品使用专用处方。

6. 处方的调配人、核对人，应当仔细核对麻醉药品、精神药品处方，对不符合规定的麻醉药品、精神药品处方，拒绝发药。调配人、核对人完成处方调剂后，应当分别在处方上签名或者加盖专用签章。

7. 各药房对麻醉药品和第一类精神药品处方，按年月日逐日编制顺序号。

8. 麻醉药品和第一类精神药品处方保存期限为 3 年，第二类精神药品处方保存期限为 2 年。

五、专册登记

1. 各药房对麻醉药品、精神药品处方分品种、规格进行专册登记，登记内容包括发药日期、患者姓名、用药数量、药品批号、处方编号等。

2. 专册登记保存期限为 3 年。

3. 药房、病区储存麻醉药品、第一类精神药品建立账册或账卡。每天结算，账物、批号相符，建立交接班制度并有交接班记录。

六、相关文件和表单

《麻醉药品入库验收专簿》

《麻醉药品专册登记》

《麻醉药品专用账册》

《第一类精神药品入库验收专簿》

《第一类精神药品专册登记》

《第一类精神药品专用账册》

《麻醉药品、第一类精神药品储备量登记表》

《病区麻醉药品、第一类精神药品质量检查表》

《麻醉、第一类精神药品三级管理网络》

麻醉药品、第一类精神药品三级管理制度

为严格麻醉药品和一类精神药品的管理,根据《麻醉药品和精神药品管理条例》《医疗机构麻醉药品、第一类精神药品管理规定》《处方管理办法》《三级综合医院评审标准实施细则(2020年版)》等有关规定,结合医院情况,制订本制度。

药库与药房、药房与临床科室实行麻醉药品、第一类精神药品三级管理和备用基数申报制。药房需备用麻醉药品、第一类精神药品时,应填写基数表,报部门负责人、药学部门负责人同意签字后,方可执行。临床科室需备用麻醉药品、第一类精神药品时,应提出申请,填写基数表,由相应临床科室科主任和护士长签字同意,报医务、护理和药学等部门负责人同意签字后,方可执行。备用基数表应在相应部门存档备查;备用麻醉药品、第一类精神药品的品规、数量等调整时,须重新申报。每月药库对各调配部门,各调配部门对各病区的麻醉、第一类精神药品的安全管理、申领和储存、调配和使用等项目进行指导和检查。

一、药库入库验收及出入库管理

(一)麻醉药品、第一类精神药品入库验收及领用管理

1. 定点批发企业双人配送麻精药品到货后,由药品保管员对实物按照验收、核对程序由双人进行验收。

2. 保管员双人签字并做好相关登记后入库。

3. 药品保管员严格按照麻醉药品、精神药品"专柜加锁"管理原则保管储存。

(二)麻醉药品、第一类精神药品出库管理

1. 各药房对麻醉药品、第一类精神药品实行基数管理。

2. 药房凭申领单及与请领单内容相符的麻醉药品、第一类精神药品处方,按照相关管理规定到药库领取药品。

二、药房请领及发放管理

(一)各药房建立基数,经药学部同意后按基数至药库申领麻醉药品、精神药品。

(二)各病区向中心药房传送患者用药信息。工作人员持医师开具的规范的麻精药品专用处方与药房打印的麻醉药品、精神药品发药单至中心药房领取。

(三)药师按规定审核领药单及处方,无误后回收注射剂空安瓿。

三、病区基数管理

（一）病区根据实际使用情况提交书面申请，报医务部和药学部审批同意，建立病区基数。

（二）病区人员持基数表至药房，由药房负责人确认后发药并记录。

（三）麻醉药品、精神药品放入病区麻醉药品、精神药品专柜，由专人负责，医师开具专用处方取药，并专册登记。

（四）药学部定期到病区检查麻醉药品、精神药品的使用登记情况。

（五）患者停止使用麻醉药品、精神药品，药房负责人立即停止发药，将剩余药品无偿交回药房。

四、相关文件和表单

《麻醉药品入库验收专簿》

《麻醉药品专册登记》

《麻醉药品专用账册》

《第一类精神药品入库验收专簿》

《第一类精神药品专册登记》

《第一类精神药品专用账册》

《麻醉药品、第一类精神药品储备量登记表》

《病区麻醉药品、第一类精神药品质量检查表》

《麻醉药品、第一类精神药品三级管理网络》

麻醉药品、精神药品、毒性药品
专项质量检查制度

为了加强麻醉药品、第一类精神药品和毒性药品的管理,保证合理使用,根据《麻醉药品和精神药品管理条例》《医疗机构麻醉药品、第一类精神药品管理规定》《关于开展本市医疗机构麻醉药品、精神药品、医疗用毒性药品临床应用专项整治活动的通知》(沪卫计药政〔2014〕2号)的有关内容,制订本管理制度。

一、医院建立由分管院长负责,医务、药学、护理、麻醉和保卫科等部门参加的麻醉、精神药品管理小组;每半年检查麻醉药品、第一类精神药品和毒性药品的管理和使用情况,发现问题及时解决处理。

二、药学部建立麻醉药品、第一类精神药品和毒性药品三级管理网络,每月对下级部门的麻醉药品、第一类精神药品和毒性药品的安全管理、采购和储存、调配和使用等项目进行指导和检查(图23)。

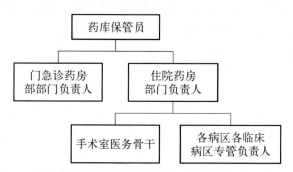

图23　麻醉药品、第一类精神药品和毒性药品三级管理网络

三、临床药师每季度对麻醉药品、第一类精神药品和毒性药品的处方或医嘱用药合理性进行专项点评,并形成点评报告。

四、对于自查或检查过程中发现的问题,各部门负责人应采取必要措施予以解决,对重大问题应及时上报分管院长和上级职能部门。

五、相关文件和表单

《麻精药品检查表》《药房备用麻醉药品、一类精神药品质量检查表》

《临床/医技科室备用麻醉药品、一类精神药品质量检查表》

麻醉药品、第一类精神药品
使用残余量管理规定

依据我国对麻醉药品、精神药品相关法律法规、规章制度要求,制订以下规定。

一、科室使用麻醉药品、第一类精神药品时,对残余量应有合理的处理措施。处理后的药品将不能再次使用。如注射剂直接倒入下水池、口服剂经水溶解后倒入下水池。

二、具体操作的医师与护士在处理时双人在场证明,并记录。记录内容包括时间、药品名称、批号、处理的残余量、处理措施、双人签字(图24)。

三、保存处理后的空安瓿瓶、废贴剂、空铝箔并交回药房,以便再领取相应的麻醉药品、第一类精神药品。

四、医嘱执行完毕后残余的麻醉药品、第一类精神药品的药液,应由2名护士共同倒入水槽,并在《麻醉药品、第一类精神药品残余液处置登记表》中做好记录,两名护士需在记录中共同签名。

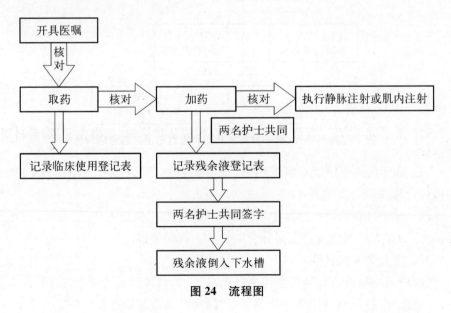

图 24　流程图

危险化学品安全管理制度

为严格化学危险品的管理,根据《中华人民共和国消防条例》《化学危险品安全管理条例》的规定,制订本办法。

一、危险化学品是指易爆、易燃、强氧化剂、还原剂以及腐蚀品等。

二、危险化学品仓库符合危险品储存要求,通风良好,有防火、调温、防爆、防静电等设备且工作状况良好,并按危险品的性质分区,分层存放,严禁火种入内。

三、危险化学品应与其他药品分开,单独存放,标识明确,并配有安全技术说明书。

1. 易燃药品、挥发性药品放在顶层。

2. 腐蚀品放在最底层。

3. 爆炸药品放在密封水泥箱内。

四、危险品仓库应专库加锁,严格执行出库制度,并有记录。做到账物相符,发现丢失时,及时与保卫科联系。

五、使用部门应根据实际需要,填写药品请领单,药库凭出库单发料。发料人、复核人、请领部门签字。各种化学危险品标签应确保字迹清晰,凡字迹模糊者一律不得发出。

六、对变质或过期失效的监控化学品,应及时交保卫科处理。保卫科、后勤保障部应按《固体废弃物管理控制程序》的要求处理。

七、搬动试剂宜轻、宜静,接触试剂前,做好防护措施(如事先通风、戴口罩、手套等)。

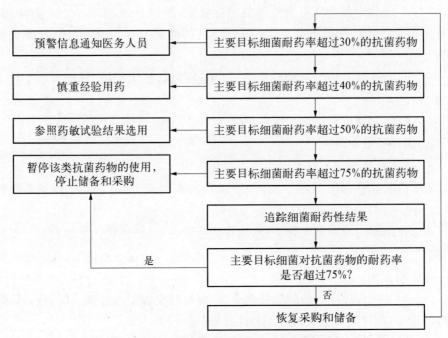

抗菌药物管理

图 25　抗菌药物储备与使用流程图

特殊管理的抗菌药物临床应用评价标准

为进一步贯彻卫生部 2015 年抗菌药物专项治理方案,严格执行抗菌药物分级管理制度,使医院抗菌药物使用更加合理,按照卫生部《抗菌药物临床应用指导原则》及《抗菌药物临床应用管理办法》,特制订本制度。

一、临床医师在使用特殊使用类抗菌药物时要严格掌握适应证,特殊使用类抗菌药物不能作为预防性用药。

二、特殊使用类抗菌药物的选用,原则上应根据病原学检查和药敏试验结果,如结果中有对非限制或限制类抗菌药物敏感的,则不建议选用特殊使用类抗菌药物。

三、危重患者在未获知病原菌及药敏结果前,在经专家组专家审核通过后,可以使用上述药物,但经验性用药不得超过 5 天。

四、患者曾使用限制级抗菌治疗无效,或者治疗效果不明显。

五、使用指征必须满足如下之一。

(一)感染病情严重者

1. 有败血症、脓毒症等血行感染;

2. 有休克、呼吸衰竭、DIC 等并发症;

3. 脏器穿孔引起的急性腹膜炎、急性盆腔炎等;

4. 感染性心内膜炎、化脓性心包炎等;

5. 严重的肺炎、骨关节感染、肝胆系统感染、蜂窝组织炎、重度烧伤、严重复合伤、多发伤及合并重症感染者;

6. 混合感染的患者。

(二)免疫功能低下患者发生感染时:

1. 接受免疫抑制剂治疗;

2. 接受抗肿瘤化学疗法;接受大剂量肾上腺皮质激素治疗者;

3. 血 $WBC < 1 \times 10^9/L$ 或中性粒细胞 $< 0.5 \times 10^9/L$;

4. 脾切除后不明原因的发热者;

5. 艾滋病或先天性免疫功能缺陷者。

(三)病原菌只对特殊管理抗菌药物敏感的感染。

满足上述条件,需要使用特殊管理抗菌药物的患者,病历中应体现出以下临床指征及实验室依据的描述：

1. 体温：（℃），寒战（有/无）
2. 白细胞计数（WBC）：（10^9/L），中性粒细胞（NEUT%）：（%）
3. 院内获得性肺炎（是/否）
4. 留置静脉导管大于 48 小时（是/否）
5. 病原学检测：① 未做　② 做：标本-（未检出/检出-菌）
6. 药敏试验：① 未做　② 做：（相符/不相符）
7. 高龄、有影响感染治疗的基础疾病、90 天内用过抗菌药物（是/否）

药品咨询制度

为规范用药咨询工作,提供优质、高效的药学服务,特制订本制度。

一、门诊药房设置专门的用药咨询台为患者提供用药咨询服务。

二、无论何时何地,科室任何药师均有责任回答患者或临床医生和护士有关用药方面的咨询。对不能肯定回答的问题不要凭空想象,应咨询上级药师或与临床药学室联系。

三、每周定期在大厅服务台安排临床药师为患者解答药物治疗的相关问题,帮助患者正确使用药品,提高用药依从性。遇疑难问题应先记录在册,事后通过查找资料或咨询专家找到答案后及时通知患者。

四、药师应启发前来咨询的患者提出安全、有效使用药品的相关问题,帮助患者尽早发现或避免药品不良反应。

五、建立咨询记录(时间、问题、解答、患者资料等),定期总结咨询病例,向科室所有药师介绍经验。

六、药师应保护患者隐私,对患者的一切资料和咨询信息保密。

七、相关文件和表单

《咨询服务记录》

附:咨询内容

1. 药品基本信息的告知

(1)药品名称、规格、剂型、数量。

(2)药品药效与用途、用药的时间、用药的剂量及给药途径。

(3)错过用药时间的处置方法。

2. 特殊剂型药品用法的指导

(1)定量喷雾吸入剂(吸入方法、呼吸动作,憋气时间)。

(2)眼用制剂(点滴数、抬眼皮、压泪腺、间隔时间、使用期限)。

(3)鼻用制剂(交替用药次序、间隔时间)。

（4）耳用制剂。

（5）外用塞剂（纳入深度）。

3. 需要特别提醒的问题

（1）患者是否有糖尿病、溃疡病、过敏。

（2）治疗范围狭小的药品，注意用药剂量、个体情况。

（3）近效期药品，提醒尽快使用。

（4）对温度、光线敏感药品，注意储存。

4. 药品疗效及可能的副作用的告知

（1）个体治疗目的的告知。

（2）预期的疗效及疗效的监测。

（3）可能的不良反应及处理方法。

（4）用药过量的处置。

滥用药物的监测、预警和报告制度

为规范医疗活动行为，保证用药的安全、有效、经济，做好医疗过程的合理用药，减小群众医药费用负担，加强药品使用的监测管理，特制订医院药品使用监测、预警和报告制度。

一、对抗菌药物实行分级管理，即非限制、限制和特殊使用三级；对麻醉药品、第一类精神药品、激素类药品、白蛋白和新引进药品、高价位药品等对临床药物治疗安全性、有效性和经济性影响较大的药品，建立临床使用权限划分制度。根据不同药物特点、临床疗效稳定程度、药物不良反应情况以及药品价格等因素，将这些药品进行限科室和限医生级别使用，对主任医师、主治医师、住院医师等不同级别医师分别赋予不同的使用权限。低级别医师确需使用非规定使用权限内药品的，要由有权使用该药品的医师审核批准。

二、逐步建立健全药品使用动态监测超常预警制度，即药学部对每种药品制定药品使用数量超常警戒线，对用量超出警戒线的药品实行控量和停止使用等处罚措施，并做好记录。

三、建立健全药品使用信息查询统计保密规定，统一管理药品使用信息，防止相关药品使用信息流入非法人员手中，原则上只有药学部和信息科才具有药品使用信息查询的权利。对具有药品使用信息查询权利的人员做好保密教育工作。

四、药学部对医院各科室和医生用药情况定期进行排位，对使用数量或使用金额前十位的药品，以及单品种使用金额月增长幅度在前十位的品种进行动态监测。

五、积极开展治疗药物的经济学和药物流行病学的分析和研究工作，特别是对抗菌药物、抗肿瘤药物、心血管类药物等要做到经常分析和研究。对门诊处方和住院患者的药物治疗方案，至少每半年进行一次合理用药分析。将分析结果反馈给相关科室和医务部、党办，并向药事管理与药物治疗委员会通报。

六、定期在全院进行抗菌药物合理用药的培训以及医德医风教育，并对存在的问题及时进行整改。

药物信息服务制度

为使广大医务人员和患者了解药物的相关信息,进一步提高医院的医疗和药学服务水平,特制订本制度。

一、药学部各部门必须随时接受医务人员和患者的有关药物信息方面的咨询服务,并做好咨询服务记录。

二、药学部门诊药房和中药房的电话必须向社会公布。

三、药学部指派临床药师每周至少2次到门诊大厅接受患者的咨询服务。

四、临床药师下临床,并解答临床用药方面的问题。

五、定期编辑《药讯》,向医务人员介绍药物信息和药品管理的法律法规。

六、利用宣传栏及其他电子、文字信息向医务人员和患者介绍药物使用方面的信息。

七、积极开展治疗药物监测工作,为临床合理使用药物提供依据。

临床用药监督指导评价制度

为使患者得到安全、有效、经济的药物治疗,规范医生的处方行为,提高医院的合理用药水平和医疗质量,特制订此制度。

一、监督

1. 临床用药的监督由医务部、门诊办公室、医院感染控制办公室和药学部负责。

2. 临床药师要积极参与查房,及时发现临床用药中存在的问题。

3. 调剂药师做好不合理处方的登记工作;临床药师每月或每季度按照医院的有关要求做好抗菌药物等处方的评价工作,将评价结果在内网或《药讯》上公示或通报。

4. 药学部要做好抗菌药物用量动态监测及预警工作,每月对抗菌药物使用前 10 位医师和前 3 位科室的合理用药情况进行评价。

5. 药学部要积极利用医院的智能化合理用药软件对医院的处方和医嘱进行监控,及时发现存在的问题。

6. 认真做好药物不良反应的监测工作。

二、指导

1. 临床药师参与查房,提供药物信息,提出用药建议。

2. 临床药师对问题处方提出整改意见,由门诊办公室和医务部督促整改。

3. 药学部在《药讯》上定期分析医院不合理应用的典型处方资料。

4. 积极参与医院组织的会诊。

5. 临床药学室要及时将智能化合理用药软件中审查出来的不合理用药情况反馈给相关的临床科室和医师,并给予必要的指导。

三、评价

1. 药学部每月完成处方评价工作。

2. 评价标准主要根据《处方管理办法》《临床用药须知》《新编药物学》《抗菌药物临床应用规范》以及药品说明书。

药物皮肤过敏试验相关规定

为了保证患者用药安全，以《头孢类抗菌药物皮肤过敏试验高端论坛专家共识》和药品说明书为依据，结合医院用药实际情况，列出常用需要皮试的药物，仅供临床医生及操作人员参考。

一、青霉素类抗菌药物

使用青霉素类抗菌药物（注射、口服制剂）前必须进行皮肤过敏试验，停药 3 天以上，须重新进行皮试。

青霉素类抗菌药物皮试液的制备：将 0.9％氯化钠注射液 5 mL 移入青霉素皮试剂瓶内使其溶解稀释（供分次使用），皮内注射 0.1 mL。通常注入前臂屈侧皮内，如 20 分钟后局部出现红肿并有伪足出现，皮丘直径超过 1 厘米者，或出现头晕、胸闷及全身发痒等症状，均为阳性。本品稀释后供 24 小时使用。

二、头孢类抗菌药物

（一）关于头孢菌素类抗菌药皮试的共识

1. 头孢菌素皮试对过敏反应的预测价值尚不明确。头孢菌素导致过敏反应的机制尚未完全阐明，对头孢菌素皮试的影响因素较多，皮试液的品种、浓度配置、操作规范等没有统一的标准，因此头孢菌素皮试预测价值极低。

2. 对药品说明书未提及皮试的头孢菌素，不推荐进行皮试。头孢菌素皮试阳性虽对预测速发型过敏反应有一定价值，但由于假阳性率高，易使患者错过最佳用药方案；而由于假阴性率高，则可能误导临床医护人员，轻视患者暴露于过敏反应的风险，产生不必要的纠纷。

3. 考虑到制剂的质量原因和皮试的预测价值，对于药品说明书要求进行皮试的头孢菌素类药物，建议医疗机构慎重选用。如，头孢替安和头孢噻肟钠的药品说明书要求做皮试，因此不推荐使用；确需要使用头孢替安和头孢噻肟钠者，则按照说明书要求进行皮试。

4. 医师开具用药医嘱/处方前，应仔细采集患者过敏史。过敏史内容包括：具体用药史（尽量精确到某一品种，过敏反应发生及持续时间，缓解方式等）、过敏症状（皮疹、呼吸困难、低血压、过敏性休克等）、既往过敏疾病史（如荨麻疹、支气管哮喘等，以及疾病所处阶段，如急性发作期、慢性持续期和临床缓解期）、家族史（父母、亲兄弟姐妹）。医师借此指导临床对头孢菌素类药品的选择。

5. 患者对某种头孢菌素过敏不代表禁用所有头孢菌素。基于对头孢菌素交叉过敏机制的认识,患者对青霉素或某一种头孢菌素过敏并不表明禁用其他品种的头孢菌素。临床应根据患者发生过敏反应的严重程度进行判断,谨慎选择与致敏药物不同侧链(尤其 R1 侧链)的其他头孢菌素进行治疗。

6. 对青霉素过敏患者应根据病情权衡利弊使用头孢类药物,青霉素过敏者(青霉素过敏性休克除外)原则上仍可使用头孢类药物,此时使用头孢类也无皮试的要求。

7. 医护人员在头孢菌素类药物使用期间,应注意密切观察患者状态,如发现皮疹、心慌、胸闷、呕吐、呼吸急促等过敏现象,应及时予以相应处理,必要时立即停药,同时填写药品不良反应报告表。

8. 保障过敏性休克抢救措施。保障严重过敏反应抢救药品及设施,方便医护人员快速有效地实施抢救。在使用过程中应该密切监护,随时应对可能发生的速发过敏反应。

(二)头孢菌素类过敏性休克的抢救措施

1. 切断过敏源:立即停用头孢菌素类抗生素,静脉给药者更换输液瓶及输液器。

2. 保持呼吸道通畅:立刻给予吸氧处理,及时清除呼吸道分泌物,必要时气管插管。

3. 尽早建立静脉通路。

4. 抗休克治疗:予肾上腺素肌内注射/静脉推注,补充 0.9%氯化钠溶液等保证足够的组织灌注。

5. 抗过敏治疗:予糖皮质激素、抗组胺药物、10%葡萄糖酸钙。

6. 监测心电、血压、脉搏、呼吸。

7. 按要求保留原药或封存。

(三)医院抗生素皮试指引(表 17)

表 17　抗生素皮试指引

必须做皮试后使用;使用前(包括带入手术室使用)必须查阅皮试及阴性记录	青霉素类	口服药:阿莫西林
		注射药:美洛西林钠舒巴坦钠(包括汉光等)、阿莫西林钠舒巴坦钠(倍舒林)、哌拉西林他唑巴坦(包括邦达、特治星等)、青霉素钠、美洛西林钠、磺苄西林钠
	头孢类需做皮试的药品(依据产品说明书)	凯福隆(注射用头孢噻肟钠)
		头孢替安

按照说明书规定，青霉素（＋）则禁用	青霉素类药物
	舒普深（头孢哌酮钠舒巴坦钠）严禁皮试
头孢类无须做皮试的药品（本指引中未提及的头孢类请以说明书要求为准）	罗氏芬（头孢曲松钠）、舒普深（头孢哌酮钠舒巴坦钠）、头孢西丁钠（属于头霉素类）、安可欣（头孢呋辛钠）
	力多泰（头孢唑肟钠）、赛福宁（头孢唑林钠）、先锋5号、头孢美唑钠（属于头霉素类）、头孢米诺（属于头霉素类）

备注：1. 药物说明书：禁用＝不可使用，慎用不等于需做皮试；2. 使用前或停药3天（72小时）以上，需重新进行皮试；3. 更改不同生产批号制剂时需重新进行皮试；4. 患者不宜空腹时进行皮试；5. 青霉素类药物可用青霉素皮试剂做皮试，也可用该青霉素类原液做皮试；6. 其余药物用原药做皮试；7. 皮试时间均为20分钟，不能离开病房或输液室；8. 预备肾上腺素及急救物品；9. 碘海醇、碘帕醇不需做皮试，但要备好抢救物品；10. 在抗生素使用过程中患者可能会出现过敏性休克等严重过敏反应，使用前应准备好必要的急救药物及其他急救设施，注意密切观察患者状态，如出现皮疹、心慌、胸闷、呕吐、呼吸急促等过敏现象，应及时予以相应处理，必要时立即停药，同时填写药品不良反应报告表。

三、其他

β-内酰胺类抗生素（头霉素类、碳青霉烯类、单环类）使用前按"头孢类抗菌药物"执行皮肤过敏试验。

四、马破伤风免疫球蛋白 [F(ab′)2]

必须先做过敏试验。

皮试液制备：用 NS 注射液将抗毒素稀释 10 倍（0.1 mL 抗毒素加 0.9 mL NS 注射液），在前掌侧皮内注射 0.05 mL，观察 30 分钟。注射部位无明显反应者即为阴性。如注射部位出现皮丘增大、红肿、浸润，特别是形似伪足或有痒感者，则为阳性反应，必须用脱敏法进行注射。

五、门冬酰胺酶

凡首次采用本品或已用过本品但已停药一周或一周以上的患者，在注射本品前须做皮试。

皮试液制备：加灭菌注射用水或 NS5 mL 于小瓶内，振摇，使小瓶内 10 000 IU 的门冬酰胺酶溶解，抽取 0.1 mL（每 1 mL 含 2 000 IU），注入另一含 9.9 mL 稀释液的小瓶内，制成浓度约为 20 IU/mL 的皮试液。用 0.1 mL 皮试液（约为 2.0 IU）做皮试，至少观察 1 小时，如有红斑或风团即为皮试阳性反应。患者必须皮试阴性才能接受本品治疗。

六、糜蛋白酶

肌内注射前应做皮肤过敏试验。

皮试液制备：用 NS 稀释成 0.5 mg/ mL，皮内注射 0.1 mL，观察注射部位。

七、胸腺肽

对于过敏体质者，注射前或治疗终止后再用药时，须做皮内敏感试验。

皮试液制备：本品配成 25 μg/ mL 的溶液，皮内注射 0.1 mL，阳性禁用。

八、荧光素钠注射液

如果怀疑会发生过敏反应，应在静脉注射前进行荧光素钠皮试。

皮试液制备：将本品 0.05 mL 荧光素钠注入皮内，30 至 60 分钟后观察结果。

九、抗蝮蛇毒血清

注射前必须做过敏试验，阴性者才可全量注射。

过敏试验方法：取 0.1 mL 抗血清加 1.9 mL 生理氯化钠注射液，即 20 倍稀释。在前臂掌侧皮内注射 0.1 mL，经 20～30 分钟，注射皮丘在 2 厘米以内，且皮丘周围无红晕及蜘蛛足者为阴性，可在严密观察下直接注射。若注射部位出现皮丘增大、红肿、浸润，特别是形似伪足或有痒感者，为阳性反应。若阳性可疑者，预先注射扑尔敏注射液 10 mg（儿童根据体重酌减），15 分钟后再注射本品，若阳性者采用脱敏注射法。

十、青霉胺片

青霉素过敏患者，使用前先进行青霉素皮试。本品应每日连续服用。即使暂时停药数日，再次服用时亦可能发生过敏反应，因此又要从小剂量开始。

十一、有机碘造影剂

复方泛影葡胺注射液（附皮试液）应用前须做碘过敏试验。

碘化油注射液做支气管造影、子宫输卵管造影和肌内注射者，应先做口服碘过敏试验。瘘管、窦道造影等，碘化油不在体内贮存，可免做过敏试验。

辅助用药管理制度

根据 2013 年卫计委等级医院评审专家指出的"辅助用药不能进入医院药物采购金额的前 10 名"的要求和 2015 年上海市质控督察标准，为进一步加强医院辅助用药临床应用管理，促进临床医师合理用药，防止过度使用临床辅助用药，特制订本制度。

一、定义

辅助用药是指有助于增加主要治疗药物的作用或通过影响主要治疗药物的吸收、作用机制、代谢以增加其疗效的药物；或有助于疾病或功能紊乱的预防和治疗的药品。常用于预防或者治疗肿瘤、肝病以及心脑血管等重大疾病的辅助治疗。

二、分类

对医院现有辅助用药实行分类管理，根据药品在临床疗效、适应证是否明确、不良反应发生率以及药品价格等因素，将辅助用药分为Ⅰ、Ⅱ、Ⅲ类。

Ⅰ类药品：疗效确切、适应证比较明确、价格相对低廉的品种。

Ⅱ类药品：安全有效、价格稍高的品种，应控制在临床的广泛使用。

Ⅲ类药品：临床适应证广泛、药品价格昂贵者，应严格控制使用。

三、合理用药

（一）严格按照药品说明书中的适应证、药理作用、用法用量，结合患者病情和相关检验、检查指标，制订合理的用药方案，在执行用药方案时要密切观察疗效，注意不良反应，根据病情和药物特点进行必要检验和影像学监测，并根据其变化情况及时修订和完善原定的用药方案。

（二）临床医师在应用辅助药品时不得随意扩大药品说明书规定的适应证、用法用量及疗程等，原则上不允许出现超说明书用药情况，若有充分循证依据支持某一药品可超说明书用药，应根据《医院超说明书用药管理规定》要求，提供相应循证依据，进行必要的备案方可使用，否则视为不合理使用。

（三）临床医师在应用辅助药品时应充分考虑药物成本与疗效比，可用可不用的药物坚决不用，可用低档药的就不用高档药，降低药品费用，用最少、最经济的药物达到预期的治疗目的。

（四）药学部每月对异常波动药品中涉及的辅助药品进行监测，依据药品说明书,重点对以下内容进行检查:① 无指征用药或超出说明书适应证范围用药;② 超剂量用药;③ 给药频次不当;④ 溶媒不当;⑤ 输注浓度不当;⑥ 疗程不当;⑦ 有用药禁忌;⑧ 联合应用 3 种辅助用药及中药注射剂或疗程超过 7 天。

突发药事应急管理制度

一、以"统一领导、分级负责、反应及时、措施果断、依靠科学、加强合作"为原则,加强突发事件的应急处理教育,全员树立预防为主、常备不懈的思想。

二、积极参加医院和药学部组织的各类应急预案的培训和演练,熟悉应急程序和方法。努力学习急救药品知识,为临床及时提供咨询服务。

三、认真落实医院的相关紧急事件管理的规章制度、应急预案、工作方案,按医院指派的任务,参加拟定紧急事件应急预案的药品保障方案。

四、药库应做好急救药品的储备工作,各调剂部门应准备一定数量的急救药品,并定期补充,健全急救药品的供给系统,随时准备执行应急药物保障任务。

五、药库、药品调剂部门设专人负责急救药品的管理。做好急救药品的储备、保管、定期养护和更换工作。急救药品应做到"定人、定物、定位"管理。

六、针对不同性质的突发事件,逐步制订不同的应急方案,建立一旦发生、立即启动的快速反应机制。据突发事件的变化和实施中发现的问题,及时对应急预案进行修改、补充。

七、药学人员应注意急救药品知识和经验的积累,能够对常见的传染病、急性中毒的药物急救和治疗提供药学信息咨询。

八、值班人员遇突发事件应对事件的内容、性质、影响面、严重程度、医院采取的紧急控制措施、控制效果、发展趋势等进行全面了解,及时报告部门组长、科主任,并对是否需要启动相应的预案提出建议。

九、临床药学室应熟悉常见急性中毒的毒物鉴定和分析工作,逐步建立相应的分析方法。应熟悉国家和所在地的"中毒控制中心""毒物鉴定机构"作用。

十、药学部全体员工必须严格执行《药学部突发药事管理应急预案》的有关规定。

突发事件药事管理应急预案

为确保突发应急事件发生后能迅速处理,保证药学服务质量及医疗救护工作的顺利完成,特制订本突发事件药事管理应急预案。

一、突发应急事件的预警系统

突发性紧急药事是指突然发生,造成或可能造成严重损害的事件,包括外部事件和内部事件。外部事件包括大规模传染病、地震、水灾等自然灾害,集体食物中毒、群体不良反应等;内部事件包括药品质量事件、药品失窃、特殊药品流失、HIS系统故障、药品调剂差错、消防安全事件等。

(一)预警系统的启动

发生突发应急事件时,根据其性质、类别及严重程度,启动应急响应。由当班人员立即直接通知主任及药房负责人,负责协调工作,各相关部门组长负责组织协助。按照医院的部署,利用全科的资源协助完成抢救工作。传染病甲类、乙类按照医院预案中三级预警系统的标准启动。

(二)各级别应级响应的启动

启动一、二级应急响应,由主任负责协调工作;启动三级应急响应,由该药房负责人负责协调工作。

(三)抢救紧急呼叫

如遇抢救患者,当班人员应准备好急救药品,积极主动地参与抢救工作。如药品短缺,应主动与药库或其他药房联系,尽快补足,同时应运用专业知识积极寻找代用品解决。

二、组织机构

(一)在突发事件中医院药事管理与药物治疗委员会的主要职责

1. 制订、审核治疗及预防用药方案:包括一线人员、二线人员和其他医务人员的预防用药方案和突发应急事件治疗用药方案;制订相应的突发应急事件相关用药目录及突发应急事件抢救用药目录。

2. 审核紧急备药品种的剂型、数量等,审核抢救用药目录如呼吸衰竭用药,循环衰竭用药,肝肾功能不全用药,中毒抢救、水灾、火灾、地震等用药。

3. 制订、审核药物安全性监测方案。

(二)药学部在突发事件中行使药事委员会的职责,设立药学部突发应急事件领导小组,其成员包括主任、副主任、各药房负责人、药库人员。

（三）药学部下设 4 个专业职能组

1. 人力资源组

由主任任组长,负责在突发事件中的人员整合、稳定职工情绪、生活保障等方面的工作,其他各组应定期向主任汇报人员情况(包括出勤、感染情况)。

（1）人员整合包括各组工作人员的重新定岗、人员调配、新组临时性岗位的人员安排、排班,一旦进入一级应急响应状态,应宣布全科(组)停休,全体人员预留 24 小时联系电话,并将每人的职责,制成表格。

（2）稳定员工情绪,进行员工的激励并应建立相应的约束机制,并适当的应用心理学知识体会工作人员的切实困难。

（3）做好必要的生活物品保障工作,例如保证隔离区内工作人员的食品、生活用品的提供;进行工作安全保障,如制订预防措施、消毒、实施隔离等。

（4）保证与上级领导沟通渠道的通畅,向上级申明药学部的工作情况、特殊性,协调各种临时性问题。

2. 药品保障供应组

指定药库人员兼任药库组长,其主要职责如下。

（1）从多渠道获取药品信息,进行市场信息的追踪;并根据医院制订的治疗指南或专家组意见做基本采购计划包括治疗指南或专家组指定的药物目录中药品,写明药品的名称、疗程、用量、金额、预计接受治疗的人数,需要考虑药物治疗方案之间的相互替代性。在采购过程中保证紧缺药品供应。

（2）负责医院药品及消毒剂的采购、保管、发放工作。药库负责向病区运送药品,但每次需将药品送至发热门诊或隔离病区的半污染区,与污染区的工作人员进行交接。

（3）中毒抢救、水灾、地震、火灾等抢救药品,可能不属医院常备药品,应特别注意详尽记载供应链,尤其应明确指出最便捷的采购途径。

（4）供应库存药品和协调各药房抢救药品的调剂。

3. 药品调剂组

由调剂部门的组长负责,其主要工作为:

（1）进行医院日常药品的调剂工作,执行其他与调剂相关的临时性任务。

（2）进行切实有效的防护(考虑到有可能个别发热患者到门诊),处方应用院内网络系统传递,手工传递的处方应进行消毒并妥善保管,避免院内交叉感染。

（3）发热门诊药房的常规工作包括:药品领发、排班、账物管理和消毒等。

（4）为临床提供用药信息，保障药品供应，储备药品的做好计划，防止积压，做面向患者的用药咨询和宣传工作。

4. 临床药学组

由临床药学室部门负责人，负责突发事件中药物信息、临床药学和药物安全性方面的工作。

及时收集整理药物信息，以适当的方式向临床传递合理用药信息，ADR 监测，报表的收集和上报、反馈。

三、突发应急事件的药事管理工作注意事项

（一）遇有上述突发应急事件，启动应急响应以后药剂人员必须按照方案各就各位开展工作。除上述分工外，各药师都要积极主动、灵活机动采取措施，勇于参与抢救工作。

（二）传染病突发应急事件后药学工作的善后处理

为传染病患者提供药品供应的药房应设置在清洁区，因特殊需要进入污染区、半污染区的药品应按以下办法进行处理。

1. 用于治疗住院传染病患者的药品，应在清洁区摆药。整包装药品不应进入污染区、半污染区，但由于特殊需要进入污染区的药品，在传染病得到有效控制、污染区准备撤除时，应对污染区的剩余药品进行消毒处理。污染区剩余药品的消毒应在所处环境及房屋终末消毒后进行，采用 $0.2\%\sim0.5\%$ 过氧乙酸溶液浸泡的消毒方法。消毒后的剩余药品视为医用垃圾，可装入双层黄色垃圾袋，到指定区域处理，不得回收使用。污染区药品消毒销毁前，应进行账册登记、金额统计。

2. 进入半污染区的药品的处理。药品应尽可能不进入半污染区。特殊需要进入半污染区的药品，在传染病得到有效控制、半污染区准备撤除时，应对半污染区剩余药品进行消毒处理。进入半污染区的剩余药品的消毒应在所处环境及房屋终末消毒后进行，对半污染区的药品外包装或者原包装采用 $0.2\%\sim0.5\%$ 的过氧乙酸溶液擦拭消毒。已打开原包装的口服药品不得回收使用。其余药品在外包装、原包装擦拭消毒后，经院感染办公室检查批准后可继续使用。半污染区的药品消毒后进行账册登记、金额统计。

3. 阶段性防治传染病工作结束后消毒药品的处理。抗传染病工作需要准备充足的消毒药品，主要以过氧乙酸和含有效氯产品为主。阶段性防治传染病工作结束后，应首先联系其他使用单位，以减少浪费和避免环境污染。消毒药品过期后，不得进行销售。

4. 积压药品的处理。阶段性防治传染病工作结束后，除保证药品在有效期内正常使用外,如存在积压药品,应及时全面统计,向供应商及时反馈积压药品信息,以避免盲目进货。库内待处理的积压药品,在盘点入账后向其他使用单位联系或与供应商协商,帮助联系使用。药品过期失效后不得使用,而应建立账册统计,按有关规定报损销毁。

(三)突发事件药事管理应急预案也适用于其他突发应急事件发生的药事应急管理预案,要根据突发环境事件的性质、类别等灵活应对(图26)。

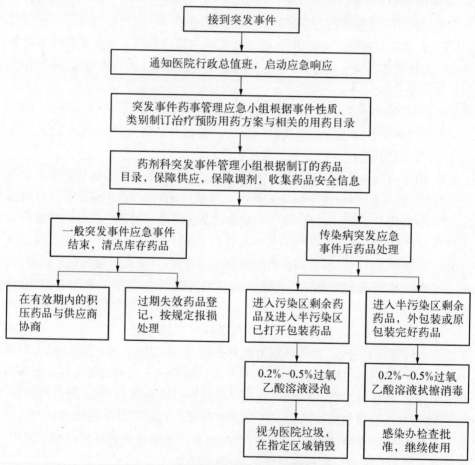

图 26 突发事件药事管理应急预案流程

药物严重不良反应的应急预案及处理程序

为了进一步规范医院发生药物严重不良反应的应急处理程序,保障患者用药安全,根据《药品召回管理办法》《静脉用药集中调配质量管理规范》《上海市药品不良反应报告和监测管理实施办法》,结合医院实际,制订本应急预案及处理程序。

一、严重不良反应/事件定义

使用药品引起以下损害情形之一:导致死亡;危及生命;致癌、致畸、致出生缺陷;导致显著的或永久的人体伤残或器官功能的损伤;导致住院或住院时间延长;其他有医学意义的重要医学事件。

二、应急预案

1. 医务人员在为患者用药时,必须询问患者的用药史及过敏史,严格执行查对制度。

2. 遵医嘱正确实施给药,给药后注意观察药物疗效和患者反应,特别是使用特殊药物,如麻醉药、化疗药等。

3. 加强用药指导,强化与患者的沟通。

4. 患者一旦发生严重药物不良反应:如心悸、胸闷、呼吸困难、面色苍白、发热、皮疹等,立即停止所给药物,输液的药物更换输液器及液体,就地抢救,必要时进行心肺复苏。

5. 出现休克,积极抗休克治疗。

6. 记录患者生命体征、一般情况和抢救过程。

7. 按严重不良事件立即报告主管医师、科主任、医务科、护理部及药学部。8小时内填写《药物不良反应报告单》原件交药学部,复印2份保存。

8. 保留药物及输液器,用封存袋或替代纸将有关物品包好,医患双方共同在骑缝处签名,填写日期、物品名称及数量,避光保存在4℃冰箱内。

9. 做好患者及家属的安抚工作,加强巡视。无纠纷时,封存物品保留,门急诊至24小时、病区至患者出院后丢弃。若出现纠纷,通知药学部主任,联系相关部门现场提取可疑样本。

10. 检验报告由浦东新区药监局经若干工作日后出具。送检时不付费,出结果时付费,(＋)结果由医院付费,(－)结果由患者付费。

三、处理程序(图 27)

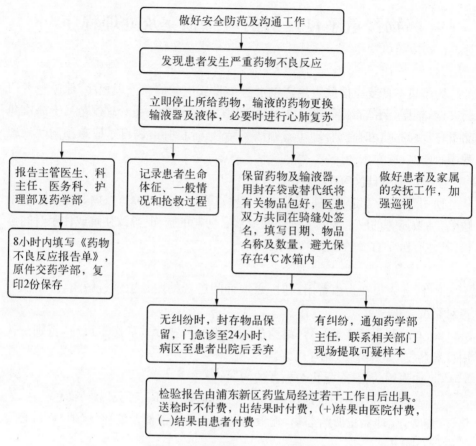

图 27　药物严重不良反应处理程序

1. 临床治疗中一旦发现患者出现药品严重不良反应,原则上应立即停药,并上报值班医生,同时报告护士长、科主任。停药期间应观察患者,采取简易的处置方法。根据医嘱进行处理,情况严重者立即抢救。如怀疑药品质量问题,应与药学部联系,由药学人员、医护人员共同进行相关药物的封存工作。如发生输液反应时,应将撤下的输液器形成密闭状态,并用无菌治疗巾包裹,标明时间,冷藏备检。

2. 临床科室若发现患者有药物严重不良反应,8 小时内填写《药品不良反应报告》,及时报告给药学部不良反应监督员,并将未填写完备的项目填写完整。若患者不良反应症状仍未消除,药学人员将负责继续观察事态发展,并负责与患者沟通进行情况进展登记。

3. 发现患者发生药物严重不良反应,科室及时上报给药学部,药学部不良反应监督员及时到科室调查,药品监测员在一周内在线向国家药品不良反应监测网报告。死亡病例以最快速度上报。药学部组织相关人员进行病历讨论,分析不良反应与可疑药品的相关性。若不良反应与药品相关,分析是药品质量、多种药物相互作用,还是由于患者自身原因造成的。药学人员有义务对医师及患者进行药品不良反应信息的传达和用药安全知识的宣传。

4. 若因一种药物,同剂型、同批号在一周内连续出现 3 例或以上严重不良反应,药学部应立即通知各疗区停用该批号药品,并在临床重点监测已用该药品患者的情况,通知生产厂家,告知其情况,共同分析药品不良反应发生原因。若为药品质量原因,药学部将上报药事管理委员会,提请处理意见。

5. 药学部负责定期将国家药品不良反应及院内药品不良反应发生情况向临床医护人员通报。

重大突发事件大规模调集应急药品保障方案

为满足突发应急事件(指自然灾害、事故灾难、公共卫生、社会安全事件等突发公共事件)发生后应急药品供应保障,保证药学服务质量及医疗救护工作的顺利完成,结合医院实际情况,特制订应急药品保障方案。

一、建立重大突发事件大规模调集应急药品保障供应小组

主要职责如下:

1. 从多渠道获取药品信息,进行市场信息的追踪;根据医院制订的治疗指南或专家组意见做基本采购计划,写明药品的名称、疗程、用量、金额、预计接受治疗的人数,需要考虑药物治疗方案之间的相互替代性;在采购过程中保证紧缺药品供应。

2. 与实力雄厚的医药公司签订重大突发事件医疗救治用药品保障供应合同。根据采购计划和药品库存情况及时与医药公司联系,采购足量的应急药品。

3. 在采购的药品未到之前,如有药品短缺,应及时向本地其他医院借调,如本地其他医院也缺货,则由药品采购负责向周边的医院借药。

二、药品供应方案

突发事件发生后在医院领导的统一指挥下,以最短的时间赶到目的地待命,根据事件性质查明原因,按先急后缓、先大后小的程序进入状态。

1. 根据事件拟定供应品种、数量、规格,迅速从药房、药库调剂集中交给应急救援队,并办理好有关手续,特殊情况可先给药后补办手续。

2. 若有大批量的药品需求,由药品采购迅速通知有关医药供应公司或从其他医院调拨,在最短时间内完成进购。

3. 所有药学部人员根据实际情况临时加班以完成任务,在突发事件期间全天待命,随叫随到,实行值班制度,待事件结束后才能撤离岗位。无故不到者按医院有关规定从严处理,造成严重后果者依法依规处理。

三、紧急药品调剂组

组成人员为科主任和门、急诊药房负责人、住院药房负责人和值班人员,必要时可以增加加班人员,满足药品调配需要。主要职责如下:

1. 管理所在班组日常药品的调剂工作,执行其他与调剂相关的临时性任务。

2. 进行切实有效的防护(考虑到门诊可能会有个别发热患者),对手工传递的处方应进行消毒并妥善保管,避免院内交叉感染。

3. 为临床提供用药信息,组织本组人员积极调配处方,向患者开展用药咨询和合理用药宣传工作。

四、临床药学组主要职责

1. 及时收集整理药物信息,以适当的方式向紧急药品调剂人员传递合理用药信息。

2. ADR 监测、报表的收集和上报,反馈信息。

五、突发事件后遗留问题的办理

1. 突发事件过后,相关药品应由经手人及时分类办理有关出入库及使用手续,电脑程序及时调整,并做好记录,原则上谁经手谁负责。

2. 及时完成对突发事件的应对总结,并完善相关制度、程序。

药品供应保障紧急预案

一、批量中毒患者和其他患者的药品供应保障预案

（一）药品保障小组

药学部主任

药库组长

门急诊药房组长

住院药房组长

中药房组长

输液配置中心组长

（二）四种常见中毒急救药物的药品储备

1. 毒鼠强中毒

无特效药物，急救治疗的常用药物有：20％甘露醇、安定、苯巴比妥钠和纳洛酮。

2. 有机磷中毒

特效解救药物为解磷定。

3. 氰化物中毒

特效解救药物为亚硝酸钠，亚甲蓝。

4. 亚硝酸盐

特效解救药物为亚甲蓝。

5. 常规药物储备

（1）抗休克血管活性药与血管扩张药：肾上腺素针、多巴胺针、多巴酚丁胺针、异丙基肾上腺素针、去甲肾上腺素针、阿拉明针

（2）强心药：氨力农针、西地兰针、艾司洛尔针、米力农针

（3）抗心律失常药：硝酸甘油针、异舒吉针、异博定针、地尔硫䓬针、可达龙

（4）中枢兴奋药：可拉明针、洛贝林针、尼可林针、美解眠针、甲氯芬酯针、醒脑静

（5）影响血液药：低分子量肝素钠注射液、低分子肝素钙注射液、注射用血凝酶

（6）激素：甲基强的松龙针、地塞米松针

（7）解毒药：注射用还原型谷胱甘肽、硫代硫酸钠针、二巯丙磺酸钠针

（8）其他：ATP 针、FDP 针、能量合剂针、阿托品针、鲁米那针

6. 其他供应保障方式

（1）打急救电话：8008204600

（2）相关急救药品解磷定、纳洛酮，解磷定、亚甲蓝可在 2 小时内供货。

（三）药品供应保障流程（图 28）

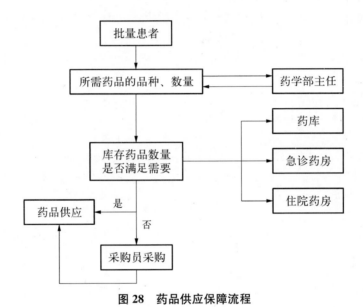

图 28 药品供应保障流程

品　　名	规　格	单　位	基　数
肾上腺素注射液	1 mg	支	20
阿拉明注射液	10 mg	支	20
多巴胺注射液	20 mg	支	20
多巴酚丁胺注射液	20 mg	支	10
异丙基肾上腺素注射液	2 mg	支	10
去甲肾上腺素注射液	2 mg	支	10
氨力农注射液	50 mg	支	5
西地兰注射液	0.1 mg	支	5
注射用米力农针	10 mg	支	5
硝酸甘油注射液	5 mg	支	20
异舒吉注射液	10 mg	支	5
异博定注射液	5 mg	支	5
注射用地尔硫草	10 mg	支	10
可达龙注射液	15 mg	支	6
可拉明注射液	0.375 g	支	10
美解眠注射液	50 mg	支	2
胞磷胆碱注射液	0.25 g	支	5
注射用甲氯芬酯	0.25 g	瓶	10
洛贝林注射液	3 mg	支	10
醒脑静注射液	5 mL	支	10
低分子量肝素钙注射液	0.4 mL	支	5
低分子量肝素钠注射液	0.4 mL	支	10
蛇毒血凝酶注射液	1 ku	瓶	5
甲基强的松龙注射液	40 mg	瓶	10
地塞米松注射液	5 mg	支	20
纳洛酮注射液	0.4 mg	支	10
亚甲兰注射液	50 mg	支	5
解磷定注射液	0.5 g	支	10
注射用硫代硫酸钠	0.64 g	瓶	5
注射用谷胱甘肽	0.6 g	瓶	5
阿托品注射液	0.5 mg	支	100
注射用能量合剂	支	支	10

品　　名	规　格	单　位	基　数
注射用三磷酸腺苷	20 mg	支	10
注射用果糖二磷酸钠	7.5 g	瓶	10
注射用鲁米那	0.1 g	瓶	5
地西泮注射液	10 mg	支	10
二巯丙磺酸钠注射液	0.125 g	支	10
氟马西尼注射液	0.5 mg：5 mL	支	5

二、阿片类药物中毒应急预案

1. 首先确定进入途径，尽快排除毒物。

（1）口服：首先洗胃，即使中毒时间较久，由于幽门痉挛可能有少量药物长时间留存在胃内，仍应洗胃，禁用阿扑吗啡催吐。

（2）皮下注射：迅速用止血带扎紧注射部位上方，局部冷敷以延缓吸收结扎带，应间歇放松。

2. 药物治疗

呼吸抑制时可用阿托品刺激呼吸中枢，并保持呼吸道通畅和积极有效吸氧。尽早通过肌内注射或静脉注射阿片碱类解毒剂纳洛酮，每次 0.4～0.8 mg；盐酸烯丙吗啡（纳络芬）也有对抗吗啡作用，通过肌内注射或静脉注射 5～10 mg，必要时每 10～15 分钟重复注射，总量不超过 40 mg。重中毒时，每次剂量可酌情增加。

3. 其他方法治疗

重度中毒患者可同时予以血液透析和血液灌流治疗。慢性中毒治疗，在2～3 周内逐渐撤药，同时用巴比妥类和其他镇静剂对症处理。

三、过敏性休克应急预案

（一）治疗

预防最根本的办法是要明确引起本症的过敏源，并进行有效的"缺防避"。但在临床上往往难以做出特异性过敏源诊断，况且不少患者属于并非由免疫机制发生的过敏样反应。为此应注意以下几点：

1. 用药前详细询问过敏史，阳性患者应在病史首页做出醒目而详细的记录。

2. 尽量减少不必要的射用药，尽量采用口服制剂。

3. 对过敏体质患者在注射用药后观察 15～20 分钟，在必须接受有诱发本症可能的药物(如碘造影剂)前,宜先使用抗组胺药物或强的松 20～30 毫克。

4. 先作皮内试验、皮肤挑刺试验,尽量不用出现阳性的药物,如必须使用,则可试行"减敏试验"或"脱敏试验"。其原则是在抗组胺等药物的保护下,对患者从极小剂量逐渐增加被减敏药物的用量,直到患者产生耐受性为止。在减敏过程中,必须有医务人员的密切观察,并准备好水剂肾上腺素、氧气、气管插管和可以静脉注射的皮质类固醇等一切应急抢救措施。

(二) 应急预案

患者一旦发生药物过敏性休克,立即停药,就地抢救,并迅速报告医师,并按以下方法进行。

1. 立即平卧,遵医嘱皮下注射肾上腺素 1 mg,小儿酌减,注意保暖。

2. 给予氧气吸入,呼吸抑制时应遵医嘱给予人工呼吸,必要时配合施行气管切开。

3. 发生心脏骤停,立即进行心脏复苏等抢救措施。

4. 迅速建立静脉通路,补充血容量。

5. 密切观察患者意识、生命体征、尿液量及其他临床变化。

6. 准确地记录抢救过程。

四、双硫仑反应应急预案

一旦出现双硫仑样反应,应及时停药和停用含乙醇制品,轻者可自行缓解,较重者需吸氧及对症治疗。可洗胃排除胃内乙醇,减少乙醇吸收,静注地塞米松或肌内注射纳洛酮等对症处理,静脉输葡萄糖液、维生素 C 等进行护肝治疗,促进乙醇代谢和排泄。心绞痛患者需改善冠脉循环,血压下降者可应用升压药,数小时内可缓解。

1. 患者就诊后,对其边抢救边询问病史,立即使患者取平卧位、吸氧、测生命体征并记录。

2. 对休克的患者迅速建立静脉通路,快速补充晶体液,必要时给予多巴胺等升压药,积极治疗以缩短低血压期。

3. 对原有心脑血管疾病患者同时给予心电监护,严密观察心率、心律的变化。

4. 对确诊为双硫仑样反应的患者也应作心电图、血常规、电解质检查,以排除多种疾病共存。

5. 因起病突然,症状明显,患者及家属均有紧张、恐惧心理,护士应安慰患者,劝慰家属,向其说明病因,介绍成功的病例,做好心理疏导工作,使其能积极配合治疗及护理。

6. 治疗起效快、疗程短,4～12 小时症状逐渐缓解。

五、苯二氮䓬类抗焦虑药中毒应急预案

本类药物中毒的特异性解毒药是氟马尼亚。氟马尼亚是特异的苯二氮䓬受体拮抗剂,能快速逆转昏迷。静脉注射给药,开始剂量 0.1～0.2 毫克,30 分钟后根据需要可重复给药,或考虑静脉滴注 0.2～1 毫克/小时,总量＜3 毫克。血液透析和血液灌流疗法能净化血液中的本类药物。

调剂差错应急预案

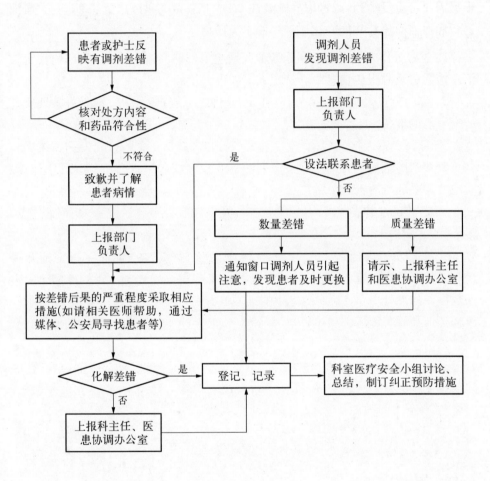

门急诊药房信息系统故障应急预案

一、应急预案

1. 药房工作人员发现药房系统故障时应及时报告部门负责人,部门负责人汇总情况后及时报告信息中心管理人员和科主任。

2. 部门负责人确认故障后,若在15分钟内不能排除,应立即做好按纸质处方配发药的准备。

3. 部门负责人接到启动"应急预案"通知后,药房工作人员在发药窗口接收盖有收费章的纸质处方调配、发药,发药后在发票明细单上盖"药已发"字样,同时将故障中的纸质处方分别存放。

4. 当药房系统发生故障时,药房工作人员应及时在窗口放置"计算机故障"告示牌,并向患者做好宣传解释工作。

5. 部门负责人接到故障排除,停止"应急预案"实施的通知后,及时通知药房各工作人员重新登入药房信息系统,按正常程序配发处方。对故障期间发生的数据作如下处理:及时对故障中的纸质处方进行电子发药确认,对15个工作日内重新结算费用的医保患者,在接到收费处反馈信息后由门诊负责人记录,盘点前由信息员统一销账。

6. 药房系统发生供电故障,部门负责人应立即联系后勤保障部,由后勤保障部负责解决。

二、应急流程

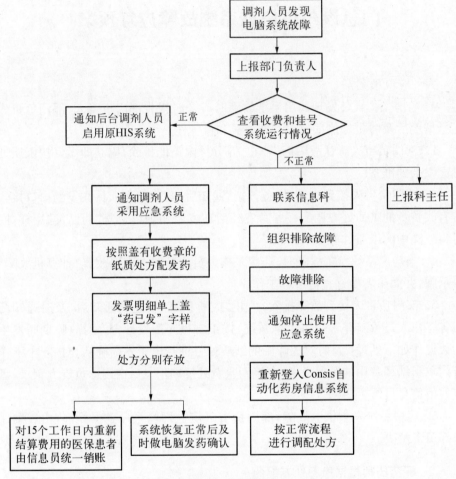

图 29 应急流程

自动发药机故障应急预案

为提高药房配发药工作效率,降低药师调配药品劳动强度,更加高效地为患者服务,进而提升药房自动化、信息化水平,医院引入自动发药机,协助药师调配药品。为防止因医院信息系统或自动发药机信息系统出现故障而影响药房正常发药,确保患者在特殊情况下能够得到及时、有效的服务,特制订本预案。

一、信息系统出现故障报告程序

当收费处、发药窗口各工作站发现计算机系统速度迟缓、不能进入相应程序、不能保存数据、不能访问网络时,要立即向信息科报告。信息科人员协调HIS 系统及自动发药机系统相关人员,对各工作站提出的问题必须高度重视,做好记录,核实后及时向各工作站反馈故障信息,同时召集有关人员及时进行讨论。如果故障原因明确、可以立刻恢复的,应尽快恢复工作;如故障原因不明、情况严重、不能在短期内排除的,应按照以下应急预案流程处理。

二、信息系统故障分级及处理

根据故障发生的原因和性质不同分为两级:

(一)B 级故障:由于单一终端软硬件故障,单一患者信息丢失、偶然性的数据处理错误,具体表现为少量患者处方无法正确获得自动化药房系统分配的窗口号。

处理过程如下:

1. 患者到药房应急窗口,药房发药药师接收患者电子处方;

2. 配药药师根据患者处方配药;

3. 发药药师核对患者处方及药品后给患者发药;

4. 如发药药师发现药房应急窗口人员过多,需上报信息科确认是否升级为A 类故障。

(二)A 级故障:由于 HIS 系统平台服务器、发药机系统平台服务器不能正常工作,网络故障,规律性的整体、局部软件和硬件发生故障等造成的网络瘫痪,具体表现为大量患者处方无法正确获得自动化药房系统分配的窗口号。

处理过程如下:

1. 断开 HIS 系统平台与发药机系统平台连接,系统进入应急状态;

2. 患者到药房任意窗口;

3. 若发药机系统平台故障,则启用原 HIS 发药系统;若 HIS 系统故障,则按门急诊药房信息系统故障应急预案执行;

4. 发药药师核对患者处方及药品后给患者发药。

三、应急状态的切换

当系统出现 A 级故障后,信息科人员协调 HIS 系统及自动发药机系统相关人员,查明故障原因,彻底排查隐患,确认系统恢复正常后启用 HIS 系统平台与发药机系统平台连接,恢复正常配药、发药流程。

进入或退出应急状态时,正常流程下的患者和应急状态下的患者都有可能到窗口取药,药房工作人员需做好疏导工作。

住院药房信息系统应急预案

一、住院药房工作人员发现住院药房系统故障时应及时报告部门负责人，部门负责人汇总情况后及时报告信息中心和科主任。

二、部门负责人确认故障后若在 15 分钟内不能排除，应立即做好手工配发药准备。

三、部门负责人接到启动"应急预案"通知后，接受病区护理部的临时借药单（由病区护士长签名或盖章），核对发药，并保留临时借药单。

四、部门负责人接到药房系统故障排除、停止"应急预案"实施的通知后，及时通知药房各工作人员重新登入住院药房系统，按正常程序配发医嘱。对故障期间发生的医嘱作如下处理：按临时借药单内容，核对各病区在计算机中补录的医嘱的准确性并及时确认。

五、住院药房系统发生供电故障，部门负责人应立即联系后勤保障部，由后勤保障部负责解决。

假、劣药品，调剂错误药品导致
患者人身伤害的处置预案和流程

一、处置预案

为及时、妥善处置因患者服用假、劣药或调剂错误药品导致人身损害等情况，确保人体用药安全有效，维持正常的医药经济秩序，最大限度地降低危害和损失，根据国家的有关法律、法规、规章，制订本预案。

（一）科室发生或发现因患者服用假、劣药或调剂错误药品引发人身损害的事件时，有关人员必须立即向所在科室负责人报告。

（二）科室负责人应立即召集相关临床专家会诊，确定治疗方案，迅速开展医疗救护工作，尽可能地减轻药品对人体的伤害，同时报医务部和分管院长。

（三）药学部及时收集、整理药品信息，弄清事件发生过程，包括发生事件的科室、人数、性质、时间、原因、经过及其他已掌握的情况。明确事件性质，确定人身损害的原因及与药品的相关性。

1. 假、劣药品导致人身损害

（1）按《召回管理制度》执行，及时召回院内所有该种药品，封存，报上级部门备查。

（2）查看该种药品配送流程，检查该种药品的质检报告、配送公司资质，如果质检报告和资质均符合要求，损害事件由配送公司负责。如果不符合要求，由药学部核查责任人，损害事件由责任人负责。

2. 调剂错误导致人身损害

（1）按《调剂差错事故管理制度》执行，及时追回患者手中的药品，补发正确药品。

（2）调查分析调剂错误的原因，明确责任人，分析原因，进行整改。

（四）医患协调办公室负责对出现医疗纠纷争议的相关事件进行处理。如该医疗过失行为可能鉴定为医疗事故，按医院医疗事故鉴定、上报处理的相关预案进行。

（五）紧急情况处理结束后，药学部要根据损害事件的发生经过进行评估总结。内容包括：发生事件科室的基本情况、事件发生的原因、处理经过、有关对策、处理结果、影响评估、事态的发展趋势等。及时修订相关制度，加强环节管理,制订整改措施。

（六）相关文件和表单

《召回药品记录单》

《调剂差错登记本》

《纠正和预防措施处理单》

《纠正和预防措施实施情况清单》

二、处置流程(图 30)

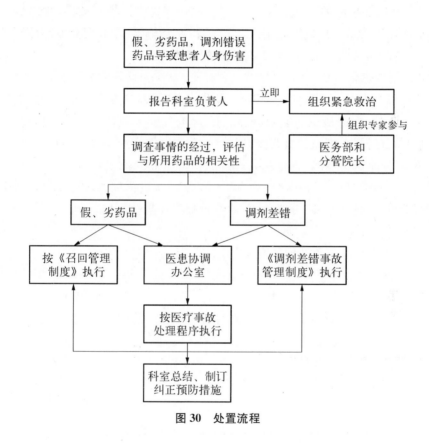

图30　处置流程

危险品安全事件处理预案

为加强对医院危险品安全事故的有效控制,最大限度地降低事故危害程度,保障人民生命、财产安全,保护环境,结合医院的实际情况,特制订本预案。

一、危险品事故的定义

危险品事故是指在危险品生产、经营、储存、运输、使用和废弃危险品处置过程中,由危险品造成人员伤亡或环境污染的事故。

二、指导思想

体现以人为本,真正将"安全第一,预防为主"的方针落到实处。一旦发生危险化学品事故,能以最快的速度、最高的效率有序实施救援,最大限度地减少人员伤亡和财产损失,把事故危害降到最低。建立起一个统一、规范、科学、高效的指挥体系,一个分工明确、责任到人、常备不懈的保障体系。

三、基本原则

快速反应、统一指挥、分级负责、单位自救与社会救援相结合。

四、应急措施

(一)现场触电应急处理预案

若出现触电事故,应先切断电源或拔下电源插头,若来不及切断电源,科用绝缘体挑开电线。在切断电源之前,切不可用手去拉触电者,也不可用金属或潮湿的东西挑电线。遇到人员触电,应及时实施救护措施,若触电者出现休克,要立即进行人工呼吸,并请医师治疗,同时报告医院相关部门。

(二)现场火灾应急预案

1. 发现火灾事故时,发现人员及时、迅速通知实验室负责人并请求公安消防部门(119)的援助,同时,立即切断或通知相关部门切断电源。

2. 实验室负责人接到报告,应立即通知医疗、安全保卫及安全消防员等赴火场展开工作。

3. 救护应按照"先人员,后物资,先重点,后一般"的原则进行,抢救被困人员及贵重物资,要有计划、有组织地疏散人员,并且要戴齐防护用具,注意自身安全,防止发生意外事故。

4. 根据火灾类型,要采用不同的灭火器材进行灭火。

（三）危险化学品事故应急处置预案

1. 实验过程中若不慎将酸、碱或其他腐蚀性药品溅在身上，立即用大量的清水进行冲洗，冲洗后用苏打（针对酸性物质）或硼酸（针对碱性物质）进行中和。

2. 当大量氯气或氨气泄漏、给周围环境造成严重污染、严重威胁人身安全时，应迅速戴上防毒面具撤离现场。对于氯气轻微中毒者，让其口服复方樟脑酊解毒，并在其胸部用冷湿敷法救护；中毒较严重者应吸氧气，严重者如已昏迷者，应立即对其做人工呼吸，进行急救。

（四）剧毒药品中毒应急处置预案

1. 如发生气体中毒，应马上打开窗户通风，并疏散人员至安全地方，以最快的速度报告医院相关部门。

2. 如发生入口中毒，应根据毒物种类采取适当处理方法，若是酸碱类腐蚀物品，应先大量饮水，再服用牛奶或蛋清；若是其他毒物，先行催吐后再灌入牛奶，然后送院救治。

人员紧急替代程序与替代方案

为提高处置紧急突发事件的应急能力,保障医疗工作的正常运行,保证患者就诊安全和连续性,结合实际,特制订人员紧急替代方案与程序。

一、人员替代程序

因工作繁忙而当班人员不足,或当班人员因突发情况不能坚持完成工作时,当班人员需向部门负责人报告,请求派相应人员替代。如有必要,可报科主任予以协调。

夜间值班人员在值班期间如遇突发情况,要及时报告部门负责人,由部门负责人安排相应人员到岗。接班人员未到岗时,值班人员不能擅自离岗。

部门负责人应保持通信工具24小时畅通,节假日二线备班人员不得饮酒及离开本市,以便紧急需要时能及时到岗。节假日二线备班人员如有特殊情况需要离开市区,须提前请示科主任,确认有其他人接班后方能离开。

二、人员替代方案

药学部主任因事不在岗时,由药学部副主任担任临时负责人;药学部主任和副主任同时不在岗时,由指定的部门负责人担任临时负责人;各部门负责人因事不在岗时,由部门副组长担任临时负责人,无副组长的部门应指定临时负责人。

根据岗位责任制,各部门工作人员要按时交班,不得自行调换班次及找人替班。如有特殊情况需要换班或替班的,必须经部门负责人或科主任许可。

在岗人员必须认真履行岗位职责,完成各项工作任务,不得在上班期间离岗、串岗。